U0214557

HUAI YUN

怀孕坐月子吃什么

ZUO YUE ZI CHI SHEN ME

◎每个妈妈都是家里的「国宝」

补养大全

主编 | 李宁

海峡出版发行集团 | 福建科学技术出版社
THE STRAITS PUBLISHING & DISTRIBUTING GROUP | FUJIAN SCIENCE & TECHNOLOGY PUBLISHING HOUSE

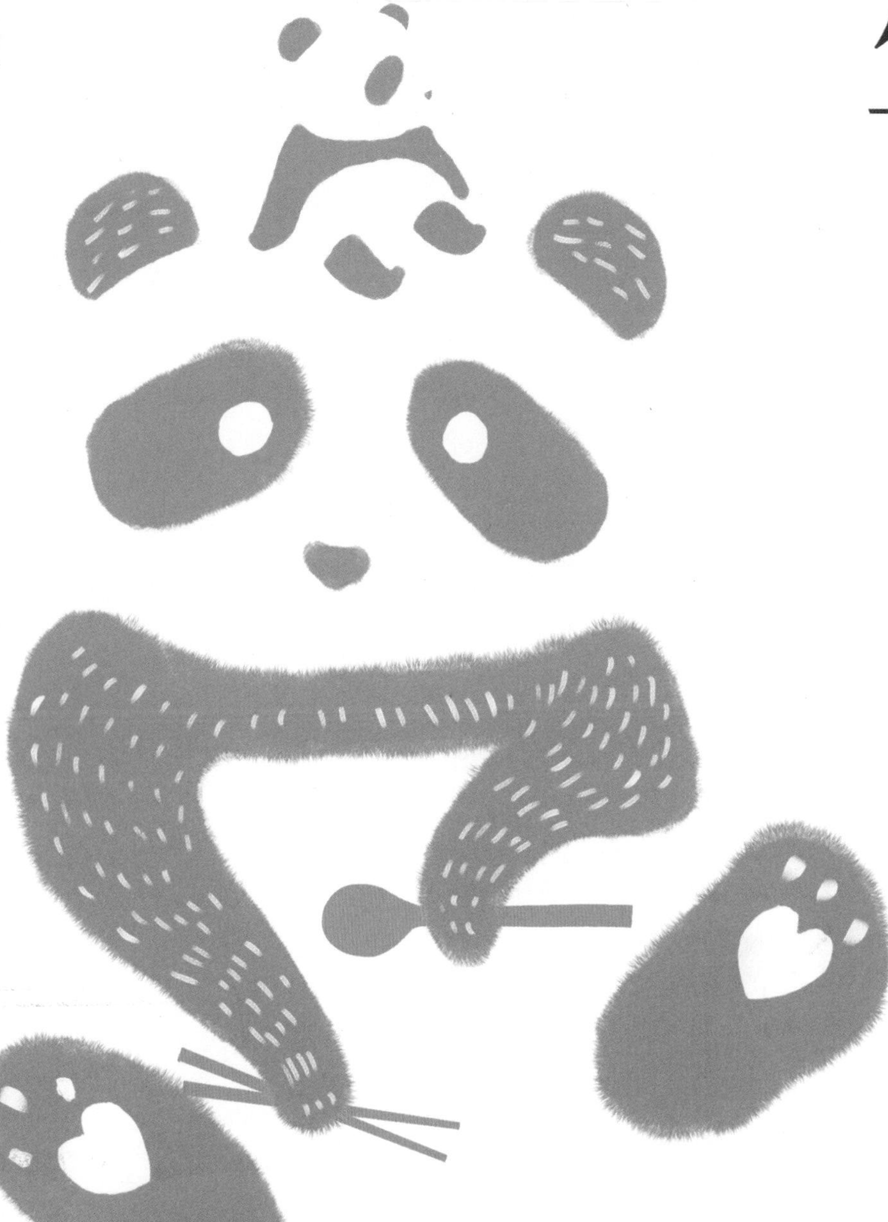

图书在版编目（CIP）数据

怀孕坐月子吃什么补养大全 / 李宁主编 . —福州：福建
科学技术出版社，2022.5
ISBN 978-7-5335-6690-6

Ⅰ . ①怀… Ⅱ . ①李… Ⅲ . ①妊娠期－营养卫生－基
本知识②产褥期－营养卫生－基本知识 Ⅳ . ① R153.1

中国版本图书馆 CIP 数据核字（2022）第 048770 号

书　　名	怀孕坐月子吃什么补养大全
主　　编	李宁
出版发行	福建科学技术出版社
社　　址	福州市东水路76号（邮编350001）
网　　址	www.fjstp.com
经　　销	福建新华发行（集团）有限责任公司
印　　刷	福州德安彩色印刷有限公司
开　　本	787毫米×1092毫米　1/16
印　　张	22.25
图　　文	356码
版　　次	2022年5月第1版
印　　次	2022年5月第1次印刷
书　　号	ISBN 978-7-5335-6690-6
定　　价	58.00元

书中如有印装质量问题，可直接向本社调换

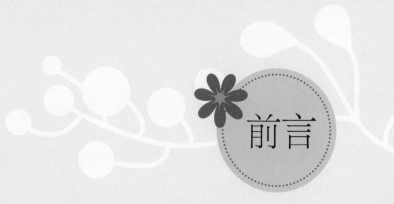

前言

　　每个想当妈妈的女性都希望自己能生出一个聪明健康的宝宝，却不知道，从准备要宝宝的那一刻起，吃饭便不再是一件能马虎的事了。

　　其实无论是备孕，还是怀孕坐月子，饮食营养都是重中之重。因为只有吃得科学，吃得合理，自己的身体才能达到最佳状态，才能给宝宝的到来提供最好的温床；只有吃得营养，吃得健康，才能满足胎宝宝成长发育所需的各种营养元素；只有吃得正确，吃得讲究，才能在生出宝宝后尽快恢复健康，分泌出足够的乳汁，让宝宝的"粮仓"不断粮。

　　所以，当你准备孕育一个宝宝时，不妨在饮食方面多打几个问号。

　　怎么吃身体才更易受孕？

　　吃什么能让精子、卵子质量更好？

　　早孕反应严重，该怎么吃才不会缺营养？

　　吃什么有利于胎宝宝的大脑发育？

　　坐月子怎么吃才有利于身体恢复？

　　……

　　带着这些问题，再结合本书给出的各种营养介绍和食谱，备孕女性、孕妈妈、新妈妈们的吃饭问题就是一件很简单的事了！

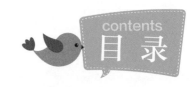

目 录

第一章 孕期必备的"明星"营养素

碳水化合物，热量的主要来源

蛋白质，人体发育的保障

脂肪，胎宝宝大脑发育的"养料"

锌，补脑的"生命之花"

碘，人体新陈代谢的"调节员"

膳食纤维，胃肠"清道夫"

第二章 科学备孕，给宝宝最好的开始

孕前3个月，备孕初准备

孕前2个月，营养均衡是关键

孕前1个月，助"性"正当时

第三章 › **从怀孕到分娩，吃出健康聪明的宝宝**

孕1月 养成科学、良好的饮食习惯

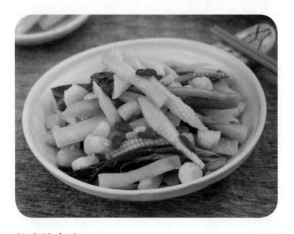

孕2月 克服妊娠反应，积极补充营养

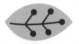

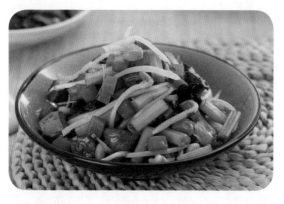

孕5月 均衡营养，切忌饮食过量

孕6月 科学控制饮食，合理增重

孕 7 月 合理搭配饮食，严格控制体重

孕8月 少食多餐，补足营养

孕9月 继续补充营养，为分娩储备能量

孕 10 月 有选择地摄入营养，为分娩储备能量

第四章 > 孕期焦点问题的饮食调理

孕期呕吐

孕期腿抽筋

孕期气喘

孕期腹胀

孕期失眠

孕期便秘

孕期贫血

孕期水肿

第五章 ▸ 产褥期正确进补，让宝宝的"粮仓"不断粮

产后第 1 天，利水消肿

产后第 2 天，排出恶露

产后第 3 天，活血化瘀

产后第 4 天，催乳通乳

产后第 5 天，养心安神

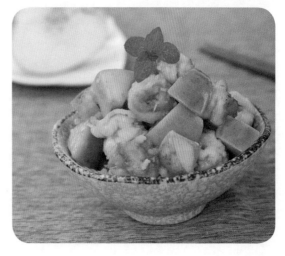

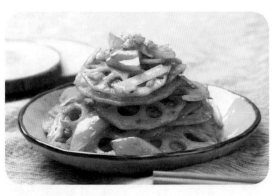

产后第 22 ~ 28 天，改善虚弱体质

产后第 29 ~ 42 天，恢复曼妙身材

专家教你
如何看懂B超单

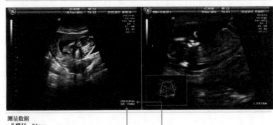

███████医院

B超

姓名 █	性别 女	年龄 █	病例号 24138	检查部位		
送检科室 妇产科	设备名称 ████████	检查日期 2012-02-27				

测量数据
头臀径：64mm
羊水最大深度：34mm
胎盘大部分位于前壁，回声均匀
NT=1.4mm

超声所见
单胎，胎心（+），胎动（+）。

超声提示
1、宫内中期妊娠，符合12周+6天
2、胎盘0级

██████████████ 医生签名：███████

报告人：

羊水深度

羊水深度是判断羊水多少的一个重要指标。羊水深度在3~8厘米为正常，超过8厘米为羊水过多，少于3厘米为羊水过少。羊水适量，有利于胎宝宝的健康发育。而羊水过多或过少，都会对胎宝宝产生不利影响。

NT

即胎宝宝颈部透明层厚度，指胎宝宝颈项背部皮肤层与筋膜层之间的软组织的最大厚度。孕11~13周时，NT大于或等于2.5毫米视为异常；孕14~24周时，NT大于或等于6毫米视为异常。若孕妈妈年龄在35岁以上，异常值范围稍放宽。

CRL

顶臀长，即头臀径，也称头臀长，指从头至臀的长度（坐高）。顶臀长会随着胎宝宝的生长而发生变化。孕12~13周的顶臀长为5.5~7厘米，此报告单上的数据与孕周数大致符合。

怀孕周数

怀孕周数的测算方法可以通过最后一次月经周期、胎宝宝顶臀长等方式计算。如果通过胎宝宝顶臀长方式计算，计算公式为：怀孕周数≈顶臀长+6.5。

胎盘等级

胎盘通常分为4级，其中0级为未成熟，多见孕早期、孕中期；1级为胎盘成熟的早期阶段，回声均匀，在孕30~32周可见到此种变化；2级表示胎盘接近成熟；3级提示胎盘已经成熟。越接近足月，胎盘越成熟，回声越不均匀。

孕期产检时间速查表

注：由于每个医院的要求不同，且因孕妈妈个人病史或是否高危妊娠的身体情况，医生会有不同要求，以下速查表仅供参考。

第1次产检

时间：孕6~10周

检查项目

验孕： 确认是否怀孕；确认怀孕周数及是否有宫外孕等情况。

问诊： 了解过去病史，有无药物过敏、生活状态、家族病史、本胎不适症状。

一般检查： 体重、身高、血压等。绒毛膜促性腺激素测定。

优生5项检查： 弓形虫、风疹病毒、巨细胞病毒、单纯疱疹病毒（Ⅰ、Ⅱ型）。

第2次产检

时间：孕11~12周（建立围产档案）

检查项目

一般检查： 体重、身高、血压、听胎心（这些项目在以后的每次产检中都会进行，被称为"例行检查"）。

实验室检查： 肝功能、肾功能；A、B、O、AB血型，Rh血型；空腹血糖、艾滋病病毒、梅毒等。

超声波检查： 判定胎宝宝的实际周数及发育状况；做颈部皮肤透明层（NT）筛查唐氏综合征。

第3次产检

时间：孕13~19周

检查项目

基本测量： 子宫底高度测量、腹围测量（以后每次产检都会进行这些项目，不再赘述）。

实验室检查： 血常规检查、尿常规检查以及唐氏综合征筛查（以后每次都会进行血常规和尿常规检查，不再赘述）。

第4次产检

时间：孕20~24周

检查项目

例行检查和基本测量： 见前文。

实验室检查： 见前文。

超声波检查： 可了解子宫内胎宝宝的发育情形；做大体畸形筛查；子宫收缩情形。

第5次产检

时间：孕26周

检查项目

例行检查和基本测量： 见前文。

实验室检查： 见前文。

实验室检查： 一般在孕24~28周进行孕期糖尿病筛查。

第6次产检

时间：孕28周

检查项目

例行检查和基本测量： 见前文。

实验室检查： 见前文。

观察： 是否有手脚水肿现象。

第7次产检

时间：孕30周

检查项目

例行检查和基本测量：见前文。

实验室检查：见前文。

观察：是否有手脚水肿现象。

超声波检查：了解胎盘情况、脐带有无缠绕、羊水量、胎心音等。

第8次产检

时间：**孕32周**

检查项目

例行检查和基本测量：见前文。

实验室检查：见前文。

观察：是否贫血、胎宝宝大小与孕周是否相符，开始做胎心监护。

第9次产检

时间：**孕34周**

检查项目

例行检查和基本测量：见前文。

实验室检查：见前文。

观察：是否贫血、胎宝宝大小与孕周是否相符，做胎心监护。

第10次产检

时间：**孕36周**

检查项目

例行检查和基本测量：见前文。

实验室检查：见前文。

观察：是否有手脚水肿现象。复查肝肾功能、空腹血糖、优生5项。

第11次产检

时间：**孕37周**

检查项目

例行检查和基本测量：见前文。

实验室检查：见前文。

超声波检查：一般会在足月后给予一定的超声检查，估测胎宝宝大小及观察发育程度、羊水、胎盘、脐带等情况。

第12次产检

时间：**孕38周**

检查项目

例行检查和基本测量：见前文。

实验室检查：见前文。

观察：是否有手脚水肿现象，做胎心监护。

第13次产检

时间：**孕39周**

检查项目

例行检查和基本测量：见前文。

实验室检查：见前文。

观察：是否有手脚水肿现象，做胎心监护。

第14次产检

时间：**孕40周**

检查项目

例行检查和基本测量：见前文。

实验室检查：见前文。

观察：宫颈成熟度的检查、羊水常规检查和骨盆检测。

专家解析
产前筛查单

▨▨▨▨▨医院产前筛查报告单

实验编▨▨▨▨ 住院编号：▨▨▨ 送检部门：

姓名：▨▨▨ 出生日期：▨▨▨ 联系电话：▨▨▨▨▨

孕周：16周2天 计算方法：LMP 体重：42Kg 种族：黄种人

既往病史：

检测项目：AFP；　Free-β-HGG；

	检测项目	原始浓度	中位值倍数	正常值参考范围
检测结果：	AFP	52.61IU/ml	1.47MOM	
	Free-β-HGG：	11.711IU/ml	0.48MOM	
	唐氏综合征风险率	1/14819		（<1/250　）低危
	神经管缺陷风险：	1.47MOM		（　<2.5　）低危

临床建议：唐氏综合征和神经管缺陷筛查结果小于截断值，建议动态观察。

检测员：　抽血日期：▨▨▨　复核人：▨▨▨　报告日期：▨▨▨

******▨▨▨▨▨******

AFP

AFP是女性怀孕后胚胎干细胞产生的一种特殊蛋白，以保护胎宝宝不受母体排斥。在孕6周就出现了，随着胎龄增长，孕妈妈血中的AFP含量越来越高，最多时可达1毫克/毫升。胎宝宝出生后，孕妈妈血中的AFP含量会逐渐下降至20毫微克/毫升。

HCG

HCG是指绒毛膜促性腺激素，该激素因人而异。AFP为孕妈妈血液样本中甲胎蛋白，医生会将这些数据连同孕妈妈的年龄、体重及孕周通过计算机测算出胎宝宝唐氏综合征的危险值。

风险率

风险率是以比值表示的。一般来讲，如果这个比值低于1/270，就表示风险率较低，胎宝宝患唐氏综合征的概率不到1%。

低危

"低危"即表明低危险，但万一出现"高危"字样，孕妈妈也不必惊慌，因为高风险人群中也不一定都会产下患儿，需要进行羊水细胞染色体核型分析才能确诊。

第一章

孕期必备的"明星"营养素

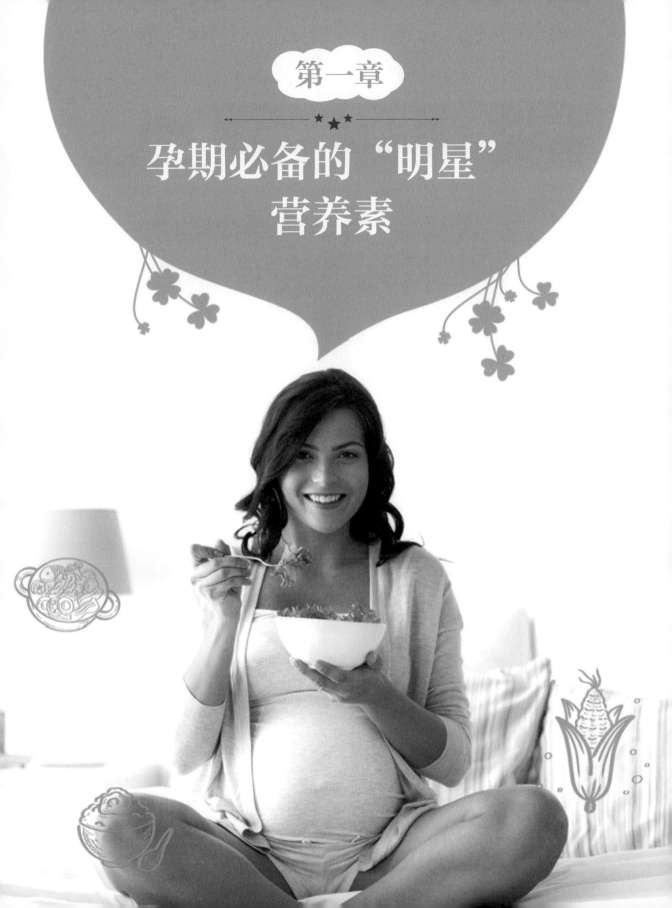

碳水化合物，热量的主要来源

▎营养档案

　　碳水化合物是膳食中热量的最主要来源，主要包括食物中的葡萄糖、果糖（即单糖）、蔗糖及麦芽糖（即双糖），还包括淀粉（即多糖）和膳食纤维。碳水化合物具有维持心脏和神经系统正常活动、构成机体细胞成分、保肝解毒等作用，还有刺激肠蠕动，帮助机体消化、吸收的作用。

▎缺乏症状

　　孕妈妈对碳水化合物摄入不足时，会出现低血糖、头晕、消瘦、无力甚至休克等症状。而且胎宝宝也容易生长发育缓慢。但孕妈妈也不可摄入过量碳水化合物，否则可导致肥胖，血脂和血糖升高，也可能导致生出巨大儿，甚至可能导致新生宝宝患2型糖尿病。

▎食物来源

　　碳水化合物中的多糖主要来源为谷类、薯类、根茎类等食物；单糖与双糖的来源，除部分为天然食物外，大部分可以以制成品的形式（如葡萄糖与蔗糖）直接摄取。

敲黑板，划重点啦 >>>

　　为了更好地摄取碳水化合物，孕妈妈应坚持饮食的粗细搭配、荤素搭配，并重视粗粮的食疗作用。

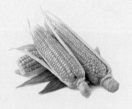

玉米： 富含淀粉，此外还富含不饱和脂肪酸、蛋白质、无机盐、维生素B_2等多种营养成分，孕妈妈常吃玉米，可以加强肠壁蠕动，预防便秘，增强体力及耐力。

红薯： 富含淀粉，还含有人体必需的铁、钙等无机盐，尤其是其所含有的类似雌激素的物质，更有利于孕妈妈保持皮肤白嫩细腻。

糙米： 十分适合孕妈妈食用，其胚芽除富含糖类物质，还含有蛋白质、脂肪、多种维生素及锌、镁、铁、磷等无机盐，这些营养成分可以满足胎宝宝发育的需要。

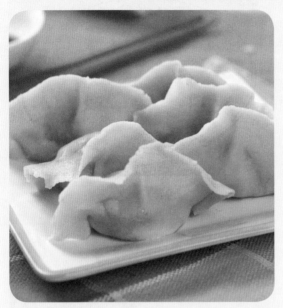

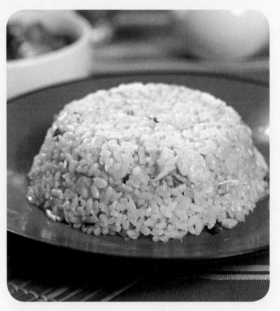

玉米面蒸饺

■ **材料**：玉米面、中筋面粉各150克，猪五花肉300克，酸菜200克，葱末、姜末各适量，胡椒粉、香油各少许，盐1小匙，生抽、腐乳汁各1大匙。

■ **做法**：

1. 酸菜洗净，去根，挤干水分后剁碎，放入容器内；猪五花肉洗净，沥干水分后剁成泥，也放在容器中，加葱末、姜末及所有调料拌匀，制成馅料。

2. 玉米面放入面盆内，加入中筋面粉和少许盐混合，再慢慢倒入沸水，不断搅拌后揉搓成烫面团。

3. 将烫面团稍醒后搓成长条状，再分成每个25克的剂子，然后分别将其擀成面皮。

4. 面皮的光滑面朝上，放入适量馅料，捏紧封口即成饺子生坯。

5. 将饺子生坯放入蒸笼中，移至烧沸的蒸锅内，用大火蒸8分钟至熟，取出装盘即可。

蛋焗香葱土豆饭

■ **材料**：土豆、鸡蛋各1个，米饭1碗，时令蔬菜、香葱各适量，盐1小匙，胡椒粉适量。

■ **做法**：

1. 土豆去皮洗干净后切成小块；香葱洗净，切末；鸡蛋磕破，放入碗中搅打成蛋液；蔬菜择洗干净后切丁。

2. 锅中加入适量清水，烧沸，将土豆块放入沸水中汆烫2分钟，取出，沥干水分。

3. 锅置火上，倒入适量植物油烧热，爆香香葱末，放入米饭进行翻炒，再加入土豆块、盐、胡椒粉翻炒均匀，盛出。

4. 在微波容器的底部和四周刷上植物油，将炒好的米饭盛入碗中压实，再撒上一些胡椒粉和清水，加入蛋液，覆上保鲜膜（留孔），放入微波炉中中火加热5分钟即可。

花生芋头饭

■**材料**：大米 300 克，芋头 250 克，香菇（泡发）20 克，油菜叶、花生仁各 15 克。

■**做法**：

1. 将大米淘洗干净；芋头去皮，洗净，切块；花生仁洗净；油菜叶洗净，切段，放入沸水中焯烫后捞出，备用；香菇去蒂，洗净，切块。

2. 将大米放入电饭锅内，加适量清水煮至锅开后下入芋头块、花生仁和香菇块，继续煮至所有材料熟软，起锅放入铺有烫熟的油菜叶的盘中即可。

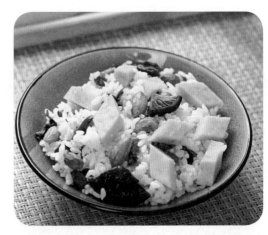

鱼片糙米粥

■**材料**：糙米 135 克，香菜 5 克，鲷鱼片 100 克，盐 1/4 小匙，高汤 6 杯。

■**做法**：

1. 糙米洗净，用清水浸泡 1 个小时；鲷鱼片洗净；香菜洗净，切末。

2. 糙米放入锅中，加高汤，大火煮沸后改小火熬煮至软烂。

3. 加盐调匀，下入鲷鱼片，烫至熟软，撒香菜末即可。

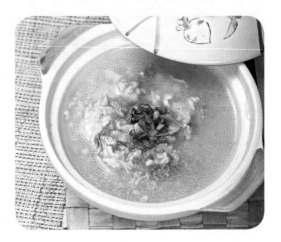

燕麦红薯粥

■**材料**：燕麦、大米各 150 克，红薯 400 克，蜂蜜适量，淡盐水少许。

■**做法**：

1. 红薯洗净切丁，加淡盐水浸泡；燕麦用水泡开。

2. 大米洗净后放入砂锅，再加入适量清水，用大火煮沸。放入红薯丁，改用小火熬煮至红薯熟烂、粥黏稠时放入燕麦，再煮 5 分钟，关火，等粥温热后，可依据个人口味加入适量蜂蜜，拌匀即可。

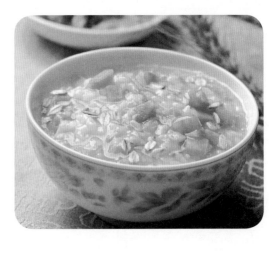

蛋白质，人体发育的保障

蛋白质是人体组成的重要成分，含20多种氨基酸，其中的一些氨基酸为必需氨基酸，是人体内不能合成的，必须由食物来供应。在整个孕期，孕妈妈身体的免疫能力、每日活动的热量以及胎宝宝的生长发育等，都需要从食物中摄取大量蛋白质来供给。

营养档案

蛋白质可以为胎盘的构建、胎宝宝脑部发育、胎宝宝合成内脏、肌肉、皮肤、血液等供给养分和热量。食物所含蛋白质中各种必需氨基酸的比例越接近人体氨基酸的组成，越易被消化吸收，其营养价值也越高。一般来说，动物性食物中的氨基酸组成接近于人体内氨基酸的组成，属于优质蛋白质。

缺乏症状

孕妈妈摄取蛋白质不足，就不能适应孕期子宫、胎盘、乳腺等器官组织的变化，尤其是在孕晚期，会因血浆蛋白降低而引起水肿，并影响胎宝宝的生长发育。

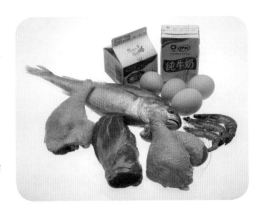

食物来源

蛋白质含量较丰富的食物主要有鱼类、肉类、蛋、奶酪、牛奶、豆类及豆制品等。其中，蛋、奶等食物的蛋白质最易被人体吸收。

敲黑板，划重点啦 >>>

在蛋白质的摄取上，孕妈妈不可忽视植物蛋白。豆类制品不但味道鲜美，而且对胎宝宝的大脑发育有着特殊的功能。多食用豆制品，不仅可以预防新陈代谢紊乱、贫血、营养不良性水肿和脱发等，还能促进胎宝宝脑细胞的生长。尤其在妊娠晚期，即妊娠最后3个月是胎宝宝脑发育的旺盛时期，孕妈妈更应该在这一关键时期补充植物性蛋白质。

海带焖鲫鱼

■材料：鲫鱼2条，海带100克，葱段、姜片、醋、白糖、香油、酱油、料酒各适量。

■做法：

1. 将鲫鱼剖洗干净；海带用温水泡好洗净，切宽条。

2. 将鲫鱼、海带条、葱段、姜片和其他调料都放入锅内，加适量清水，大火烧开后，改用小火焖烧至熟透、汁干即可。

营养小课堂

海带配鲫鱼，可提供优质蛋白质和钙、铁、锌、碘等无机盐和微量元素，有助于胎宝宝大脑的发育，并有利于孕妈妈补充钙和碘。

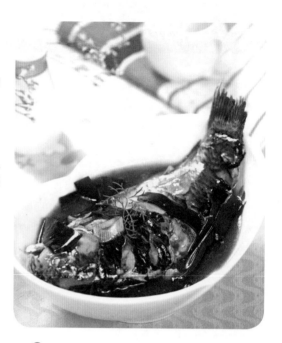

肉丝拌腐皮

■材料：瘦猪肉150克，豆腐皮100克，黄瓜1根，蒜少许，虾米、盐、酱油、香油各适量。

■做法：

1. 将瘦猪肉洗净，切成丝。

2. 锅内放油烧热，将切好的瘦猪肉丝放入，迅速炒散，待肉丝变色时，加酱油翻炒几下，倒入小盆内。

3. 豆腐皮洗净切成丝，经开水汆烫，捞出，控干，放入小盆内；黄瓜洗净，切成丝，放入小盆内；虾米用温开水泡软，捞出，撒在上面；大蒜捣成泥，与盐、香油一起调汁，浇入小盆内拌匀即可。

营养小课堂

此菜色美味鲜，诱人食欲，含有极丰富的动物蛋白质和植物蛋白质以及钙、铁、锌等，可为孕妈妈补充大量营养素。

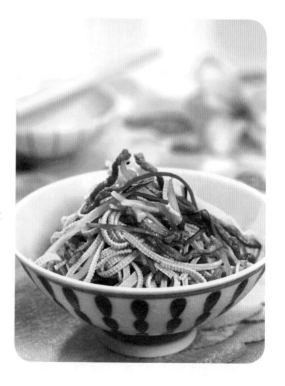

三鲜豆腐烧茄块

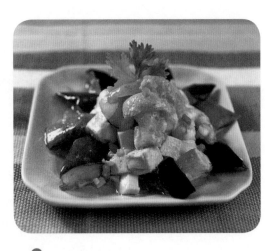

■**材料**：茄子2个，豆腐1块，虾仁、海参、蟹黄各50克，枸杞子、葱花、姜末、蒜末、香菜段各少许，辣椒酱、白糖、醋各2小匙，盐、水淀粉、鸡精各适量。

■**做法**：

1. 茄子切块，油锅烧热，炸熟；枸杞子泡发；虾仁、豆腐汆烫。

2. 油锅烧热，爆香葱花、姜末、蒜末，加调料兑成味汁，放入所有材料翻炒，最后用水淀粉勾芡，出锅撒香菜段即可。

盐水大虾

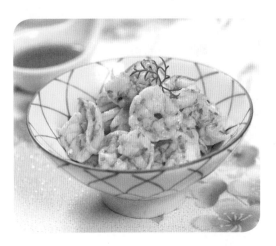

■**材料**：对虾300克，葱、姜各少许，盐、花椒、大料各适量。

■**做法**：

1. 将对虾去头、须、腿，剥去外皮，摘去沙线，冲洗干净；将葱洗净，切成段；把姜洗净，切成片。

2. 锅置火上，倒入水，放入虾、盐、花椒、大料、葱段、姜片，烧开，改用小火，煮至虾熟，离火，放凉后捞出，斜切成片，按原形码放入盘中即可。

鲜奶炖鸡

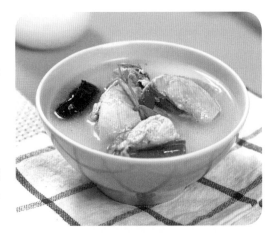

■**材料**：净鸡半只（约450克），红枣5～6枚，鲜牛奶2杯（煮至微滚），姜2片，盐少许。

■**做法**：

1. 将净鸡剁好，洗净去皮，入沸水中汆烫后斩大件，备用；红枣浸软，去核洗净，备用。

2. 把鸡肉块、红枣及姜片一同放入炖盅内，注入滚鲜牛奶至八成满，大火隔水炖1.5～2个小时，取出，加入盐调味即可。

脂肪，胎宝宝大脑发育的"养料"

▌营养档案

　　脂肪也是人体组织中的重要营养物质，主要供给人体热量。此外，脂肪占脑重量的50%～60%，是构成脑组织的极其重要的营养物质，在大脑活动中起着重要的、不可代替的作用。

　　脂肪的营养价值主要体现在其所含的脂肪酸上。脂肪酸分为饱和脂肪酸和不饱和脂肪酸。其中，不饱和脂肪酸又称作必需脂肪酸，在人体内不能合成，只能由食物供给。

▌缺乏症状

　　孕妈妈如果脂肪摄取不足，会造成热量的摄入不足和必需脂肪酸的缺乏，使人患皮肤疹、血尿、泌乳障碍等多种疾病，对胚胎、婴儿发育及母体健康都有危害。此外，孕妈妈对脂肪摄取不足，还会影响对脂溶性维生素的吸收，造成维生素A、维生素D缺乏等，进而影响到胎宝宝视力和骨骼的发育。

▌食物来源

　　脂肪主要存在于植物油、动物油、肥肉、乳制品、果仁等食物中。其中，植物油（除菜籽油、茶油外）是不饱和脂肪酸的主要来源；动物脂肪则是脂溶性维生素A和维生素D的重要来源。

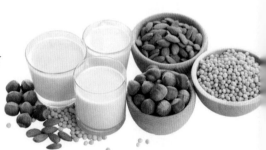

敲黑板，划重点啦 >>>

　　脂肪是孕早期不可缺少的营养素，可以安胎养胎，孕妈妈可以适量吃核桃、芝麻来补充必需脂肪酸的需要量。

　　孕妈妈也要适量食用植物油，同时要限制动物性脂肪的摄入量，以免引起体重过重，引发妊娠性肥胖等并发症。

　　另外，卵巢癌和宫颈癌具有家族遗传倾向，也与长期高脂肪膳食有关，所以孕妈妈一定要慎食高脂肪食物。

韭菜拌核桃仁

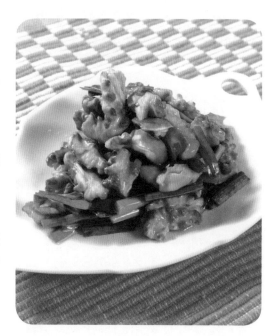

■ **材料**：韭菜段 50 克，核桃仁 300 克，盐、香油各适量。

■ **做法**：

1. 核桃仁先用清水浸泡，剥去外皮，备用。

2. 韭菜段入沸水中汆烫后洗净，沥干水分，备用。

3. 将剥去外皮的核桃仁装入盘中，加入汆烫好的韭菜段、盐、香油拌匀即可。

营养小课堂

核桃仁含有蛋白质、脂肪、膳食纤维、维生素 E 以及多种微量元素，可以满足胎宝宝大脑发育的营养需要。

腰果鸡丁

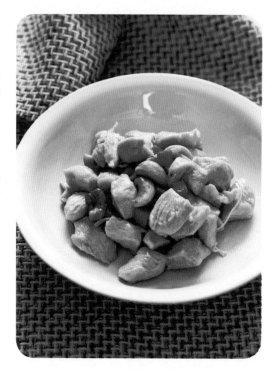

■ **材料**：鸡肉 500 克，烘好的腰果 100 克，鸡蛋 1 个（取蛋清），胡萝卜丁、葱丝各适量，蒜末少许，醪糟 1 大匙，水淀粉、玉米粉、酱油、蚝油、白糖、香油各 1 小匙，盐、高汤各适量。

■ **做法**：

1. 将鸡肉切块，用盐、蛋清和香油调匀、拌好，把鸡肉腌好，放冰箱中冷藏大约 2 分钟；把蚝油、醪糟、白糖、高汤、水淀粉、玉米粉和酱油放入碗中，充分搅拌。

2. 锅烧热，加入植物油，油热后放入腌好的鸡肉，搅拌，防止鸡肉粘在一起，当鸡肉有点白的时候，倒出，沥干油。

3. 另起锅烧热，放植物油，然后加入蒜末、腰果、鸡肉、胡萝卜丁、葱丝、拌好的调料和盐，烹制大约 2 分钟即可。

维生素A，视力与皮肤的保护神

▍营养档案

维生素A是一种脂溶性维生素，主要有两种形式：一种是视黄醇，是维生素A的初态，只存在于动物性食物中；另一种是β–胡萝卜素，可在人体内转变为维生素A。

维生素A能防治夜盲症和视力减退，有助于多种眼疾的治疗；能促进人体生长及骨骼发育，维持上皮组织的完整性；还能维持胎宝宝的正常生长发育，保护胎宝宝的毛发、皮肤、黏膜等，增强机体对细菌的抵抗力。

▍缺乏症状

维生素A缺乏，容易使孕妈妈出现流产、胚胎发育不良、早产、死胎、产后感染等问题；还会导致新生儿生长停滞及骨骼、牙齿形成不良，严重不足时，会导致新生儿骨骼及其他器官畸形。

▍食物来源

视黄醇只存在于动物体内，其最好的食物来源是各种动物肝脏、鱼肝油、鱼卵、牛奶、禽蛋以及核桃仁等；β–胡萝卜素广泛分布于植物性食品中，如胡萝卜、青椒、黄瓜、圆白菜、西兰花等黄绿色蔬菜，及芒果、香蕉等黄色水果，都含有相当丰富的β–胡萝卜素。

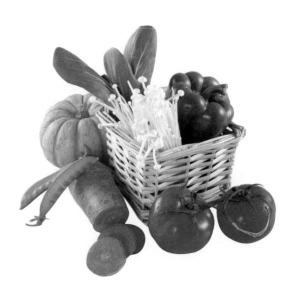

敲黑板，划重点啦 >>>

孕妈妈补充维生素A，最好选择食补而不是药补。因为维生素A类药物是强烈的致畸药物，孕妈妈如果超量服用维生素A，不仅可能引起流产，还可能引发胎儿神经和心血管发育异常及面部畸形。

莴笋拌猪肝

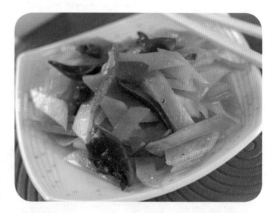

■ **材料**：莴笋 150 克，熟猪肝 200 克，蒜 3 瓣，酱油、香油、醋、盐各适量。

■ **做法**：

1. 莴笋去皮洗净，切片，放入沸水中汆烫捞出，再放入凉开水中投凉，捞出沥水，放在盘内待用。

2. 蒜切末拌入其余调料，将熟猪肝切成小薄片，汆水后沥干，放入装莴笋的盘内，倒入调料，拌匀即可。

盐水猪肝

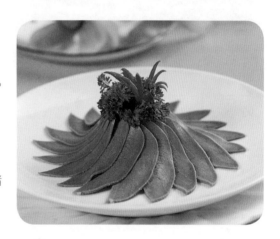

■ **材料**：猪肝 500 克，葱段、姜片、盐、鸡精、料酒各适量。

■ **做法**：

1. 将猪肝表面用刀轻划小口，洗净。锅内加水烧开，放少许葱段、姜片及料酒，将猪肝汆烫，捞出。

2. 另起净锅，放水烧开，加入猪肝及剩余的葱段、姜片、料酒、盐，用小火保持微开状态慢煮，待猪肝煮熟，加鸡精调味后将猪肝捞出，沥干，凉凉，切薄片后装盘即可。

双椒拌芦笋

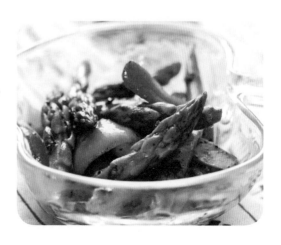

■ **材料**：青椒、红椒各 1 个，芦笋 4 根，橄榄油 1 大匙，盐少许。

■ **做法**：

1. 青椒、红椒去籽切粗条；芦笋切段，分别汆烫。

2. 加橄榄油、盐拌匀即可食用。

营养食谱
推荐

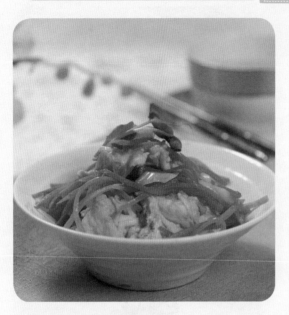

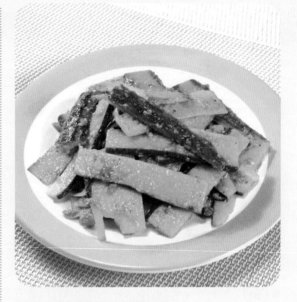

胡萝卜炒鸡蛋

■ **材料**：胡萝卜 100 克，鸡蛋 100 克，姜、葱各少许，盐适量。

■ **做法**：

　1. 将鸡蛋去壳，入碗打散，拌匀成蛋浆；再将姜、葱洗净，姜切成末，葱切成段，备用。

　2. 将胡萝卜去皮，洗净，切成细丝，入沸水氽烫，捞出滤去水分备用。

　3. 油锅烧热，爆香姜末、葱段，投入胡萝卜丝炒透，加入蛋浆，顺一方向快速炒熟加盐即可。

营养小课堂

　　胡萝卜富含胡萝卜素、多种维生素及其他营养成分。但是，胡萝卜虽好，也不宜多吃，过量食用，可能引起皮肤变黄。

咸鸭蛋炒黄瓜

■ **材料**：咸鸭蛋 2 个，黄瓜 100 克，蒜 20 克，香油适量。

■ **做法**：

　1. 咸鸭蛋煮熟。

　2. 黄瓜洗净、剖开、挖净瓜瓤，然后切成长条状；咸鸭蛋去壳，只取蛋黄，并将蛋黄捣碎；蒜洗净，切末。

　3. 锅烧热，倒入 2 大匙油，先炒黄瓜条，并淋少许水将黄瓜炒透，再放入咸蛋黄同炒，并加适量香油炒匀。

　4. 最后撒入准备好的蒜末，拌匀后即可盛出装盘食用。

营养小课堂

　　咸鸭蛋本身带有咸味，所以做这道菜的时候不用再放盐了。而且咸蛋吃多了容易引起血压升高现象，所以孕妈妈不要吃太多。

维生素B₁，缓解疲劳的好助手

▍营养档案

维生素B_1也被称为精神性的维生素，对神经组织和精神状态有良好的影响，还有助于改善记忆力。维生素B_1可帮助孕妈妈消化，特别是能促进对碳水化合物的消化；可维持孕妈妈肌肉、心脏活动的正常；还可以促进胎宝宝生长发育，维持其正常的生理代谢。

▍缺乏症状

缺乏维生素B_1，会导致孕妈妈全身无力，体重减轻，食欲不振，出现消化障碍、便秘、呕吐、气喘等症状；还会使肌肉衰弱无力，以至分娩时子宫收缩缓慢，使产程时间延长，增加生产的难度。

▍食物来源

动物内脏、猪肉、花生、鸡蛋、大豆和大豆制品、蜂蜜、绿叶菜等，都富含维生素B_1。此外，在大米和小麦的外胚层中，维生素B_1含量也比较高，多次碾磨会造成维生素B_1大量损失，因此，吃糙米或标准面粉可以预防维生素B_1的缺乏。

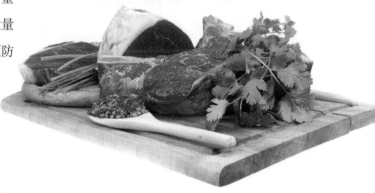

敲黑板，划重点啦 >>>

孕妈妈补充维生素B_1也不可过量，否则易出现昏昏欲睡或轻度的喘息。

孕妈妈饭后不宜服用胃酸抑制剂，否则会影响饮食中维生素B_1的吸收。

除了通过食物补充维生素B_1外，还有一个简单的方法：将适量蜂蜜倒在舌上，慢慢地吞咽下去。

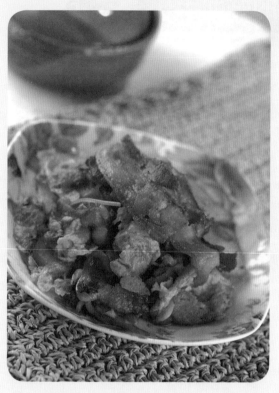

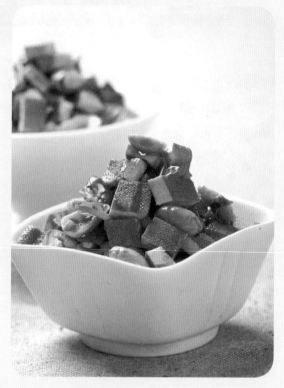

冬瓜虾皮蛋炒肉

■**材料**：猪肉 150 克，冬瓜 100 克，鸡蛋 2 个，虾皮 30 克，蒜片、香菜各少许，盐、料酒、香油各适量。

■**做法**：

1.将猪肉洗净，切片；冬瓜削皮，洗净，切片；鸡蛋打入碗内，倒入虾皮搅匀；香菜洗净切段。

2.油锅烧热，将虾皮蛋液炒熟，盛出备用。

3.另起油锅烧热，下入猪肉煸炒至八分熟，烹入料酒，下蒜片爆香，放入冬瓜煸炒，调入盐，再放入炒好的鸡蛋虾皮，小火翻炒至入味，撒上香菜段，淋香油即可。

香干拌花生

■**材料**：芹菜 1 根，豆腐干 2 块，花生仁 10 克，香油、盐、醋、白糖各适量。

■**做法**：

1.芹菜茎叶分离，洗净；豆腐干、花生仁分别洗净。

2.花生放入微波炉中以中火加热几分钟至熟；芹菜茎、豆腐干入沸水中汆烫。

3.将烫好的芹菜茎挤去水分，和豆腐干一同切小丁，然后将二者与花生仁、芹菜叶混合，加香油、盐、醋、白糖拌匀即可。

芹菜炒猪心

■**材料**：猪心 200 克，胡萝卜 50 克，芹菜 50 克，黄豆芽 50 克，木耳 15 克，葱花、料酒、白糖、醋、盐各适量。

■**做法**：

1. 猪心洗净，切块，加料酒腌渍片刻；胡萝卜洗净，切丁；芹菜择洗净，切段；木耳用温水泡发。

2. 锅置火上，加适量水烧开，分别放入木耳、黄豆芽、芹菜段氽烫至熟。

3. 油锅烧热，放入猪心块滑炒至变色，盛出。

4. 油锅再次烧热，爆香葱花，放入胡萝卜丁翻炒片刻，再放入木耳、黄豆芽、芹菜段炒匀，倒入猪心块翻炒，最后加盐、白糖、醋调味即成。

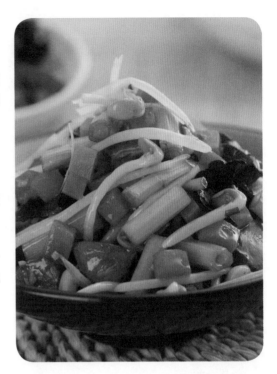

平菇肉片

■**材料**：猪瘦肉 200 克，平菇 250 克，青、红椒各少许，鸡蛋 2 个（取蛋清），盐、高汤、水淀粉各适量。

■**做法**：

1. 瘦肉洗净，切片，放碗中，加鸡蛋清、盐、水淀粉上浆；平菇清洗干净，氽烫，过凉捞出，挤去水分，撕小块；青、红椒去蒂及籽，洗净切片。

2. 油锅烧热，肉片入热油中滑散，至变色时捞出，控油。

3. 原锅留少许底油，下青、红椒片及平菇翻炒，加高汤、盐，烧开后倒入控过油的肉片炒匀，再用剩余水淀粉勾芡即可。

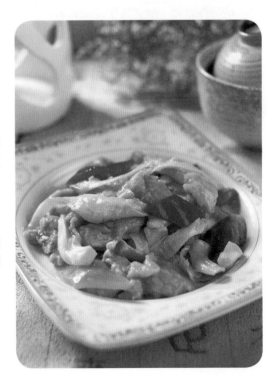

维生素B₂，促进生长代谢的重要物质

▌营养档案

维生素B₂又名核黄素，是一种促生长因子，对人体物质与热量代谢的意义十分重大：它可以提高人体对蛋白质的利用率，促进生长发育；可以参与细胞的生长代谢，是参与肌体组织代谢和修复的必需营养素；可以预防动脉粥样硬化，强化肝功能、调节肾上腺素的分泌。

▌缺乏症状

如果人体内维生素B₂不足，碳水化合物、脂肪、蛋白质等代谢都无法顺利进行。如果孕妈妈摄取维生素B₂不足，可引起孕早期呕吐，还可能引起孕中期眼部炎症、舌炎、唇炎、口角炎、皮肤炎症等，甚至导致早产。

▌食物来源

动物性食物一般含维生素B₂较高，以肝、肾、心为最高；蛋类和奶类也不少；其次是绿色蔬菜和豆类也可作为重要的维生素B₂来源；菌藻类食物也含有大量维生素B₂。鱼类中含量很少。主食中的谷类含维生素B₂较少，只有小麦胚粉含维生素B₂较多。孕妈妈除食用肝脏、蛋黄等食物外，还可以食用小米、豆渣等食品。

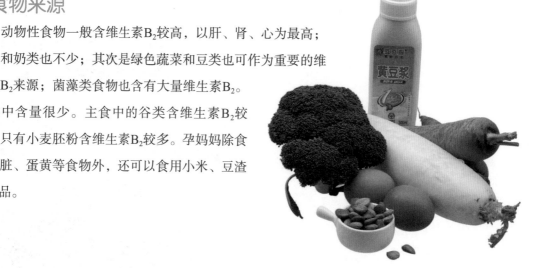

敲黑板，划重点啦　>>>

与其他维生素不同，轻微缺乏维生素B₂不会引起人体任何严重疾病。但摄取过多，可能引起瘙痒、麻痹、灼热感、刺痛等。

营养食谱推荐

黄豆炖鳝鱼

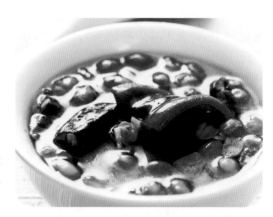

- ■材料：鳝鱼 200 克，黄豆 100 克，姜片、葱花各适量，盐 1 小匙，料酒、香油各适量。
- ■做法：

  1. 油锅烧热，放入黄豆，用大火炒至熟脆。

  2. 鳝鱼处理干净，切段，与其他材料、调料及适量的清水一起放入锅中，大火煮开后，改小火炖至鱼肉熟烂即可。

芹菜烧豆渣

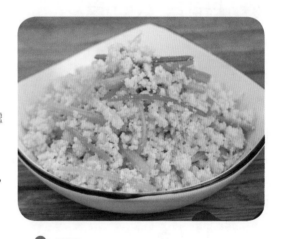

- ■材料：黄豆、芹菜各 250 克，盐、鸡精各适量。
- ■做法：

  1. 将泡发好的黄豆放入豆浆机中，打完豆浆后过滤出豆渣备用；芹菜去掉老叶，洗净，切丝。

  2. 油锅烧热，放入芹菜丝，翻炒至软后再放入豆渣，翻炒均匀后，转小火烧至没有汤汁时，加入盐和鸡精，炒匀即可。

双椒茶树菇

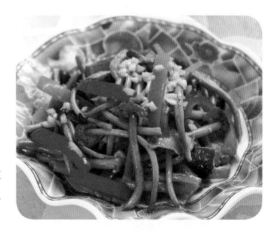

- ■材料：茶树菇 250 克，青椒、红椒各 100 克，盐 3 克，鸡精、香油各 2 克。
- ■做法：

  1. 将茶树菇洗净后放入沸水中汆烫，捞出沥干；青椒、红椒洗净，去蒂及籽，切片，备用。

  2. 锅中放入色拉油烧热，放入茶树菇翻炒片刻，再放青椒片、红椒片稍炒，加盐、鸡精、香油略炒即可。

竹笋青豆杏鲍菇

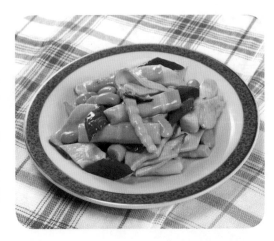

■**材料**：杏鲍菇、竹笋段各 100 克，红椒片 20 克，青豆、蒜各少许，酱油、料酒、醋、白糖、香油、水淀粉各适量。

■**做法**：

　1. 杏鲍菇洗净，切片；将青豆洗净，放入沸水锅中煮至熟，捞出，凉凉。

　2. 油锅烧热，加入杏鲍菇、竹笋段、红椒片及青豆炒匀，加入全部调料（除水淀粉以外）调匀，最后用水淀粉勾薄芡，即可盛出装盘。

蘑菇银耳滚豆腐

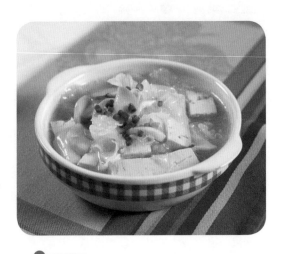

■**材料**：豆腐片 150 克，蘑菇片 100 克，银耳 50 克，姜片、葱花各 10 克，盐、鸡精、香油各适量。

■**做法**：

　1. 银耳浸泡至透，备用。

　2. 将蘑菇片、银耳放入沸水中汆烫，捞出沥干。

　3. 取瓦煲一个，加入适量水、蘑菇片、银耳、豆腐片，调入盐、香油同滚片刻，撒入葱花即可。

熘猪肝

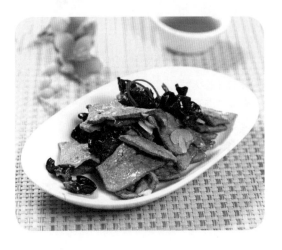

■**材料**：猪肝 200 克，净黑木耳、姜丝、蒜片、盐、干淀粉、清汤各适量。

■**做法**：

　1. 将猪肝剖两半，洗净，切片，再用干淀粉拌匀，备用。

　2. 油锅烧热，倒入猪肝片，炸 1 分钟，捞出，控油，再放入黑木耳以及姜丝、蒜片、盐，再加入少量干淀粉和清汤，锅中炒两下即可。

维生素B₁₂，人体三大造血原料之一

▍营养档案

维生素B_{12}是人体三大造血原料之一，可促进红细胞形成及再生，从而起到预防贫血的作用。此外，它还有维护神经系统健康，消除疲劳、恐惧、气馁等不良状况，促进胎儿发育成长，增进孕妈妈食欲，代谢脂肪酸，增强记忆力等作用。

▍缺乏症状

缺乏维生素B_{12}，人体会出现肝功能和消化功能障碍、疲劳、精神抑郁、记忆力衰退、抵抗力降低等问题，也会引发造血障碍、贫血、皮肤粗糙和皮炎等。如果孕妈妈体内缺乏维生素B_{12}，还可能会出现恶心、食欲不振、体重减轻等症状，不利于胎宝宝成长。

▍食物来源

牛肉和动物内脏是维生素B_{12}的主要来源。此外，蛋黄、干酪、海产品（如牡蛎、蛤蜊、沙丁鱼等）的维生素B_{12}含量也较高。

西蜀肥肠

■ 材料：卤肥肠 500 克，竹笋片 200 克，肉丝、干豇豆段、萝卜干、洋葱丝、葱段、蒜片、姜片、蒜瓣各适量，高汤 1 大碗，蚝油、盐、酱油、孜然、花椒油各适量。

■ 做法：

1.肥肠切块，炸至上色、外酥脆，捞出控油；洋葱丝垫入砂锅中。

2.锅中加高汤烧开，下竹笋片、干豇豆、萝卜干、肉丝，加姜片、葱段、盐、蚝油煨入味。

3.另起油锅烧热，爆香姜片、蒜片、孜然，加入肥肠、蒜瓣及做法 2 中的材料，煸炒至香味浓郁，加花椒油、蚝油、盐、酱油调味，装砂锅中即可。

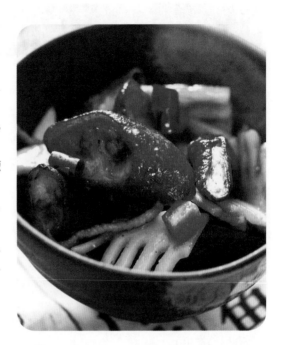

三鲜粥

■ 材料：大米 1 杯，虾仁 150 克，蛤蜊、猪肝各 50 克，鸡蛋 1 个（取蛋清），姜丝、葱末、小叶香菜少许，淀粉、料酒、酱油、盐、柴鱼粉、香油各适量，高汤 7 杯。

■ 做法：

1.大米洗净，加高汤熬煮成粥。

2.蛤蜊洗净；虾仁去掉沙线，洗净，加入淀粉、料酒拌匀；猪肝洗净，切片，放入酱油、淀粉、料酒搅拌均匀。

3.将蛤蜊、虾仁及猪肝片放入锅中和粥同煮，再加入盐、柴鱼粉、香油拌匀，撒上姜丝、葱末、香菜叶即可。

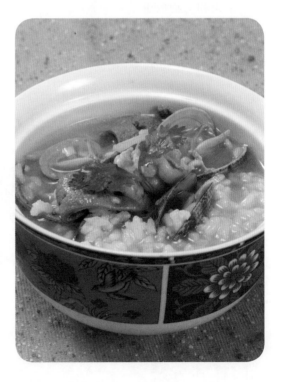

爆炒牛肉

- ■材料：牛肉片 300 克，葱段、姜片、蚝油、盐、水淀粉、酱油、白糖、小苏打粉各适量。
- ■做法：

1. 牛肉片洗净，加入酱油、白糖、小苏打粉拌匀，腌渍约 30 分钟。

2. 锅置火上，烧热，加入 3 大匙油，放入腌渍好的牛肉片，用筷子拨散牛肉片，过油后捞出沥油。

3. 锅中留余油烧热，放入姜片以小火煸香，再加入葱段煸至表面略焦，放入过油后的牛肉片及蚝油、盐，用大火炒均匀后，以水淀粉勾芡后即可出锅。

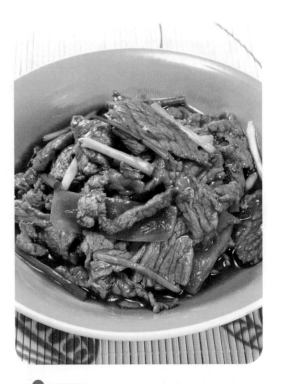

> ■ 营养小课堂

　　这道菜不仅有牛肉的紧实口感，还有葱的芳香。但此菜中葱只做增香用，所以应尽量少放。

红枣牛肝汤

- ■材料：牛肝、红枣各 150 克，姜片、香菜、盐各适量。
- ■做法：

1. 牛肝洗净，切块；红枣去核，洗净；香菜洗净，切段。

2. 红枣与牛肝、姜片一起放入砂锅内，加适量的清水用大火煮开。再改用小火煲 1 ~ 2 个小时，然后加香菜段、盐调味即可。

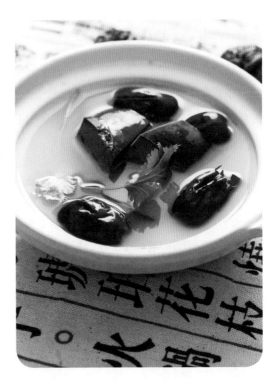

> ■ 营养小课堂

　　牛肝有粉肝、面肝、麻肝、石肝、病死牛肝、灌水牛肝之分。其中灌水牛肝色赭红显白，比未灌水的牛肝饱满，手指压迫处会下沉，片刻复原，切开后有水外溢，做熟后鲜味差，未经高温亦带菌，不利于健康。

维生素C，提高人体免疫力的佳品

▌营养档案

维生素C可提高人体的杀菌能力，还可参与免疫球蛋白的合成，从而增强人体免疫力；可促进胶原组织的形成，维持骨骼、牙齿发育；能预防坏血病。维生素C还可以促进胎宝宝的脑发育，从而提高胎宝宝的智力。

▌缺乏症状

长期缺乏维生素C可导致坏血病，齿龈肿胀、流血、腐烂等，牙齿松动，骨骼脆弱及坏死；孕妈妈如果缺乏维生素C，身体的抵抗力会大幅减弱，易患感冒，也可导致早产、流产等。

▌食物来源

新鲜水果和蔬菜是维生素C的主要来源。其中酸枣、柑橘、草莓、猕猴桃、柚子、橙子、荔枝、芒果、菠萝、苹果、葡萄等水果中的维生素C含量较高；青椒、甜椒、西红柿、豆芽、青蒜、香椿等蔬菜的维生素C含量较高。一般来说，蔬菜中的维生素C含量叶部比茎部高，新叶比老叶高，有光合作用的叶部含量最高。

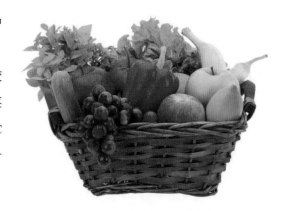

敲黑板，划重点啦 >>>

蔬菜、水果应即购即食，储存时间不要太长。因为其中的维生素C时间一久就易被破坏。储藏时宜用纸袋或多孔的塑料袋装好，放在冰箱下层或阴凉处。此外，蔬菜先洗后切且不要切得太细，可减少维生素C流失。

营养食谱推荐

猕猴桃牛奶汁

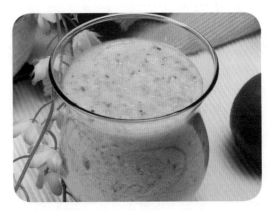

- **材料**：猕猴桃1个，小麦胚芽1大匙，牛奶300毫升，蜂蜜1大匙。
- **做法**：
  1. 将猕猴桃去皮、洗净后切成小块。
  2. 将猕猴桃放入榨汁机中，再将小麦胚芽及蜂蜜放入，最后倒入牛奶，充分搅打均匀之后便可饮用。

木瓜西汁红豆爽

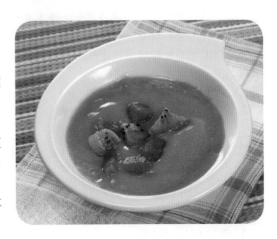

- **材料**：木瓜、西瓜各50克，红小豆30克，猕猴桃适量，牛奶3小匙，白糖、奶油各适量。
- **做法**：
  1. 红小豆洗净，与白糖一起放入锅中煮至软烂，放入冰箱中冷冻，备用；木瓜、猕猴桃均去皮，切斜块；部分西瓜加奶油搅拌成汁，剩余部分切块。
  2. 将红小豆放入碗中，倒入牛奶和西瓜汁，摆上木瓜块、猕猴桃块、西瓜块即可。

凉拌香椿蒜薹

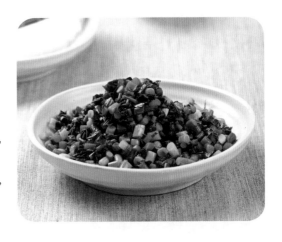

- **材料**：蒜薹150克，香椿100克，盐、香油各适量。
- **做法**：
  1. 蒜薹择洗干净，入沸水中汆烫至变色，马上捞出，过凉，沥干，切丁；香椿洗净，入沸水中汆烫至变色，捞出过凉，沥干，切碎，备用。
  2. 蒜薹丁和香椿碎放入碗中，加入盐，再加几滴香油，拌匀后静置10分钟即可食用。

蒜烤西红柿

■ **材料**：西红柿 2 个，蒜 5 瓣，香菜适量，黑胡椒粉、盐各适量。

■ **做法**：

1. 蒜去皮，切末；香菜洗净，切碎，加入黑胡椒粉、盐、适量植物油拌匀成烤酱。

2. 西红柿洗净，对切成两半。

3. 将烤酱倒在西红柿的切面上。

4. 烤箱预热至 200℃，放入西红柿，烤至香菜变色即可。

▌营养小课堂

选购西红柿时以果实饱满圆润、硬实有弹性，表皮无伤疤者为佳。而且要选成熟适度的西红柿，青西红柿或过熟的西红柿都不宜选购。青西红柿含龙葵素，有毒，应避免食用。

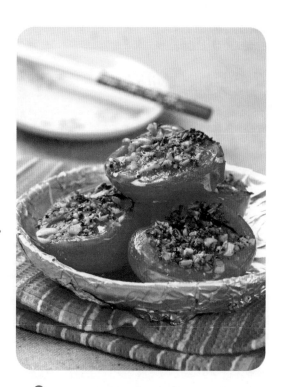

白菜柚子汤

■ **材料**：柚子肉 5 瓣，白菜 100 克，白糖适量。

■ **做法**：

1. 白菜洗净，切成块。

2. 将柚子肉入凉水锅中煮沸 5 分钟，放入白菜块煮熟，再放入白糖调味即可。

▌营养小课堂

选购白菜时要注意从质感和色泽两方面判断：一是要结实、紧密，具有重量感；二是尽量挑选叶片完整洁白，叶梗没有黑色斑点的大白菜。

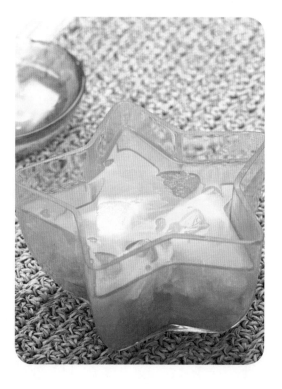

维生素D，抗佝偻病的法宝

▌营养档案

　　维生素D是一种脂溶性维生素，可影响钙、磷等营养素的吸收和储存，有预防和治疗佝偻病、保持孕妈妈骨骼和牙齿健康的作用，是孕妈妈不可缺少的一种重要维生素。

　　维生素D还被称作阳光维生素，这是因为人体皮肤适度接受太阳光照射，就可以补充维生素D。一般成年人经适度的日光照射即可在体内合成足量的维生素D，但由于胎宝宝对维生素D也有相应的需求，因此孕妈妈可通过合理的饮食来增加维生素D的供给量。

▌缺乏症状

　　孕妈妈体内如果缺乏维生素D，易出现骨质软化的症状。骨盆和下肢是最先且最明显的发病部位，较重者容易发生骨折、脊柱畸形，严重者可出现骨盆畸形，从而影响自然分娩。此外，孕妈妈缺乏维生素D，还会使胎宝宝骨骼钙化，待其出生后牙齿萌出也会受影响，严重者还会导致胎宝宝先天性佝偻病。

▌食物来源

　　孕妈妈可以从两种渠道获得维生素D：晒太阳、饮食。

　　干蘑、白萝卜干、蛋类、奶类（脱脂奶除外）、红肉、小虾、油性鱼（如大马哈鱼、鲭鱼、沙丁鱼）等，都是维生素D的食物来源。

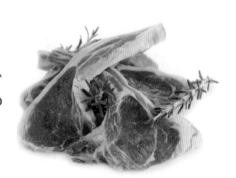

敲黑板，划重点啦 >>>

　　对于晒太阳的时间，美国国家卫生研究院膳食补充剂办公室认为，每周晒两次，不涂防晒霜，每次10～15分钟就可以满足人们的需求了。当然晒太阳的效果要受到年龄以及肤色的影响。皮肤中黑色素较多的孕妈妈很难有效地从晒太阳的过程中获取维生素D。

黑木耳香葱爆河虾

■ 材料 : 河虾 350 克, 水发黑木耳、香葱段各 200 克, 盐 1 小匙, 鸡精、香油各少许。

■ 做法 :

1. 河虾汆烫 ; 香葱段洗净 ; 黑木耳择洗干净, 撕成小块。

2. 油锅烧热, 爆香葱段, 然后加剩余材料及盐、鸡精等调味炒匀, 淋香油即成。

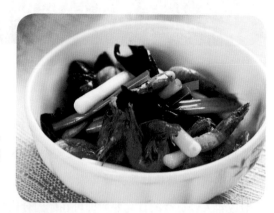

芙蓉炒蛋

■ 材料 : 鸡蛋 3 个, 笋丝、素火腿丝各 20 克, 葱丝、胡萝卜丝、水发香菇丝各 10 克, 盐少许, 白胡椒粉、水淀粉各适量。

■ 做法 :

1. 鸡蛋打散, 加入所有调料, 打匀成蛋液, 备用。

2. 锅置火上, 加 1 大匙油, 大火烧热, 再加入葱丝、素火腿丝、胡萝卜丝、香菇丝以及笋丝翻炒至变软, 然后加入蛋液, 中火翻炒至蛋液凝固即可。

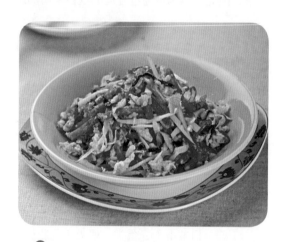

花生奶露

■ 材料 : 花生仁 80 克, 白糖适量, 牛奶 200 毫升。

■ 做法 :

1. 花生仁入沸水中煮开, 捞出, 剥皮。

2. 将花生仁和牛奶一同搅打成浆。

3. 将花生奶浆过筛, 剩下的花生渣再次放入搅拌机中, 倒入适量清水, 继续搅拌、过筛。

4. 将两次的花生奶浆混合, 放入锅中煮沸, 加入白糖即可。

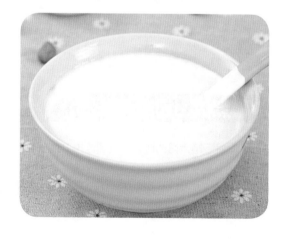

维生素E，安胎保胎、益智抗衰的明星

▌营养档案

　　维生素E又名生育酚，有维持女性正常生育功能的作用。孕妈妈经常补充富含维生素E的食物，可以促进胎宝宝的成长发育，预防流产和早产；还能有效预防妊娠纹的产生。此外，维生素E还有减慢组织细胞衰老的作用，可以预防脑细胞活性衰退，保持脑活力。

▌缺乏症状

　　长期缺乏维生素E，易使视网膜细胞发生上皮变性；容易引起女性不育症。孕妈妈如果缺乏维生素E，会影响胎宝宝大脑的发育，造成脑功能障碍、智力障碍。

▌食物来源

　　维生素E主要存在于植物油中，麦胚油、葵花籽油、花生油和玉米油中含量丰富。

　　此外，蔬菜、豆类和谷类中的维生素E含量也较多，比如莴笋、油菜、菜花、玉米、麦片、西红柿、核桃等。

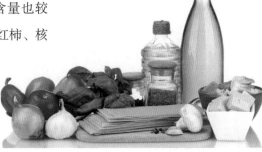

敲黑板，划重点啦 >>>

　　含有维生素E的食物在烹调过程中温度不宜过高，时间不宜过久，以免使大部分维生素E丢失。

　　无机铁（硫酸亚铁）会破坏维生素E，所以孕妈妈在服用含有硫酸亚铁的营养品时，最好不要服用维生素E补充剂，以免造成营养素损失。

蒜香莴笋

- **材料**：莴笋 1 根，蒜末适量，红辣椒 2 个，盐、白糖各少许，白醋、香油各适量。
- **做法**：

  1. 莴笋洗净，去皮，切成小条，加盐腌渍 5 分钟，过凉水，捞出沥干；红辣椒洗净，切圈，备用。
  2. 将莴笋条、蒜末、红辣椒圈加入所有调料混合，拌匀即可。

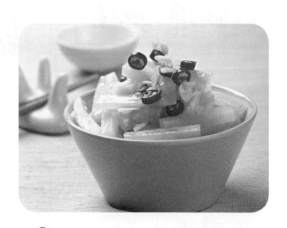

油菜鸡汤

- **材料**：鸡腿 300 克，油菜 150 克，姜片 20 克，沙参 30 克，白糖、盐各适量，鸡高汤 2000 毫升。
- **做法**：

  1. 鸡腿洗净、剁块，入沸水中汆烫，去除血污，冲净泡沫后沥干；油菜洗净；沙参泡发，洗净备用。
  2. 盅中倒入鸡高汤煮沸，放入姜片、鸡腿块和沙参，大火煮沸后改小火煮 30 分钟，再加入油菜续煮 15 分钟，最后加入白糖、鸡精、盐调味即可。

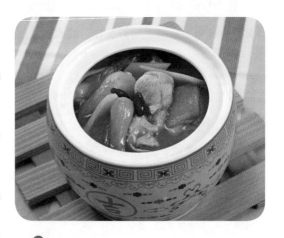

核桃仁炒西芹

- **材料**：西芹、核桃仁各 200 克，蒜末少许，干辣椒 1 个，盐、鸡精各适量。
- **做法**：

  1. 将西芹择洗干净，切成段；核桃仁洗净备用。
  2. 锅内加少许油，烧至七成熟时，放入蒜末、干辣椒爆出香味，然后下西芹段、核桃仁翻炒均匀，加盐、鸡精调味即可。

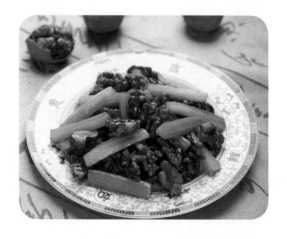

三色菜花

■ **材料**：菜花1个，青椒、胡萝卜、蒜、盐、生抽、素蚝油各适量。

■ **做法**：

1. 菜花掰成小朵，放入盐水中浸泡20分钟左右，捞出，沥干；胡萝卜洗净，切片；青椒洗净，去籽，切块，备用。

2. 将浸泡好的菜花朵放入煮沸的盐水中汆烫，捞出过凉，沥干，备用。

3. 油锅烧热，爆香蒜后，放入胡萝卜片翻炒至软，再放入青椒块、菜花朵，用盐、生抽和素蚝油调味，最后转中火继续炒至入味即可。

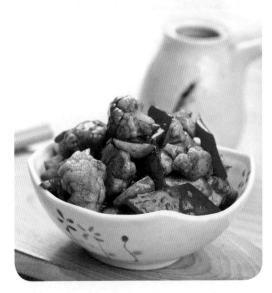

松仁玉米

■ **材料**：玉米粒、松子仁各150克，豌豆50克，盐1小匙，白糖适量。

■ **做法**：

1. 净锅置火上烧热，放入松子仁用小火翻炒至金黄色，捞出凉凉。

2. 油烧至六成热，下入玉米粒翻炒，加入少许清水、盐、白糖炒匀，再加盖焖1～2分钟。

3. 最后放入松子仁、豌豆，以大火快速翻炒均匀，装盘即可。

营养小课堂

玉米含有丰富的钙、膳食纤维、脂肪、维生素E等多种营养素，孕妈妈在孕早期多吃玉米，可以有效缓解妊娠期高血压疾病。

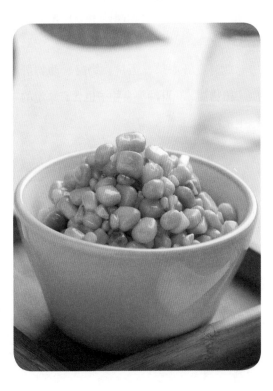

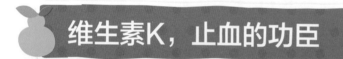

维生素K，止血的功臣

▎营养档案

维生素K能促进血液正常凝固及骨骼生长，是形成凝血酶原不可缺少的物质，有"止血功臣"的美称。此外，它还能预防新生儿出血性疾病，预防孕妈妈痔疮等。

▎缺乏症状

如果孕妈妈严重缺乏维生素K，会增加流产的概率，即使胎宝宝存活，由于其体内凝血酶低下，也易发生溶血性贫血。

维生素K缺乏，还会引起胎宝宝先天性失明、智力发育迟缓及死胎。

▎食物来源

维生素K主要来源于深色绿叶蔬菜，如海藻、苜蓿、西兰花、圆白菜、芹菜、菠菜、生菜等。

此外，开心果、蛋黄、奶酪、动物肝脏、植物油、鱼肝油等食物中也含有一定的维生素K。

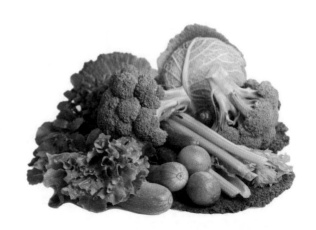

敲黑板，划重点啦 >>>

孕妈妈如果经常流鼻血，可从天然食物中多摄取维生素K。另外，摄取维生素K（即使从天然食品中摄取）时，不宜同时服用抗血液凝固剂，否则会产生副作用。

孕妈妈应注意回避放射线、阿司匹林、大气污染等阻碍吸收维生素K的因素。

营养食谱推荐

海藻总汇汤

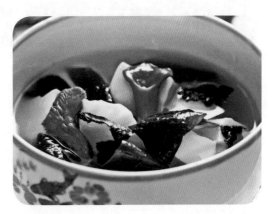

■ **材料** : 海带、紫菜各 100 克，豆腐 1 块，蘑菇、姜、盐、料酒各适量。

■ **做法** :

1. 紫菜、海带洗干净，切好；豆腐切块；蘑菇、姜洗净切片。

2. 水烧开，放姜片、海带稍煮片刻，捞起。

3. 油锅烧热，下姜片、蘑菇片，加料酒、清水，放海带、紫菜、豆腐煮 10 分钟后，再加盐即可。

紫菜芹菜卷

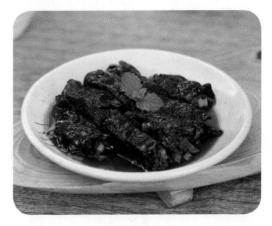

■ **材料** : 芹菜 200 克，紫菜 10 克，熟白芝麻、薄荷叶各适量，酱油、香菇精、素高汤各适量。

■ **做法** :

1. 将芹菜择洗干净，放入沸水中汆烫，断生后捞出，沥干，切丁备用。

2. 将紫菜泡软后，平铺在案板上，放入芹菜丁卷起来，切成小段，摆盘，撒上熟白芝麻。

3. 将调料调成味汁淋在紫菜卷上，点缀薄荷叶即可。

西兰花拌腐竹

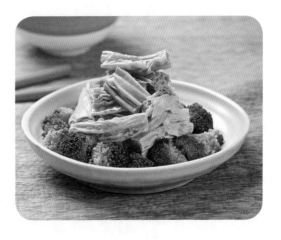

■ **材料** : 西兰花 150 克，腐竹 120 克，盐、白糖、醋、香油各适量。

■ **做法** :

1. 将西兰花洗净后切块；腐竹泡软，切成小段。

2. 将西兰花块、腐竹段分别入沸水汆烫一下，捞出，过凉，沥干。

3. 将西兰花块、腐竹段加盐、白糖、醋、香油搅拌均匀即可。

叶酸，预防新生儿畸形的必需物质

▌营养档案

叶酸是胎儿大脑神经发育必需的一种物质原料，对胎宝宝的细胞分裂、增殖和各种组织的生长具有重要的作用，可预防神经管畸形；叶酸还能促进红细胞的生成，预防孕期贫血，并降低胎宝宝患白血病的概率。

▌缺乏症状

孕妇缺乏叶酸，可造成自身巨幼细胞贫血、先兆子痫、胎盘早剥等问题，还会造成胎儿宫内发育迟缓、早产及新生儿出生体重低、神经管畸形等。

▌食物来源

绿叶蔬菜、动物肝肾、豆制品、甜菜、蛋类、鱼类、鱿鱼、坚果、柑橘以及全麦制品等，都是叶酸的来源。

营养食谱推荐

凉拌菠菜蛋皮

- **材料**：菠菜 500 克，鸡蛋 2 个，葱丝、姜丝各适量，盐、水淀粉、香油各适量。
- **做法**：
  1. 菠菜洗净，捞出控水；鸡蛋磕碗中，加盐、水淀粉搅匀，平底锅小火煎，摊成蛋皮，切丝。
  2. 菠菜汆烫至软，捞出，放冷水中过凉，挤净水分，加盐、葱丝、蛋皮丝、姜丝、香油拌匀即可。

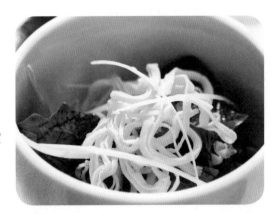

蒜泥茼蒿

- **材料**：茼蒿 350 克，蒜、盐各适量。
- **做法**：
  1. 茼蒿去叶，入盐水中略浸泡，捞出，冲洗干净，切段；蒜去皮，切段，备用。
  2. 锅置火上，加入适量油，小火烧热，放入蒜段煸炒出香味。
  3. 倒入茼蒿段大火翻炒片刻，最后加盐翻炒均匀即可。

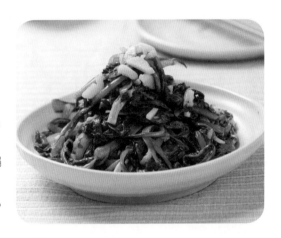

椒盐煎豆腐

- **材料**：豆腐 350 克，鸡蛋 1 个，薄荷叶少许，盐 1 小匙，黑胡椒粉少许。
- **做法**：
  1. 豆腐切大片；鸡蛋打散，调成蛋液，备用。
  2. 将豆腐片两面均匀地蘸裹上鸡蛋液。
  3. 锅置火上，倒入适量油，用中小火将蘸裹鸡蛋液的豆腐片放入锅中炸至两面金黄，最后撒上盐、黑胡椒粉，点缀上薄荷叶即可。

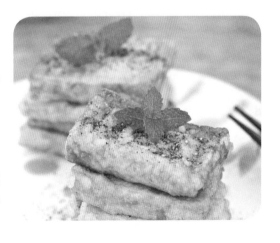

爆炒鱿鱼卷

- ■材料：水发鱿鱼 400 克，香菜、葱、姜、蒜、醋、盐、鸡精、香油各适量。
- ■做法：

   1. 鱿鱼去头、内膜和刺，用刀在内面交叉划成菱形，切成片，用开水烫至起卷捞出。

   2. 香菜洗净切小段；葱、姜切丝；蒜切片。

   3. 油锅烧热，滑入鱿鱼卷过油，捞出控油。

   4. 锅留底油，放葱丝、姜丝、蒜片爆香，再放入鱿鱼卷、香菜段，加醋、盐、鸡精快炒，出锅前淋香油即可。

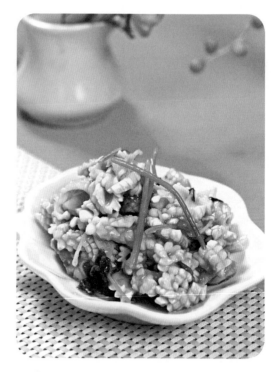

糖醋鱼卷

- ■材料：鳜鱼肉 300 克，葱白、姜、番茄汁、蛋清、米醋、白糖、盐、鸡精、香油、酱油、桂花油、淀粉各适量。
- ■做法：

   1. 将米醋、白糖、番茄汁、香油、酱油、桂花油放锅内烧开，勾芡调成糖醋汁；鱼肉切成薄片，加盐、鸡精、蛋清入味，卷入姜丝、葱段，蘸上干淀粉。

   2. 锅内加油烧至七成热，投入鱼卷，炸成浅黄色，捞出沥油，摆在盘内，浇上糖醋汁即可。

▌营养小课堂

   本菜色泽浅黄，鱼肉脆香，甜中带酸，爽口醒胃，非常适合食欲不振的孕妈妈食用。

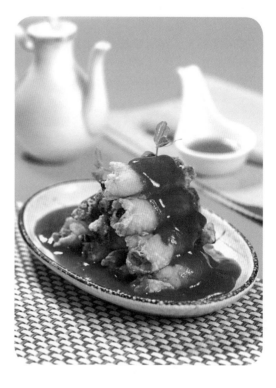

钙，骨骼生长发育的基本原料

▌营养档案

钙是人体中不可或缺的营养物质，母体的生理代谢及胎宝宝骨组织的生长发育，均需大量的钙。充足的钙质能促进胎宝宝骨骼的生成，使胎宝宝充分发育，并且可以预防新生儿佝偻病。此外，钙还能帮助孕妈妈消除烦躁、安定精神、促进睡眠。

▌缺乏症状

孕妈妈缺钙时，常表现为对各种刺激变得敏感，情绪容易激动，烦躁不安，易患骨质疏松症等。

孕妈妈体内缺钙，还会造成胎宝宝智力发育不良，以及新生儿体重过轻、颅骨钙化不好、前囟门长时间不能闭合、先天性佝偻病等。

▌食物来源

酸奶、鲜奶及奶制品是钙的最佳来源，不但含量丰富，而且吸收率高。

此外，含钙丰富的食物还有海参、牡蛎、海米、海带、紫菜、小鱼、虾皮、脆骨、豆类及豆制品、蛋黄、花生、木耳等。

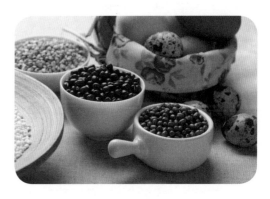

敲黑板，划重点啦 >>>

孕妈妈要尽量避免同食含草酸高的食物，以免大部分的钙与草酸结合后，不能被人体吸收而随粪便排出。

孕妈妈要注意，单纯补钙并不能增加对钙的吸收率，钙质只有在维生素D的帮助下才能顺利地沉积在骨上。所以，孕妈妈要注意从食物中补充维生素D。

营养食谱推荐

荠菜拌豆腐

■ 材料：豆腐 300 克，荠菜 250 克，盐、香油各 3 克，鸡精 2 克，白糖、芥末油各 5 克。

■ 做法：

1. 将豆腐切成 1 厘米见方的丁；荠菜洗净，切成小段，二者均入沸水中氽烫捞出，沥干水分。

2. 将豆腐丁、荠菜段放入盘中混合，加盐、鸡精、白糖、香油、芥末油搅拌均匀即成。

营养小课堂

豆腐含有大量的铁、钙、磷、镁等人体必需的多种矿物质，还含有丰富的优质植物蛋白，营养丰富、全面，孕妈妈可经常食用。

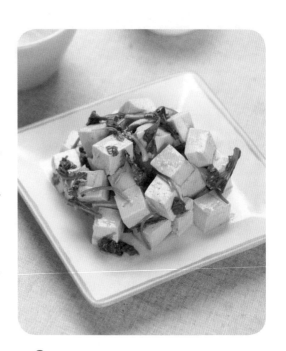

牡蛎煎蛋

■ 材料：净牡蛎肉 350 克，鸡蛋 2 个，香菜末、香菜段、红薯淀粉、韩式辣酱、盐、酱油、白糖、水淀粉各适量。

■ 做法：

1. 将牡蛎肉和香菜末放入碗中，再打入鸡蛋，加入盐、红薯淀粉，搅拌均匀。

2. 油锅烧热，倒入牡蛎蛋糊，煎至两面熟透，盛出装盘。

3. 用刀将煎好的蛋饼均匀地切开，撒上香菜段。

4. 把韩式辣酱倒入油锅烧热，放入白糖、酱油和少许水烧开，再用水淀粉勾芡，起锅淋在盘中即可。

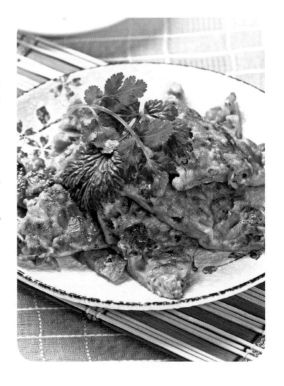

酸奶沙拉

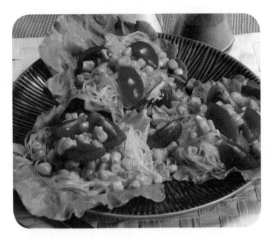

■ 材料：粉丝1把，生菜叶3片，小西红柿10粒，熟鸡蛋1个，玉米粒3大匙，酸奶1杯。

■ 做法：

1. 小西红柿洗净，对半切开再切一半；鸡蛋煮熟，切碎；粉丝泡软、洗净，剪成小段，放入滚水中烫熟，沥干，加入切碎的鸡蛋及酸奶拌匀。

2. 生菜洗净，沥干，放入盘中摊开，加入拌好的酸奶沙拉，排入玉米粒及西红柿片即可。

松仁粉丝

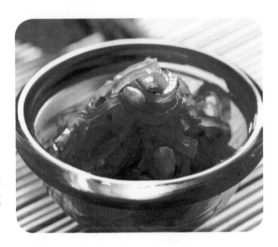

■ 材料：松仁200克，粉丝250克，姜、葱、豆瓣酱、盐、白糖、香油各适量。

■ 做法：

1. 锅置火上，倒油烧热，松仁炸熟；粉丝泡发，沥干；姜去皮切末；葱切碎。

2. 另起油锅烧热，加豆瓣酱、姜末、葱花炒香，加粉丝炒透，再加盐、白糖，翻炒数次，淋香油，撒松仁便可。

油泼海带丝

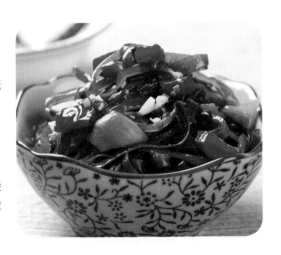

■ 材料：海带丝150克，熟白芝麻、青椒块、姜末、蒜末、干辣椒段、花椒、盐、醋、鸡精各适量。

■ 做法：

1. 将海带丝放入碗中加入盐搅拌均匀，撒上青椒块、熟白芝麻。

2. 油锅烧热，爆香花椒，加入姜末、蒜末炒香，接着关火加入干辣椒段，趁热将油倒入海带丝中，最后淋入醋，撒上鸡精拌匀，凉凉即可。

铁，血液中的"骨干分子"

营养档案

　　铁能生成血红蛋白，在机体代谢中起着非常重要的作用。孕妈妈补足铁元素，不仅可以维持自身组织变化的需要，还对胎宝宝的发育和组织细胞的成长有促进作用。同时，孕妈妈补充铁，也是在为分娩失血及哺乳时自身和胎宝宝的营养需要做好储备。

缺乏症状

　　孕妈妈缺铁，易引发缺铁性贫血，出现心慌气短、头晕、乏力等症状。孕妈妈如果对铁的摄入不足，还可能导致胎宝宝在宫内缺氧、生长发育迟缓、出生时体重低等问题，严重的甚至可能造成死胎。

食物来源

　　常见的含铁食物主要有以下几种。

　　蔬果类：绿色蔬菜（芹菜、油菜等）、紫菜、黑木耳、海带、莲藕、干杏、樱桃等。

　　杂粮类：大麦米、糯米、小米、绿豆、黄豆、红豆、黑豆、蚕豆、芝麻等。

　　肉蛋类：瘦肉、猪血、猪肝、牛肝、鸡肝、蛋黄等。

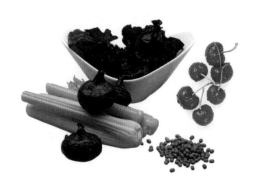

敲黑板，划重点啦 >>>

　　由于咖啡、茶、奶类或钙补充剂等都会抑制铁的吸收，所以孕妈妈日常要做到均衡膳食，服用补铁剂的同时最好不要喝上述饮品。

　　民间认为孕期制作各种菜品时要尽量使用铁锅、铁铲，这有利于铁离子溶于食物中，更易于肠道吸收。

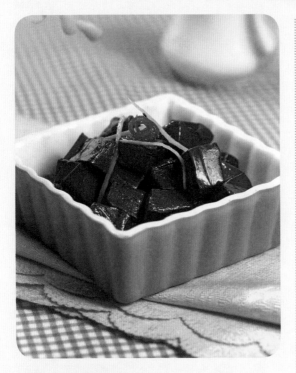

清炒猪血

■ **材料**：猪血 500 克，姜 10 克，料酒、盐各适量。

■ **做法**：

1. 猪血切块，放入开水锅中汆烫，捞出滤干水分，切小块；姜洗净，切丝。

2. 油锅烧热，爆香姜丝，加入猪血块及料酒翻炒，起锅时放入盐调味即可。

> 营养小课堂

猪血含铁量非常丰富，比猪肝、鸡蛋、瘦肉的铁含量都要高，且铁吸收率也非常高，因此孕妈妈吃猪血可以起到补血的作用。

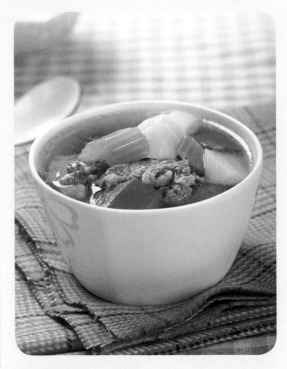

清香猪小排

■ **材料**：猪小排 500 克，山药 100 克，胡萝卜100 克，西芹 100 克，盐少许，高汤 2500 毫升。

■ **做法**：

1. 山药去皮洗净，切块；胡萝卜洗净去皮，切块；西芹择洗净后切段；猪小排洗净剁块。

2. 将猪小排块放入沸水锅中汆烫，捞出洗净，放凉，备用。

3. 锅置火上，倒入高汤，放入猪小排块以大火煮沸后改小火煮半个小时，放入其余材料，开大火煮沸后改小火煮 15~20 分钟，加盐即可。

> 营养小课堂

给山药去皮后如果手痒，可将手放入淡盐水中浸泡一会儿。

蚝油豉汁油菜

■ 材料：油菜 350 克，蚝油、白糖、豆豉、盐各适量。

■ 做法：

　1. 油菜洗净，加入有盐、油的沸水锅中汆烫捞出，过凉，放入碗中；豆豉切末。

　2. 油锅烧热，放入豆豉末煸炒出香，再放入蚝油炒匀，然后加白糖和适量清水，煮至浓稠，即成酱汁。

　3. 将酱汁均匀地淋在油菜上即可。

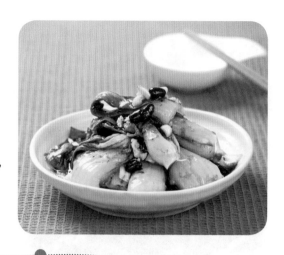

黑芝麻双米粥

■ 材料：鹌鹑蛋 4 ~ 5 个，黑芝麻、玉米粒各 2 大匙，小米 1 杯，冰糖适量。

■ 做法：

　1. 小米洗净后，用清水浸泡；黑芝麻打成芝麻粉；鹌鹑蛋煮熟去壳。

　2. 锅中加水煮开，再加小米、黑芝麻粉和玉米粒煮开，然后用小火煮熟。

　3. 加冰糖煮至融化，最后放入鹌鹑蛋即可。

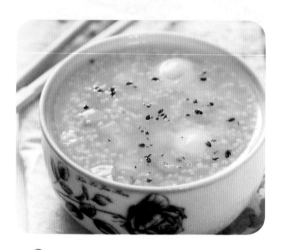

檬汁脆藕

■ 材料：莲藕 250 克，柠檬汁、橙汁各 30 克，果珍 20 克，白糖、冰糖各 20 克。

■ 做法：

　1. 将莲藕去皮，切成薄片，漂洗后入沸水中汆烫。

　2. 盆中放入冰糖，加入少量开水，制成糖水，待冷却后，再加入果珍、柠檬汁、橙汁、白糖兑成柠檬色的汁水。

　3. 藕片放入兑好的汁水中浸泡 4 个小时，取出即可。

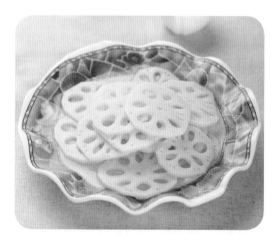

锌，补脑的"生命之花"

营养档案

锌是人体内200多种酶的组成部分，它直接参与核酸和蛋白质的合成、细胞的分化和增殖，以及许多重要物质的代谢，是人体生长发育，生殖遗传、免疫、内分泌等重要生理过程中必不可少的物质，有"生命之花""智力之源"的美誉。研究发现，锌可以促进孕妈妈子宫肌肉收缩，帮助孕妈妈顺利娩出胎宝宝，还可以促进细胞分裂、生长和再生，有效促进胎宝宝的生长发育。

缺乏症状

孕妈妈在孕早期缺锌，会影响胎宝宝中枢神经系统发育，甚至会造成中枢神经系统畸形；孕晚期缺锌，会导致胎宝宝神经系统发育异常。

此外，孕妈妈缺锌，会导致子宫肌收缩力弱，无法自行娩出胎宝宝，需要借助产钳，甚至需要剖宫产，从而增加分娩的痛苦及分娩时母婴的危险。

食物来源

动物内脏和海产品中锌含量最丰富，如猪肝、猪腰、瘦肉、鱼、紫菜、虾皮、牡蛎、蛤蜊等，其中，牡蛎含锌量最高，堪称"锌元素宝库"。另外，芝麻酱、花生、核桃、栗子、苹果，及豆类中的黄豆、绿豆、蚕豆等，均可选择。

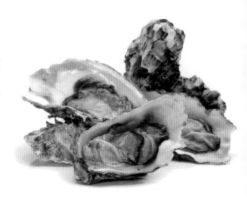

敲黑板，划重点啦 >>>

孕妈妈应在医师指导下服用补锌产品，因为有些产品对个别孕妈妈肠胃刺激性较大，会引起身体不适。

孕妈妈摄取锌也不能过量，否则会导致体内维生素C和铁的含量减少，抑制铁的吸收和利用，引起缺铁性贫血。

芙蓉蒸海鲜

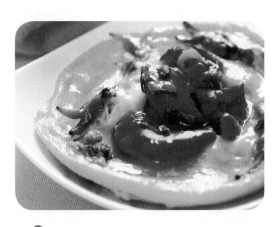

■ **材料**：文蛤、北极贝各1个，鸡蛋4个，葱花、盐、鸡精、高汤各少许。

■ **做法**：

1. 文蛤汆烫，取出肉；北极贝汆烫；鸡蛋打散，倒入高汤，加入盐、鸡精拌匀。

2. 各种海鲜放入鸡蛋汤中，蒸约7分钟，取出调成蛋花再撒上葱花即可。

茄汁黄豆花生仁

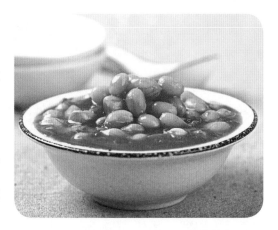

■ **材料**：花生仁250克，西红柿2个，黄豆、白糖、盐各适量。

■ **做法**：

1. 花生仁、黄豆分别泡发；西红柿洗净，切丁，去皮。

2. 花生仁和黄豆入锅，用大火煮开，转小火，加入白糖和盐，加盖焖煮。

3. 水和花生仁齐平时，放入西红柿丁，煮至西红柿软烂，汤汁收干时，关火焖10分钟即可。

豌豆核桃粥

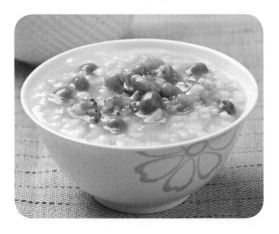

■ **材料**：大米100克，新鲜豌豆50克，去皮核桃仁30克，白糖或蜂蜜各适量。

■ **做法**：

1. 大米、豌豆、核桃仁分别洗净，备用。

2. 锅中加适量清水，倒入大米，大火煮沸后转小火煮10分钟，再倒入豌豆，煮20分钟后，加入核桃仁续煮5分钟。

3. 根据个人口味加白糖或蜂蜜，搅拌均匀即可。

香煎牡蛎肉卷

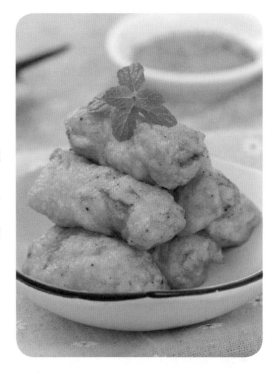

- **材料**：牡蛎肉300克，猪里脊肉150克，鸡蛋2个，薄荷叶、葱姜汁、盐、干淀粉、面粉、料酒、椒盐、香油各适量。
- **做法**：

  1. 牡蛎肉洗净，沥干；猪里脊肉洗净，切片；鸡蛋磕入碗中，加面粉、干淀粉调成蛋糊，备用。

  2. 牡蛎肉放入碗中加盐、香油、料酒、葱姜汁搅拌均匀。

  3. 猪里脊肉片铺好，放上适量的牡蛎肉，卷成卷后，均匀地粘上蛋糊，入热油锅中煎至表面金黄、牡蛎肉熟后捞出，最后撒上椒盐，点缀上薄荷叶即可。

麻香腰花

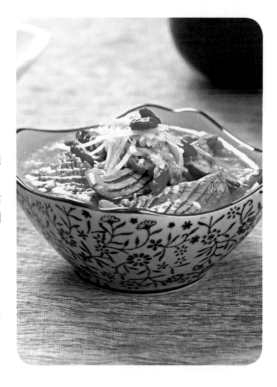

- **材料**：猪腰1对，姜丝20克，蒜末适量，枸杞子、盐、冰糖、酱油各少许，胡麻油2大匙，醪糟适量。
- **做法**：

  1. 将猪腰处理干净，改刀成腰花；枸杞泡发洗净。

  2. 将猪腰花放入沸水锅中氽烫片刻，捞出，洗净血污后沥干，备用。

  3. 炒锅置火上，倒入胡麻油烧热，爆香姜丝，然后锅中放入猪腰花炒匀，再倒入适量的清水、醪糟和枸杞子煮至猪腰花熟透，然后用盐、冰糖、酱油调味，撒上蒜末即可。

营养小课堂

　　猪腰有腥味，处理不当会影响菜肴口感。处理猪腰时，可以先将其表面的膜撕掉，再用刀将其劈成两半，剔去白色的腰臊，再用清水冲洗干净即可。

碘，人体新陈代谢的"调节员"

▍营养档案

　　碘是人体甲状腺素的组成成分，甲状腺素可以促进生长发育，影响大脑皮质和交感神经的兴奋活动，是维持人体正常新陈代谢的重要物质；碘还具有调节体内代谢，参与蛋白质、脂肪合成与分解的作用。孕妈妈在整个孕期摄入适量的碘，不仅可以弥补自身对碘的需求，还可促进胎宝宝的生长发育。

▍缺乏症状

　　孕妈妈体内缺碘，将直接限制甲状腺素的分泌，从而降低人体的热量代谢；还会导致胎宝宝甲状腺发育不全，严重的甚至会引起早产、死胎。缺碘还易使儿童发生呆小病（克汀病），表现为发育迟缓、智力低下或痴呆、语言障碍、耳聋及运动神经障碍，而且这些障碍是不可逆转的终身性残疾。

▍食物来源

　　海藻是食物中碘的主要来源，干海带、干紫菜、海虾、海鱼、干贝、蛤蜊、海蜇等水产品中也都富含碘元素。

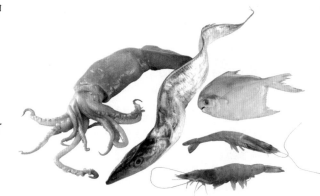

敲黑板，划重点啦 >>>

　　有调查显示，在人群中，孕妈妈的碘水平是最低的。这是因为孕妈妈对碘的需求量较大，而且为了避免妊娠期水肿、妊高征及产后通利乳汁，孕妈妈摄入的盐一般都比平时少，所以孕妈妈宜在食谱中加入海带之类的高碘食材。

　　孕妈妈食用碘盐要注意：碘盐不应囤积，应随吃随买，并在食物即将做好时再加入碘盐；因为碘盐不宜久煮久炖。

营养食谱推荐

糖醋带鱼

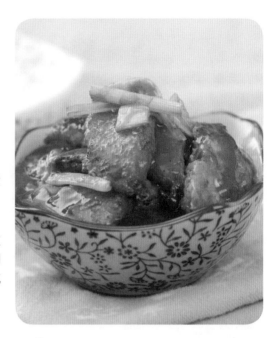

- **材料**：带鱼 500 克，鸡蛋 2 个，葱、姜、蒜、大料、花椒、盐、老抽、生抽、白酒、醋、白糖各适量。
- **做法**：
  1. 带鱼刮洗干净，切菱形段；鸡蛋磕入碗中，打散；葱切段；姜切片；蒜去皮，拍散，备用。
  2. 带鱼段放入碗中，加盐、白酒、花椒抓匀，腌渍 15 分钟后，放入鸡蛋液中裹上蛋液。
  3. 锅烧热，放入带鱼段煎至带鱼两面金黄，盛出。
  4. 锅放入适量油烧热，放入腌渍带鱼时的花椒及大料、姜片、葱段、蒜炒香，然后放入适量清水，调入白糖、生抽、老抽、醋，放入煎好的带鱼段，炖煮至汤汁黏稠即可。

荸荠豆腐紫菜汤

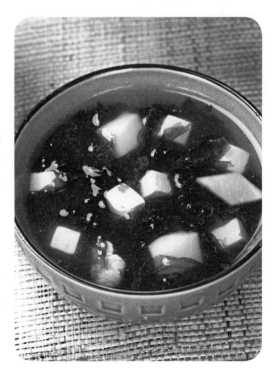

- **材料**：豆腐 80 克，紫菜 50 克，荸荠 10 个，姜片、盐适量。
- **做法**：
  1. 将紫菜浸透泡发后清洗干净；豆腐洗净切丁；荸荠去皮，洗净，切块，入沸水中汆烫一下，捞出备用。
  2. 锅中加入适量清水，大火烧开，放入紫菜、荸荠块、豆腐丁、姜片煮沸后再煮 5 分钟。
  3. 小火继续煲 30 分钟左右，出锅前加盐调味即可。

营养小课堂

荸荠生于水田、池沼之中，表皮极易带菌，还可能带有姜片虫等寄生虫。因此，在鲜食前必须充分洗净和去皮，最好用开水汆烫一下。

海带炖豆腐

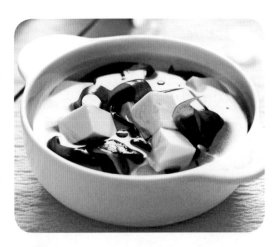

■材料：豆腐200克，海带100克，姜末、葱花、盐各适量。

■做法：

1. 海带用温水泡发，洗净后切菱形片；豆腐切成大块，放入锅中加水煮沸，捞出凉凉，切成小丁。

2. 锅中放入花生油烧热，放入葱花、姜末煸香，再放入豆腐、海带，注入适量清水烧沸，再改为小火炖烧，加入盐，炖至海带、豆腐入味即可。

番茄枸杞子肉丁

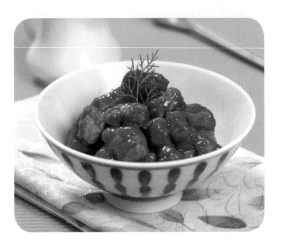

■材料：猪肉250克，枸杞子15克，番茄酱50克，料酒、盐、水淀粉、白糖、白醋各适量。

■做法：

1. 将猪肉洗净，切小丁，用刀背拍松，加料酒、盐、水淀粉拌匀，然后放入七成热的油锅中稍炸捞出，待油热后入锅复炸并捞出，油沸后再入锅炸至酥膨起。

2. 枸杞子磨成浆，加入番茄酱、白糖、白醋，做成酸甜卤汁，然后倒入余油中，最后放入肉丁拌匀即可。

蛤蜊土鸡汤

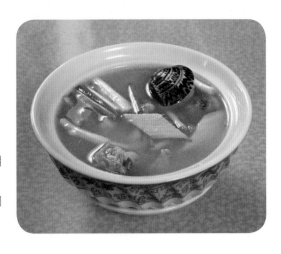

■材料：土鸡半只（约200克），蛤蜊250克，葱段、姜片各适量，盐、料酒各少许。

■做法：

1. 土鸡切块，汆烫后捞出；蛤蜊洗净，备用。

2. 锅中倒入适量水，放土鸡块、姜片、葱段，先用大火煮沸，再改小火慢炖至熟。

3. 将蛤蜊放入锅中，小火熬煮至蛤蜊开口，然后加入适量的盐、料酒调味即可。

膳食纤维，胃肠"清道夫"

▌营养档案

膳食纤维可刺激胃肠道，增加消化液分泌，增强胃肠道蠕动；增加粪便的体积，使粪便变软，从而起到预防便秘、痔疮等作用。此外，膳食纤维还能帮糖尿病孕妈妈改善高血糖。

▌缺乏症状

孕妈妈膳食纤维缺乏，不利于排出食物中的油脂，会间接使身体吸收过多热量，导致体重增加过快，从而引发妊娠并发症。

此外，孕妈妈还容易出现便秘的症状。

▌食物来源

膳食纤维广泛存在于粗粮、麦皮、豆类、水果、蔬菜中，如红薯、芹菜、燕麦、糙米、麦麸等。

敲黑板，划重点啦 >>>

一般来说，谷类、薯类、豆类等食物，加工得越精细，膳食纤维含量就越少。各种肉类、蛋类、奶制品、海鲜、饮料等，膳食纤维含量很少。

在日常生活中，孕妈妈不要过分依靠麦皮类食品去摄取膳食纤维，否则会妨碍吸收其他营养物质。

孕妈妈还要避免一次性过量摄取膳食纤维，否则可能会引起腹胀、腹痛等症。

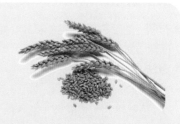

营养食谱推荐

蜜烧红薯

■材料：红薯 500 克，红枣、蜂蜜各 100 克，冰糖 50 克。

■做法：

1.红薯去皮切块，再削成鸽蛋形；红枣去核，切末。

2.炒锅上火，放油烧热，下红薯炸熟，捞出沥油。

3.炒锅去油，置大火上，加入清水 300 克，放冰糖熬化，放入过油的红薯，煮至汁黏，加入蜂蜜，撒入红枣末拌匀，再煮 5 分钟即可。

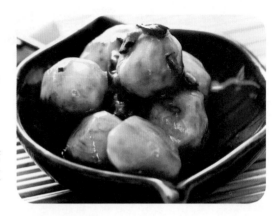

芹菜炒豆芽

■材料：绿豆芽 350 克，芹菜 50 克，葱、姜、盐、鸡精、醋、香油各适量。

■做法：

1.绿豆芽、芹菜分别择洗干净，沥干水分，芹菜切段；葱切末；姜切末，备用。

2.锅置火上，加入适量油烧热后，放入葱末、姜末炒香，再放入绿豆芽、芹菜段翻炒均匀，然后调入醋、盐、鸡精，炒至入味，最后淋入香油即可。

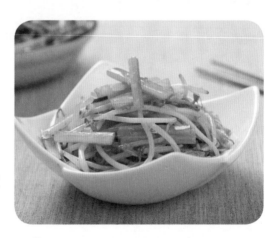

南瓜燕麦粥

■材料：南瓜 200 克，大米 100 克，燕麦 50 克，盐或白糖适量。

■做法：

1.大米洗净，常法煮粥；南瓜去皮，洗净，切块，备用。

2.待锅内大米粥煮滚，倒入燕麦搅拌均匀，加盖继续煮 10 分钟。

3.倒入南瓜块，煮 5 分钟，最后依个人口味加白糖或盐调味即可。

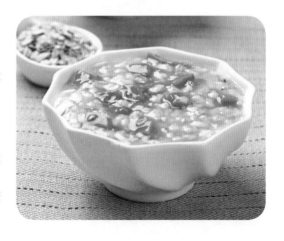

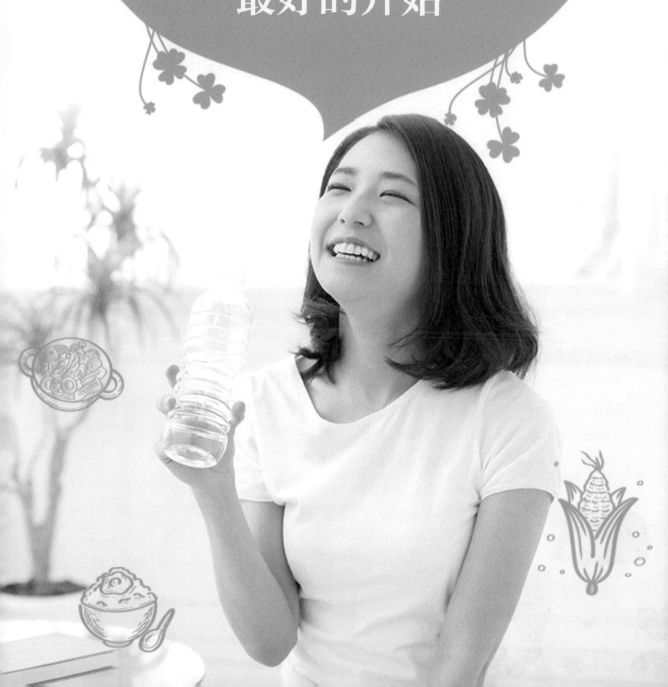

第二章

科学备孕，给宝宝最好的开始

孕前 3 个月，备孕初准备

想生一个健康又聪明的宝宝，这就要求夫妻双方至少在怀孕前3个月，无论是身体和心理都要做好准备。在这个时期，夫妻不但要合理安排饮食，增加营养，还要避免食用对备孕有害的食品。

▌本月饮食要点

▶▶ 合理饮食，增加营养

调查显示，孕妈妈对蛋白质、矿物质和维生素的需要量大约是没有怀孕女性的1.8倍。因此，备孕女性在计划怀孕时就要在饮食中特别注意摄入足够的营养。如各种豆类、蛋类、瘦肉、鱼等含有丰富的蛋白质；海带、紫菜、海蜇等食品含有丰富的碘；芝麻酱、猪肝、大豆、红腐乳中含有较多的铁；瓜果、蔬菜中含有丰富的维生素。

▶▶ 这些食物要多吃

各种水果：胎宝宝发育的过程中，尤其是细胞合成的过程，需要大量天然的有机化合物来促成，这种物质就是维生素。而维生素普遍存在于各种水果中。所以，孕妈妈经常食用各种水果，体内一般就不会出现缺乏维生素的状况。

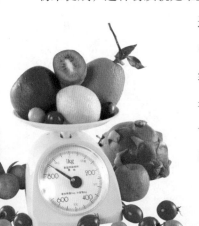

黑芝麻：黑芝麻的营养非常丰富，不仅含有丰富的钙、磷、铁，还含有大量的优质蛋白和很多有助于促进脑神经发育的氨基酸。

水产品：水产品中营养元素的含量非常高，多为可被人体吸收利用的钙、碘、磷、铁等无机盐，对于胎宝宝的大脑发育有着非常重要的作用。

玉米油：适当补充维生素E可以推迟性腺萎缩的进程，抗衰老。因此，备孕女性保养卵巢的最佳方式就是摄入维生素E，通过增加玉米油的摄入量来补充也是一种简单的方法。

▶▶ 提前补充叶酸

叶酸作为保护胚胎神经系统发育的营养素，一旦缺乏，就可能造成胎宝宝神经管发育畸形。

但是研究表明，女性在服用叶酸后需要1个月的时间，体内叶酸缺乏的状态才能得以纠正。所以补充叶酸宜早不宜晚，只要有了备孕的打算，就应该在医生指导下提前补充叶酸。

▶▶ 需要戒烟戒酒

孕前3～6个月，准备怀孕的夫妻就都应该戒烟戒酒，因为香烟中的尼古丁以及酒中的乙醇对精子和卵子都有破坏作用。

▶▶ 有些食物尽量少吃

辛辣食物：辛辣食物刺激性较强，容易导致肠胃不适、消化不良、便秘等。为避免影响营养的摄入，有碍身体健康，备孕女性最好在备孕期间就不吃或少吃辛辣食物。

含咖啡因的食物：咖啡因会影响胎宝宝大脑、心脏等器官的正常发育，使胎宝宝出生后体重较轻。因此，计划怀孕时，应尽量少摄入咖啡、茶叶、巧克力和可乐等含有咖啡因的食物和饮品。

味精：味精中的谷氨酸钠可影响锌的吸收，导致体内锌的贮存不够，怀孕后不利于胎宝宝神经系统的发育，因而应少摄入。

罐头食品：罐头食品中含有的添加剂和防腐剂，可能会导致畸胎，甚至引发流产，因而备孕女性应少食。

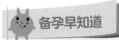
备孕早知道

备孕夫妻要慎用药物

孕前3个月，女性应该停服避孕类药物，因为避孕药中含大量合成黄体酮，会对胚胎发育造成负面影响。其他药物，尤其是抗生素类药，也不宜服用。

┃ 特殊女性的特别调理方案

▶▶ 肥胖女性

研究表明，女性不胖不瘦时怀孕最利于胎宝宝的生长发育。肥胖女性怀孕前最好能够通过运动或改变饮食习惯等方式，减掉部分体重，为孕育一个聪明、健康的宝宝做好准备，在饮食方面可以参照以下建议。

🍽 平时一定要避免过量饮食，减少每日摄入的总热量，宜遵循低热量、低脂肪的原则。

☕ 摄取适量的膳食纤维、无机盐和维生素，适当多吃新鲜的绿色蔬菜、南瓜、土豆、豆腐、酸梅、柠檬、柑橘、海藻类、黑木耳、竹笋等。

🍽 少吃含糖过高、油炸类食物及肥腻食物。

☕ 三餐饮食要注意主食粗细搭配均衡，进餐时要细嚼慢咽，每餐进食时间应超过半个小时；每餐不过饱，一般七八成饱即可。

▶▶ 瘦弱女性

研究表明，身体纤瘦的孕妈妈早期流产率比一般孕妈妈要高一半以上。所以，想要安全度过孕期的过瘦女性，最好在孕前1年左右就开始补充营养，增加体重，建议做到以下几点。

☕ 补充营养要全面，不偏食、不挑食，膳食搭配合理。

🍽 在饮食中增加适量油脂，以保证热量的供给和脂肪的摄取。因为适量的脂肪有利于女性维持身材。

☕ 保证充足的睡眠。睡眠充足，精力就充沛。同时也应保持心情愉悦，减少压力，这样，营养吸收会更好。

🍽 食量增加后，可以选择慢跑、游泳等运动，以健康的生活方式增长体重。

▌ 备育男性吃什么

能否养育出健康聪明的宝宝，跟受精卵是否优质有很大关系。所以，夫妻备孕期间，男性也要积极参与。那么，男性备孕要多吃什么呢?

▶▶ 摄取充足的优质蛋白质

蛋白质是合成精子的重要原材料，男性在备孕期间应合理补充富含优质蛋白质的食物，

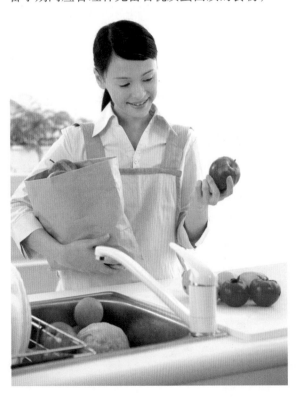

如经常食用深海鱼虾、牡蛎、大豆、瘦肉、鸡蛋等，以提高精子的数量和质量。

▶▶ 多吃富含锌、硒的食物

无机盐能提高男性生育力，尤其是锌、硒等元素，有助于男性睾酮的合成和运载，还能提高精子的活动能力和性功能。因此，备孕男性应适量多吃贝壳类海产品、动物内脏、谷类胚芽、芝麻、虾等含锌较高的食物，同时也要注意补充含硒量较高的食物，如海带、蛤蜊、墨鱼、紫菜等。

▶▶ 绿色蔬菜、水果不能少

绿色蔬菜和水果中含有大量维生素C、维生素E等利于精子成长的成分。男性缺乏维生素C会损害自身精子的数量和质量，严重者甚至可能导致不育。因此，男性备孕时要多食用绿色蔬菜、水果，如豆芽、大白菜、韭菜、胡萝卜、橙子、苹果等。如果从食物中摄取的维生素及其他营养素含量不足，也可以在医生指导下服用相关制剂。

▶▶ 合理补充叶酸

备孕期间，叶酸不只是备孕女性需要补充的，备孕男性同样需要。对于备孕男性来说，叶酸不足会降低精液的浓度，还可能造成精子中染色体分离异常，增加未来宝宝患严重疾病的可能性。因此，备孕男性也应注意补充叶酸。

营养食谱推荐

虾米白菜

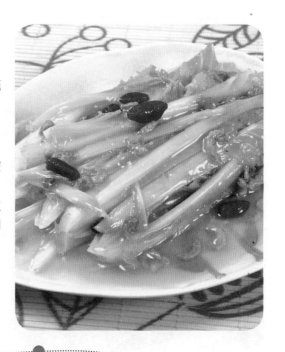

- **材料**：小白菜 200 克，虾米 10 克，姜片、葱段、蒜末各 5 克，枸杞子少许，水淀粉 2 小匙，盐、香油、酱油各 1 小匙。
- **做法**：

  1. 小白菜洗净，切长条，入热油中滑一下捞出，控油；虾米用温水泡洗干净。

  2. 油锅烧热，放葱段、姜片、蒜末炒香，加入除水淀粉、香油外的材料及清水烧沸，再烧熟入味，用水淀粉勾芡，淋入香油即可。

营养小课堂

　　小白菜与虾米搭配食用，营养更加丰富，可滋阴润肺、清热解毒、润肠开胃。

西红柿豆腐汤

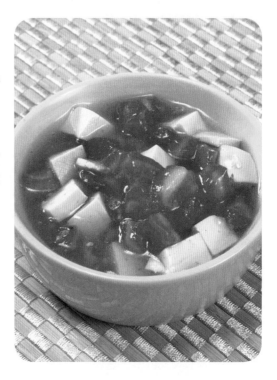

- **材料**：西红柿 2 个，豆腐 200 克，白糖、酱油各 1 小匙，盐 1/4 小匙，水淀粉适量。
- **做法**：

  1. 西红柿洗净，切丁；豆腐洗净，切小方块。

  2. 油锅烧热，爆炒西红柿丁，见西红柿略软后即可加入豆腐块、清水及除水淀粉外的其他材料，以大火烧煮。

  3. 大火烧透后再续煮约 2 分钟，使豆腐块充分入味，再用水淀粉勾薄芡即可出锅装盘。

营养小课堂

　　西红柿中含有的番茄红素不会与豆腐中的蛋白质、卵磷脂等营养物质产生排斥反应，有利于豆腐中的有效成分溶出。

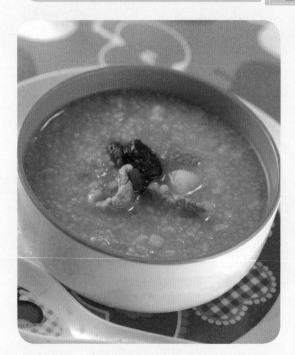

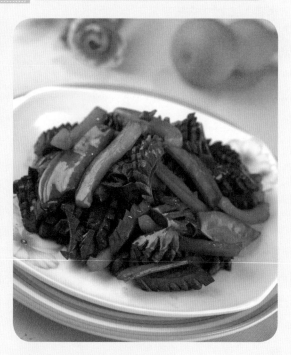

山药红枣小米粥

■ **材料**：人参 10 克，山药、瘦猪肉各 50 克，红枣 10 颗，小米 60 克，盐适量。

■ **做法**：

1. 将瘦猪肉洗净，切片；山药洗净，去皮，切块；红枣洗净，泡软，去核；小米淘洗干净。

2. 将人参放入锅内，加水煎煮，取出人参汁备用。

3. 将瘦猪肉片、山药块、红枣、小米放入砂锅内，加适量清水同煮，待粥将熟时，加入人参汁，以盐调味即可。

营养小课堂

此粥补气养血，有助于气血两虚的备孕女性提升孕力。

荷兰豆炒腰花

■ **材料**：猪腰 300 克，荷兰豆 100 克，黄椒 20 克，葱片、姜片、蒜片各少许，盐、料酒、蚝油各适量。

■ **做法**：

1. 荷兰豆洗净后去两头；猪腰撕去表面薄膜，去掉白色腰臊，切成麦穗花刀；黄椒洗净，切条。

2. 油锅烧至七成热，将猪腰花放入油锅中，随即倒入荷兰豆、黄椒条，略炒后立即盛出。

3. 锅内留少许底油，加葱片、姜片、蒜片爆香，再倒入料酒，放入猪腰花、荷兰豆、黄椒条，调入蚝油、盐翻炒均匀即可。

营养小课堂

猪腰富含叶酸，女性在孕前经常食用，有助于补充机体所需叶酸。

海蜇鸡丝

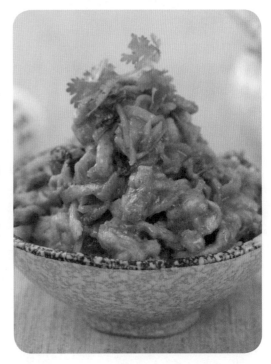

■ **材料**：鸡胸肉丝300克，海蜇丝150克，鸡蛋清、蒜末、香菜叶、盐、胡椒粉、香油、醋、芝麻酱、白糖、水淀粉各适量。

■ **做法**：

　1. 鸡胸肉丝放入碗中，加盐、胡椒粉、水淀粉、白糖、鸡蛋清、香油抓匀后入热油锅中滑熟；海蜇丝浸泡去腥。

　2. 锅留底油，烧热后爆香蒜末，调入盐、白糖、芝麻酱、醋，加入适量清水，煮至黏稠后放入鸡胸肉丝大火快炒，然后用水淀粉勾芡，最后放入海蜇丝翻炒均匀，点缀上香菜叶即可。

莲子猪肚

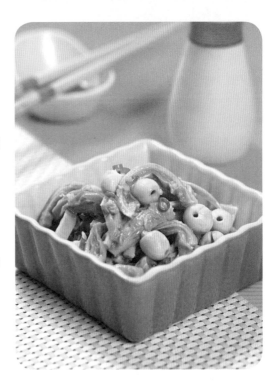

■ **材料**：猪肚1个，莲子40粒，葱花、蒜末、香油、盐各适量。

■ **做法**：

　1. 猪肚洗净；莲子水发去心，将其装入猪肚内，用线缝合，放入锅内加水炖至熟。

　2. 熟后待凉，将猪肚切成细丝，与莲子放于盘中，然后加香油、盐、葱花、蒜末拌匀即可。

营养小课堂

　　此菜健脾胃，补虚益气，适用于形体消瘦的备孕女性。经常食用，有助于增肌。

鲫鱼蒸蛋

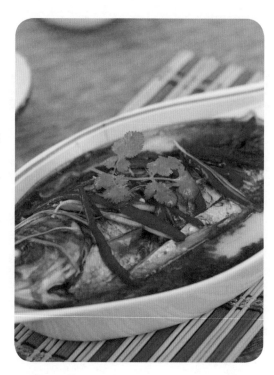

■**材料**：鲫鱼 300 克，鸡蛋 4 个，葱丝、红椒丝各适量，香菜叶、盐、酱油各少许。

■**做法**：

1. 鲫鱼宰杀后，去鳞以及内脏，然后用清水反复冲洗干净，再在鱼身的两边各剞几刀。

2. 鲫鱼放入沸水中烫片刻，捞出沥干，将其平放于盘中，备用。

3. 鸡蛋打入碗中，加入适量清水、盐、植物油搅拌均匀，然后倒入放有鲫鱼的盘中。

4. 把盘移入蒸笼蒸 6 ~ 8 分钟，待鱼熟、蛋液凝固后取出，淋入酱油，撒上葱丝、红椒丝、香菜叶即可。

海螺炒韭菜

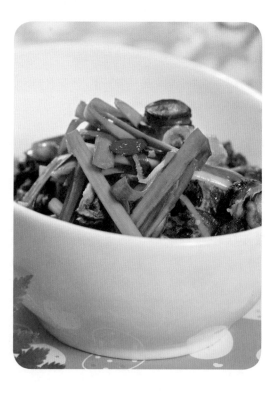

■**材料**：海螺肉 300 克，韭菜 200 克，姜丝、蒜末各少许，枸杞子、料酒、盐各适量。

■**做法**：

1. 海螺肉用放有料酒和姜丝的沸水汆烫 2 分钟，捞出沥干水分，备用；韭菜洗净，切段；枸杞子泡发，取出备用。

2. 锅置火上，放入适量植物油烧热，放入蒜末和姜丝爆香，加入海螺肉翻炒片刻，再放入韭菜段和枸杞子翻炒，放入盐、料酒调味即可出锅。

营养小课堂

　　海螺肉富含蛋白蛋、维生素和人体必需氨基酸及微量元素，是典型的高蛋白、低脂肪、高钙质的天然动物性保健食品，适宜备孕女性食用。

牡蛎蛋粥

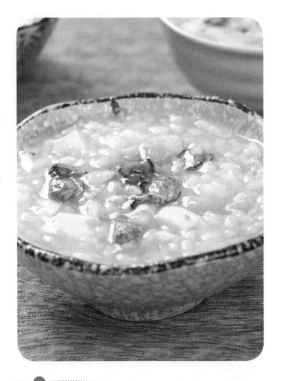

- **材料**：牡蛎肉 150 克，大米 100 克，熟鸭蛋 2 个。
- **做法**：

　1. 牡蛎肉清洗干净；大米淘洗干净，入清水中浸泡 1 个小时；熟鸭蛋切丁。

　2. 锅内加入水和大米煮沸，转小火煮至九成熟。

　3. 放入熟鸭蛋丁与牡蛎肉，大火再次煮沸后，改小火继续煮熟即可。

■ 营养小课堂

　　牡蛎肉营养丰富，食用此粥，不仅有助孕的效果，还可滋阴润燥，有效改善皮肤干燥症状。

菠萝咕咾肉

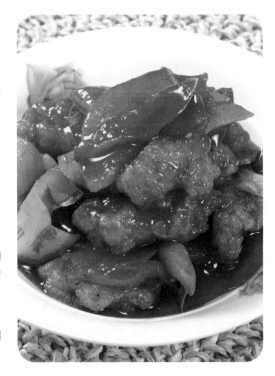

- **材料**：五花肉 200 克，菠萝 150 克，青椒 20 克，红椒 30 克，蒜末少许，白醋 100 克，白糖 120 克，番茄酱 2 大匙，干淀粉、盐各适量。
- **做法**：

　1. 菠萝去皮，切片；青椒、红椒去籽，洗净，切片，备用。

　2. 将五花肉切成厚片，加入白醋、白糖、番茄酱、盐搅拌均匀，静置 15 分钟。

　3. 将做法 2 中的五花肉片放入干淀粉里均匀上浆。

　4. 取锅倒入适量油，烧热，放入做法 3 中上好浆的五花肉片，以小火炸 3 分钟，转大火再炸半分钟后捞出，备用。

　5. 再热油锅，放入蒜末与菠萝片、青椒片与红椒片，以小火翻炒片刻，接着放入做法 4 炸过的肉片，加入盐、白糖。以大火翻炒半分钟即可。

孕前2个月，营养均衡是关键

有了前面一个月的准备，到了孕前第2个月，备孕妈妈应该加速对身体的调理，这个时候，摄取营养是否均衡显得尤为重要。

本月饮食要点

对于备孕女性来说，调整好身体，均衡摄取各类营养是非常有必要的。在日常饮食中，备孕女性可以参考"平衡膳食宝塔"的饮食要求，适当选择并合理搭配自己喜欢的食物。

平衡膳食宝塔包含了我们每天应吃的主要食物种类，共分5层。各层位置和面积的不同，在一定程度上反映出了各类食物在膳食中的地位和应占的比重。具体分类如下。

第1层：谷类。米、面、杂粮等，是膳食中热量的主要来源。

第2层：蔬菜和水果。红、绿、黄等深色蔬菜和水果含营养素比较丰富，主要提供膳食纤维、无机盐、维生素等营养素。

第3层：鱼、虾、肉、蛋类。畜肉、禽肉及动物内脏、鱼、虾、蛋等，主要提供人体所需的优质蛋白质、脂肪、无机盐、维生素A和B族维生素等。

第4层：奶类和豆类。奶类往往富含天然钙；豆类含丰富的优质蛋白质、不饱和脂肪酸、钙以及B族维生素等。

第5层：油脂类。植物油等主要提供能量、维生素E和必需脂肪酸等。

备孕女性在日常饮食中，应努力使食物种类变得更加丰富，以保证营养均衡。

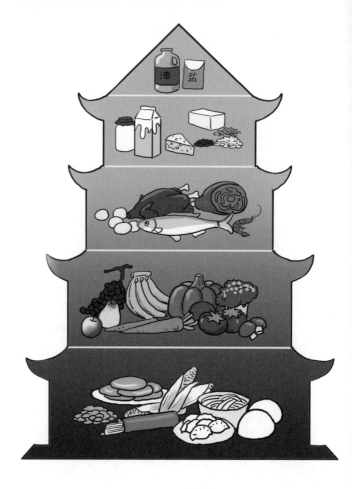

➡ 营养状况不同，孕前饮食调理也不同

处于不同营养水平的备孕女性由于存在个体差异，故在孕前饮食调理的细节上也应因人而异。

营养状况较好

备孕女性如果营养状况较好，一般不需要过多地增加营养，但在日常饮食中要注意多摄取优质蛋白质、维生素、常量元素、微量元素等，同时还要少摄入含脂肪及糖类较高的食物。

营养状况一般

备孕女性如果营养状况一般，最好在孕前3～6个月就开始进行饮食调理。食物种类应尽量丰富，各种富含优质蛋白质、维生素、无机盐和适量脂肪的食物，备孕女性都应交替食用，这样才能满足怀孕后胎宝宝正常生长发育

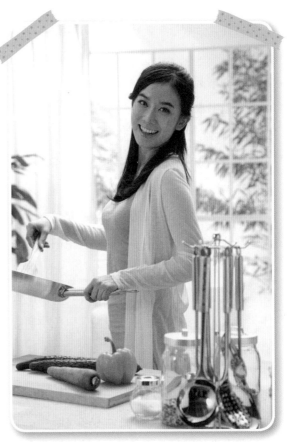

的营养需要。同时还要在饮食细节方面做到以下几点。

🍽 一日三餐要保证，尤其是不能不吃早餐。因为吃早餐可以避免体内血液黏稠、胆汁黏稠，也可避免午餐进食过多，还可以促进良好饮食习惯的养成。

☕ 按孕前膳食标准适当调整饮食结构，多摄入优质蛋白质，如奶、蛋、瘦肉、鱼、虾、豆制品等。

营养状况较差

备孕女性如果自身营养状况较差，更应注意加强孕前饮食调理，不偏食、不挑食，注意

均衡营养，合理搭配，还要多注意调换口味，不可急于求成。

特殊情况

不爱喝水。 备孕女性如果不爱喝水，长期喝饮料，怀孕后对自身和胎宝宝都没有好处，建议用一些较温和的茶饮，如枸杞子茶或红豆汤来替代。

不爱吃饭。 可多用蛋、奶来补充营养，还需多吃开胃的食物，但要注意饮食中的营养平衡，避免贫血。

爱吃醋。 醋等调料多为重口味，如果准备怀孕，那么就要避免过度食用醋，以免孕期给胎宝宝太多刺激或增加身体的负担。

▶▶ 吃点排毒润肠食物，给优生加分

备孕夫妻一定要关注食品的安全问题，以免有些毒素长时间滞留在体内，给健康造成危害。此外，备孕夫妻在平时可常吃下面这些具有排毒润肠作用的食物，以排出之前滞留在体内的毒素。

海带：所含的褐藻酸有助于排出肠道吸收的放射性元素锶，对进入体内的有毒元素镉也有促排作用。

猪血：所含的血浆蛋白分解后具有解毒和润肠的作用，备孕女性常吃猪血有助于及时排出侵入人体的粉尘和金属微粒。

黑木耳：所含的植物胶可吸附体内的杂质，起到清洁血液和润肠的作用。

苹果：所含的苹果酸可以加速新陈代谢；半乳糖醛酸有助于排毒；可溶性膳食纤维能促进粪便的排出。

红豆：红豆营养丰富，具有补气养血的作用，其中所含的石碱酸还可以促进尿液排出及大肠蠕动，减少便秘。

魔芋：有名的胃肠"清道夫""血液净化剂"，能有效清除肠壁上的废物，预防便秘。

紫菜：含有丰富的维生素A和B族维生素，还含有丰富的膳食纤维及无机盐，有助于排出身体内的废物及毒素。

黑芝麻：黑芝麻中所含的亚麻仁油酸有助于排出附在血管壁的胆固醇，促进新陈代谢。

香蕉：其中含有丰富的钾，对心脑血管病患者有益。

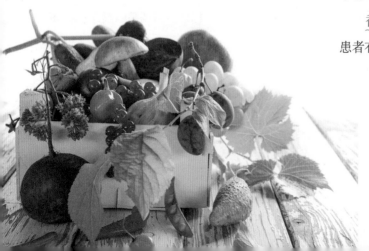

营养食谱推荐

荷塘小炒

- **材料**：西芹、荷兰豆、水发黑木耳各 150 克，野山菌 50 克，葱末、姜末、盐、白醋、白糖、清汤、水淀粉各适量。
- **做法**：

  1. 西芹洗净，切菱形片；荷兰豆撕去老筋，洗净；黑木耳洗净撕成小片；野山菌洗净备用。

  2. 油锅中下入葱末、姜末炝锅，下入西芹片、荷兰豆、黑木耳片、野山菌快速翻炒，边炒边放入盐、白醋、白糖，最后淋入清汤，用水淀粉勾芡，淋明油。

营养小课堂

各种蔬菜和菌菇组合，营养非常全面。而且其中的黑木耳还有吸附作用，可帮助排出体内的毒素。

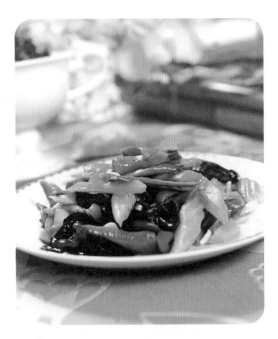

冬瓜羊肉汤

- **材料**：羊肉片 200 克，冬瓜块 150 克，大白菜块 100 克，蒜 80 克，姜片 30 克，枸杞子、冬虫夏草各 5 克，大骨高汤、盐、白糖各适量。
- **做法**：

  1. 蒜去皮，入油锅中炸至微黄色，捞出。

  2. 锅中倒入大骨高汤煮沸，放入冬瓜块、大白菜块、蒜、姜片、枸杞子、冬虫夏草用大火煮沸。

  3. 转小火焖煮 10 分钟，最后放入羊肉片略煮片刻，加盐、白糖调匀后即可盛出食用。

营养小课堂

蒜含有挥发油，具有防病治病的作用；羊肉性热，属温补食材，适量食用，可补血、养胃，尤其适合改善备孕女性的阳虚体质。

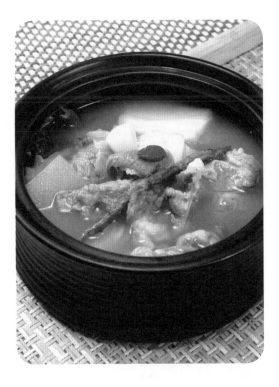

菊花乳鸽强身汤

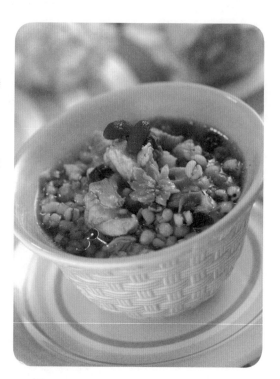

- **材料**：乳鸽2只，薏米50克，菊花10克，葱段、姜片、料酒、盐各适量。

- **做法**：

  1. 乳鸽去除内脏，洗净，剁成4块，入沸水中汆烫，捞出备用；薏米用温水泡软；菊花用温水泡发，去除杂质备用。

  2. 锅内倒入清汤，下乳鸽肉、薏米、姜片、葱段、料酒，大火烧开后改小火焖煮1个小时，放入菊花略煮片刻，调入适量的盐即可。

营养小课堂

　　乳鸽肉易于消化，具有滋补益气、祛风解毒的功效，非常适合备孕女性食用。

五香春笋鸭肝

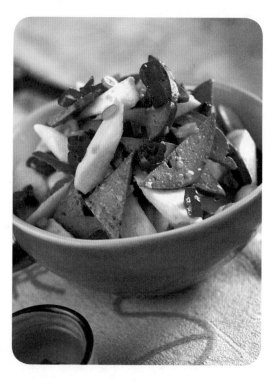

- **材料**：鸭肝200克，春笋100克，姜1小块，葱1根，蒜4瓣，干辣椒段、花椒各少许，盐1小匙，酱油、料酒各适量。

- **做法**：

  1. 姜去皮切片；葱切段；蒜拍碎；春笋去根后洗净切片，放入沸水锅中汆烫，捞出沥水。

  2. 取一半的姜片、葱段，加入蒜瓣、干辣椒段、花椒，淋上热油，捞出后沥干油，剁细，再放回油内搅匀成五香油。

  3. 鸭肝洗净，放入温水中，加入剩下的姜片、葱段，再加入盐、料酒，用小火煮熟鸭肝，捞出，去掉葱、姜，将鸭肝切成块。

  4. 将切好的春笋片、鸭肝块放入碗中，加入盐、酱油、五香油拌匀即可。

双菇炒西兰花

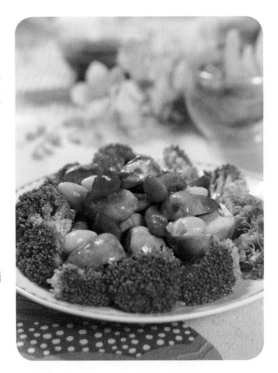

■ **材料**：滑子菇、草菇各 100 克，西兰花、胡萝卜各 50 克，银杏果适量，盐、蚝油各 1 小匙，酱油、水淀粉各适量。

■ **做法**：

1. 西兰花掰小朵，放入沸水中汆烫至翠绿时捞出；胡萝卜切成菱形片；银杏果浸泡。

2. 油锅烧热，先将泡好的银杏果滑油，捞出备用；将西兰花倒入，快速翻炒，倒入盘中围成圆圈备用。

3. 另置油锅烧热，放入滑子菇、草菇、胡萝卜片、银杏煸香，然后加入水、蚝油、酱油略煮一会儿，放入剩余的盐调味，下水淀粉勾薄芡，之后倒在西兰花围边的盘中即可。

酸汤牛腩

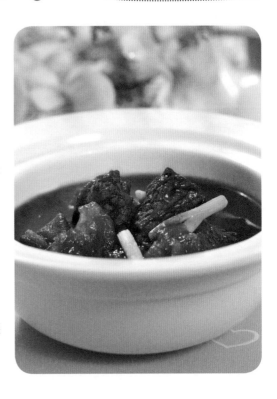

■ **材料**：牛腩 500 克，葱 2 段，姜 4 片，西红柿 6 个，番茄酱 2 大匙，盐半大匙，蚝油、料酒、生抽、白糖各 1 大匙，老抽、陈醋各半大匙，大料 2 粒，桂皮 1 片。

■ **做法**：

1. 西红柿洗净，放入沸水中汆烫一下，捞出后撕去表皮，放入容器中压碎。

2. 牛腩切小块，在沸水中汆烫至变色，撇去浮沫，捞出，与葱、姜、蚝油、料酒、生抽、白糖、老抽、陈醋、大料、桂皮一起放入高压锅，加 1 小碗沸水，搅匀后压 20 ~ 30 分钟。

3. 炒锅放油烧热，下入西红柿碎，用中火炒至起沙，加入番茄酱继续翻炒。

4. 将焖好的牛腩挑去葱段、姜片、大料、桂皮，连汤汁一起倒入做法 3 的锅中，调入盐。大火沸腾后，将全部食材倒进砂锅，小火焖 40 分钟即可。

素炒三鲜

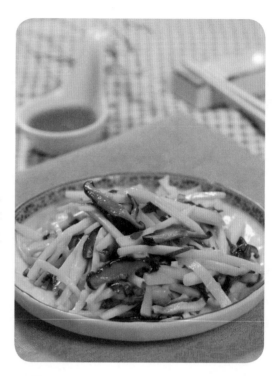

■ 材料：竹笋肉250克，芥菜100克，水发香菇50克，香油、盐、鸡精、水淀粉各适量。

■ 做法：

1. 将竹笋肉切成丝，放入沸水中汆烫，入凉水洗净，沥干；水发香菇去蒂，洗净，切成丝；芥菜择去杂质，洗净，切成末。

2. 油锅烧热，下入笋丝、香菇丝，煸炒数下，加少许清水，大火煮开后转用小火焖煮几分钟，下入芥菜末炒熟，加盐、鸡精调味，加水淀粉勾芡，再淋上香油即可。

芹菜拌胡萝卜丝

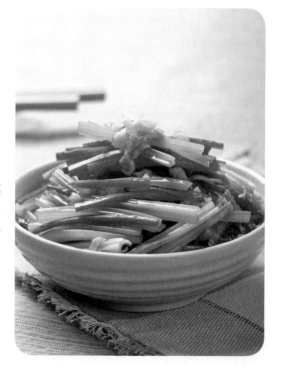

■ 材料：芹菜250克，胡萝卜1/2根，蒜末、醋、生抽、盐、鸡精、香油、芥末油各适量。

■ 做法：

1. 胡萝卜洗净，去皮，切丝；芹菜择洗干净，切段。

2. 将胡萝卜丝和芹菜段放入加有盐的沸水中汆烫，捞出沥干。

3. 蒜末加醋、生抽、鸡精、香油和芥末油调匀做成调料汁。

4. 将芹菜段、胡萝卜丝加调料汁拌匀后腌渍半个小时，入味即成。

营养小课堂

芹菜叶中钙的含量是芹菜茎的2.36倍，镁的含量是芹菜茎的4倍，维生素B_1、B_2的含量也高于芹菜茎，所以我们平时吃芹菜时应该保留芹菜叶。

孕前1个月，助"性"正当时

经过前2个月的准备，本月正式进入"冲刺"阶段，精、卵子的质量好不好，"造人"的"性"致高不高，全看最后这一个月的准备了。

▌本月饮食要点

▶▶ 受孕前合理安排饮食

🍽 热量方面，最好在每天正常成年人需要量的基础上再有所增加，以保证性生活的消耗，同时也为受孕积蓄一部分能量。

☕ 夫妻双方每天应摄取40～60克优质蛋白质，保证受精卵的正常发育。

🍽 脂肪是机体热能的主要来源，其所含的必需氨基酸是构成机体细胞组织不可缺少的物质，增加优质脂肪的摄入对怀孕有益。

☕ 补充充足的无机盐和适量的微量元素，有助于精子、卵子及受精卵的发育与成长。

🍽 多吃新鲜水产品，可以保证生殖细胞的健康发育。所以，平时应多吃一些鳝鱼、泥鳅、牡蛎等。

▶▶ 助"性"食物不可少

饮食对性生活和谐与否有独特的功效，某些食物与营养素能够促进性欲、调节性感、滋养性功能。而夫妻间性生活的质量则与能否孕育一个健康的胎宝宝息息相关，甚至具有决定性的意义。所以，科学地从饮食中摄取某些具有特殊功能的营养，对于备孕夫妻同样重要。

🍽 优质蛋白质具有提高性功能和消除疲劳的作用。备孕夫妻宜多吃一些含有丰富蛋白质的黄豆、牛奶和瘦肉制品，以满足机体对蛋白质的需要。

☕ 肉类、鱼类、禽蛋类中含有较多的胆固醇，适量摄入有利于性激素的合成。

🍽 锌是维持夫妻性生活和谐的微量元素。锌可增加血液中性激素的合成，促进性腺的分泌。备孕夫妻应多吃一些含锌的食物，如猪肝、猪腰、瘦肉、鱼、紫菜、虾皮、牡蛎、蛤蜊等。

☕ 维生素E也叫"生育酚"，与性的发育、生精、排卵、怀孕关系密切。它可促进卵泡和黄体增大，抑制孕酮氧化，从而增加孕酮

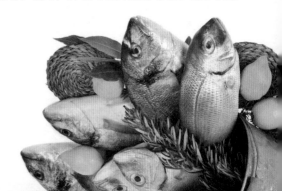

的作用，促使女性怀孕。维生素E含量丰富的食物有芝麻及其制品、花生油、玉米油以及动物肝、瘦肉、红枣、核桃等。

▶▶ 用五色食物来补身

我们比较常见的食物根据其颜色可以划分为5类，即黑色食物、绿色食物、黄色食物、白色食物、红色食物。不同颜色的食物所富含的营养素也不同，备孕女性如果能在日常饮食中有意识地选择不同颜色的食物，就能补充不同的营养物质，从而使自身和即将到来的胎宝宝获取更加均衡、丰富的营养。

🍵 研究证实，黑色食物的营养成分通常高于其他颜色的食物。中国有句俗话："遇黑三分补"，黑豆、黑米、黑芝麻、黑木耳等常见的黑色食物，都具有滋补强身的作用。

🍵 绿色食物主要供给人体维生素、无机盐、膳食纤维，如黄瓜、菠菜、芹菜、四季豆、青苹果等果蔬，都是比较常见的绿色食物。

🍵 黄色食物中维生素A、维生素D含量比较丰富，主要包括菠萝、橙子、大豆等食物。

🍵 白色食物是热量的丰富源泉，大米、糯米、山药、大白菜、白萝卜等都属于白色食物。

🍵 红色食物一般具有极强的抗氧化性，富含番茄红素、单宁酸等。代表性食物有西红柿、西瓜、红小豆、枸杞子、红葡萄等。

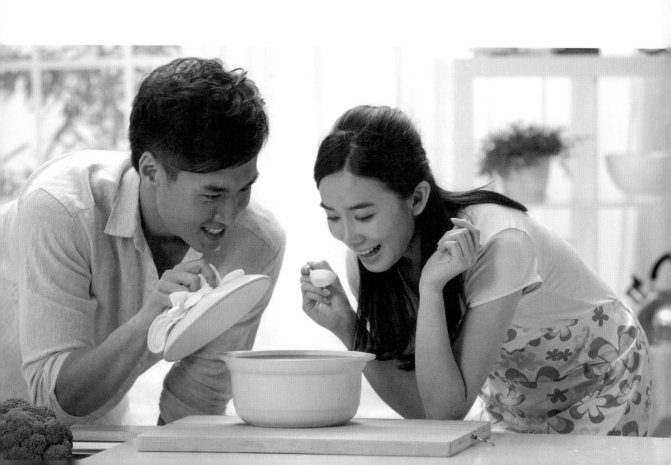

▎孕前饮食调理的误区

▶▶ 误区1 脂肪补充得越多越好

女性在准备怀孕时，必要的脂肪准备是一定要有的。如果孕前为了减肥，一味摄入低脂食物而使体内脂肪缺乏，将导致受孕失败，或者即使受孕了也会危及胎宝宝的正常发育。因此，脂肪的准备必不可少。

但脂肪的准备也要有一定的讲究，不是所有的脂肪都是好的。备孕女性应该为自己选择那些有益大脑和体格发育的优质脂肪，如海鱼、海虾的脂肪。

▶▶ 误区2 多喝鲜奶生出来的宝宝皮肤白

很多想要怀孕的女性在孕前喝很多鲜奶，以为这样生出的宝宝皮肤就会很白。事实上，这是没有科学依据的。因为胎宝宝的皮肤颜色主要受父母的遗传基因影响，取父母肤色的中和色。所以，宝宝的肤色主要是由客观因素决定的。

▎备孕期间，不能盲目进补营养品

很多备孕女性还没怀孕就很紧张，生怕自己营养不够，千方百计地想办法给自己进补，但一大堆"营养品"并不一定能给自己带来真正所需的营养，反而可能会产生很大的副作用。

其实，如果身体状况正常，一般的营养素只需在平衡、合理的膳食中摄取即可，没有必要再花钱去专门补充了。只有在一些特殊情况下，才应适当补充一些营养品。具体如何做，可参考下面的建议。

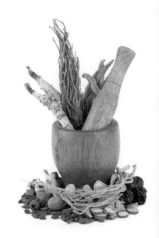

▶▶ 遵照医生指导

备孕女性在准备怀孕时，应根据自身生理特点，制订周密的饮食计划。如需进补，那么吃什么营养品、怎样吃、什么时候吃……都应因人而异，并需要在医生指导下，选择是否食用和食用何种营养品。

▶▶ 获取营养以日常饮食为主

不少备孕女性偏食、挑食，觉得只要常吃营养品，就能为身体提供充足的营养，对日常饮食也不必太在意，再也不用强迫自己吃那些营养丰富、却不合自己胃口的东西了。但营养品无论如何也不能代替日常饮食，想要摄取优质、全面的营养，还应以日常饮食为主。

▶▶ 选择营养品忌"人云亦云"

很多备孕女性不知道如何选择营养品，或者不清楚自己营养素的摄取是否全面，于是很喜欢听"过来人"的经验之谈，觉得她们的意见很可靠。其实，每个人的身体情况不同，别人的经验未必适合自己。

酸辣蛋花汤

■**材料**：猪血 150 克，竹笋、豆腐各 50 克，鸡蛋（取蛋清）1 个，盐、白糖、香油、辣椒油各 1 小匙，水淀粉 4 大匙，大骨高汤、陈醋各适量。

■**做法**：

  1. 竹笋去皮，切丝；猪血、豆腐洗净，切长条。

  2. 锅中倒入高汤煮滚，放入猪血条、竹笋丝、豆腐条，以大火煮开，加入盐、白糖、辣椒油调味，淋上水淀粉勾芡，关火前加入蛋清，滴入陈醋和香油即可。

营养小课堂

　　竹笋可以促进消化、增强食欲；豆腐补中益气、清热润燥、生津止渴。二者搭配，非常有益于备孕女性增进食欲，提高孕力。

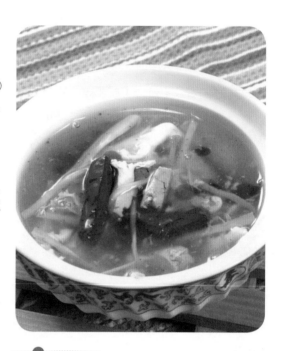

凉拌黑木耳

■**材料**：黑木耳（泡发）1 ~ 2 大把，芹菜 1 棵，山药200 克，葱末半大匙，姜末 2 小匙，醋、盐、酱油、香油各适量。

■**做法**：

  1. 芹菜削去老筋，切成宽条，在热水中快速汆烫，捞出，放在黑木耳上。

  2. 山药削去外皮，切成粗条，同样放在黑木耳上。将醋、盐、酱油、香油入碗中拌匀，加入葱末和姜末，再淋在黑木耳上拌匀即可。

营养小课堂

　　芹菜、黑木耳、山药三者搭配，营养丰富，而且色、香、味俱全。但芹菜会减少精子数量和质量，备孕男性不宜食用。

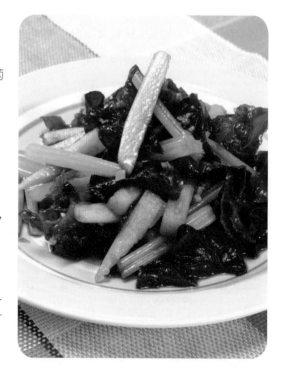

花生牛肉汤

- ■材料：牛腱子肉 600 克，花生仁 160 克，陈皮 1 片，红枣 10 颗，姜 2 片，盐适量。
- ■做法：

1. 陈皮浸软，刮去内层；红枣去核，洗净；花生仁洗净，浸泡；牛腱子肉洗净，切大块。

2. 把红枣、花生仁、陈皮、姜片、清水一同放在瓦煲中烧沸，放入牛腱子肉块，烧开后改用小火煲3 个小时，至牛腱子肉块软烂时，再以盐调味即可。

▋营养小课堂

　　牛腱子肉含蛋白质、脂肪、氨基酸和钙、磷、铁、钾等，其中的氨基酸组成比猪肉更接近人体需要，能提高机体抗病能力。而花生也含有丰富的营养，对增强备孕女性的体质非常有益，非常适合孕前脾虚、血虚体质的女性食用。

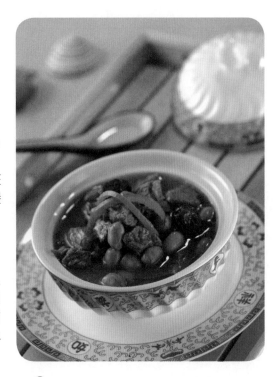

魔芋烧鲤鱼

- ■材料：鲤鱼 500 克，魔芋 400 克，芹菜、泡青菜各60 克，鸡蛋 2 个（打散），姜末、蒜末、葱花、郫县豆瓣、干辣椒段、盐、酱油各适量，清汤 1 大碗，料酒、姜葱汁、胡椒粉、水淀粉、甘薯粉各少许。
- ■做法：

1. 鲤鱼洗净，切成小方块，用盐、料酒、姜葱汁腌渍入味，沥干水分，加入鸡蛋液、甘薯粉拌匀。

2. 魔芋切成条，用沸水汆烫后捞出，再放入清水中浸凉；芹菜切段；泡青菜、郫县豆瓣均剁碎。

3. 油烧至七成热，放入鲤鱼块炸至皮略硬后捞出。

4. 将干辣椒段爆香，下入泡青菜、郫县豆瓣、姜末、蒜末，倒入清汤、料酒，下入鱼块和魔芋，用大火烧沸后撇去浮沫，加入盐、酱油、胡椒粉，转小火将鲤鱼肉烧熟，待魔芋入味时用水淀粉勾芡，下入芹菜段推匀，起锅撒入葱花即可。

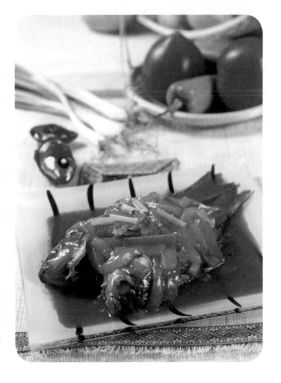

芹菜柠檬汁

■**材料**：柠檬1个，芹菜80克，柚子1/2个，蜂蜜、冰块各适量。

■**做法**：

1. 柠檬洗净切片；柚子去除果囊及种子，果肉切块；芹菜洗净切段备用。

2. 将柠檬片、柚子块和芹菜段放入榨汁机榨汁，加入适量蜂蜜和少许冰块即可。

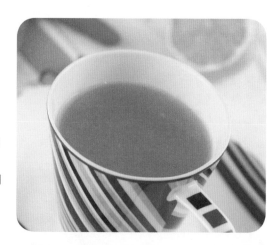

橙汁辣白菜

■**材料**：白菜300克，鲜橙2个，白糖1小匙，盐1大匙，干红椒适量。

■**做法**：

1. 将白菜洗净，用盐腌渍2个小时后切片，洗净；干红椒泡软；鲜橙榨汁备用。

2. 将白菜、干红椒放入不锈钢罐中，加入橙汁、白糖后用保鲜膜封好，腌渍12个小时即可。

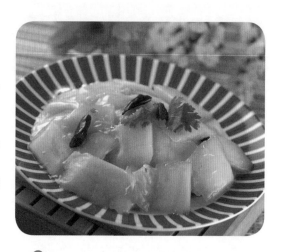

牛肉黑豆汤

■**材料**：牛肉500克，黑豆200克，姜片、盐适量。

■**做法**：

1. 黑豆淘净，沥干；牛肉切块，放入沸水中汆烫，捞起冲净。

2. 将黑豆、牛肉、姜片放入锅中，加5碗水以大火煮开，然后转小火慢炖1个小时，出锅前加盐调味即可。

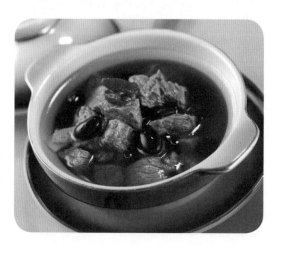

第三章

从怀孕到分娩，吃出
健康聪明的宝宝

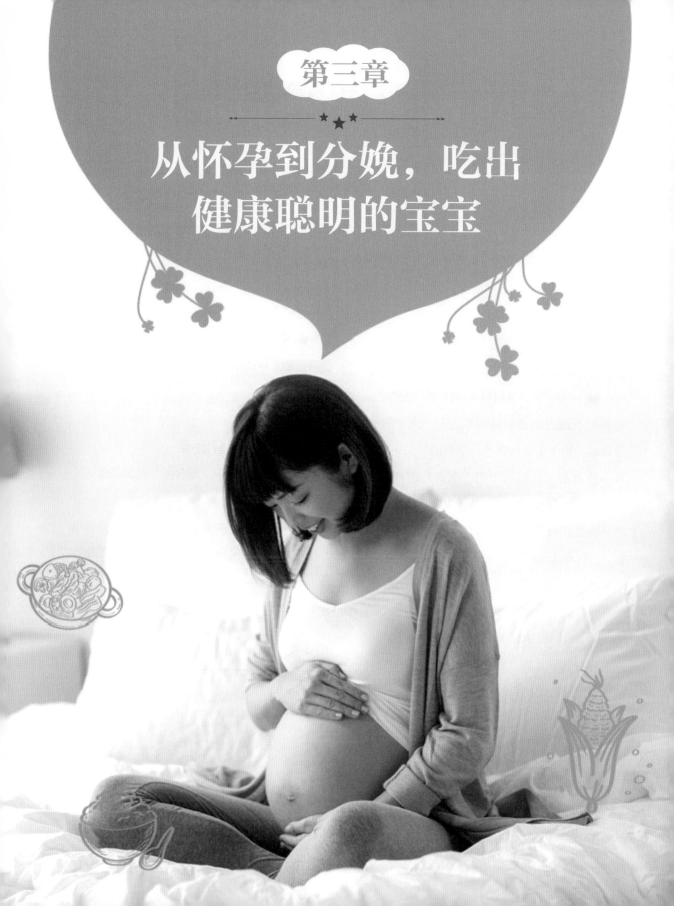

孕1月 养成科学、良好的饮食习惯

怀孕第1个月，大部分孕妈妈都不会有什么特殊的感觉，但也有一部分孕妈妈会出现疲惫、嗜睡等症状，这是正常的，通过充足的休息就可以缓解。对于大多数女性而言，只要保证饮食结构合理均衡、饮食习惯良好就行了，基本不用增加饮食量。

▌ 本月饮食要点

🍱 孕妈妈要养成定时用餐的良好饮食习惯，并宜在正常的三餐之间安排两次加餐。

☕ 刚刚怀孕的孕妈妈更应保持心情愉快，进餐应在温馨幽雅的环境中进行，有助于增进食欲。除了定量用餐外，孕妈妈每天还可进食一些点心、饮料（牛奶、酸奶、鲜榨果汁等）、蔬菜和水果，但应尽量做到不挑食、偏食，少去外面就餐。另外，孕妈妈一定要吃早餐，而且应保证质量。

🍱 每天清晨要空腹喝一杯白开水，有利于清理肠胃。

☕ 炊具要使用铁质或不锈钢制品，这样不仅可以补充铁元素，还可防止铝制品或搪瓷制品中的铝元素对人体造成伤害。

🍱 食物的加工烹调方法要符合卫生要求，避免各种食物污染，少用调味料，尽量保留食物的原味，以减少营养物质的损失。

☕ 蔬菜水果都应充分清洗干净后再烹饪和食用，水果应该先去皮，以避免农药污染。、

▌ 饮食细节与禁忌

▶▶ 水果不能代替蔬菜

水果和蔬菜一样，都含有丰富的维生素，但两者还是有区别的。

孕妈妈如果把水果当蔬菜吃，以为这样既可补充维生素，又可使宝宝皮肤白净、健康漂亮，这种想法就太片面、太不科学了。因为水果中膳食纤维含量并不高，蛋白质及脂肪含量

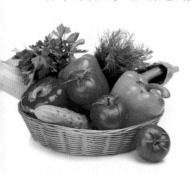

孕期生活情报站

孕期感冒用药需谨慎

常用感冒药大多是复合剂，含有一定的抗组胺剂、解热镇痛剂，会给胎宝宝带来不良影响。所以孕期感冒，一定要在医生指导下用药。如果在不知道自己怀孕的情况下吃了感冒药，在确认怀孕后应及时咨询医生。

相对较少，摄入过多水果，而不吃蔬菜，就会导致营养失衡。而且有的水果中糖分含量很高，孕妈妈摄入过多，还可能引发妊娠期糖尿病。

另外，孕妈妈还应注意，吃水果后要及时漱口，以免其中含有的发酵糖类物质对牙齿造成腐蚀；饭后也不宜立即吃水果，否则易造成胀气和便秘，可在饭后2小时或饭前1小时食用水果。

▶▶ 安胎养胎可选海参

海参"补肾，生百脉血"，有滋阴补血、益肾壮阳的作用。胎宝宝在体内需要充足的气血补养才能正常地生长发育，孕妈妈如果在孕期适量吃一些海参，可以调整体内的气血补给，对胎宝宝非常有益。

海参中还富含多种营养素，其中所含丰富的优质蛋白质对促进胎宝宝各种身体器官的形成以及细胞的分化都有很好的作用。而且其低脂、低糖、低胆固醇，对孕妈妈的身体不会造成排泄负担。

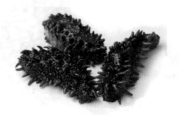

▶▶ 孕妈妈宜常吃海鱼

孕妈妈在孕期经常吃鱼，特别是海鱼，可为胎宝宝的大脑发育补充充足的营养，从而使宝宝更加聪明。这是因为鱼类食物，尤其是海

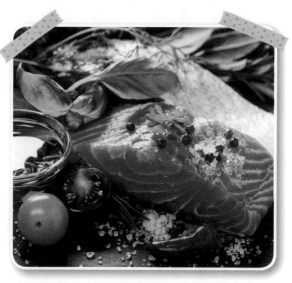

鱼类食物中含有以下营养素。

无机盐：沙丁鱼、鲐鱼、青鱼等海鱼含有丰富的钙、磷、铁等无机盐，能促进胎宝宝的生长发育。

EPA（二十碳五烯酸）：海鱼中富含一种特殊的脂肪酸——二十碳五烯酸，对人体非常有益，且这种脂肪酸人体自身不能合成。二十碳五烯酸具有多种药理活性，可以使血液黏度下降，从而起到预防血栓形成的作用，且能合成前列环素，促进胎宝宝在母体内的发育。

氨基酸：鱼肉中含有多种氨基酸，有利于胎宝宝中枢神经系统的发育。

DHA（二十二碳六烯酸）：DHA是构成大脑神经髓鞘的重要成分，能促进胎宝宝大脑神经细胞的发育。孕妈妈多食富含DHA的鱼类，可以使宝宝出生后更聪明。

▶▶ 孕1月明星食物大盘点

蔬菜：蔬菜富含人体所需的多种维生素和

大量膳食纤维，孕妈妈应该多吃蔬菜。蔬菜所含的维生素和无机盐既能帮助胎宝宝发育，也能提供给孕妈妈所需的能量，但要讲究各种水果、肉类等与蔬菜的搭配，并注意荤素及颜色的协调。

花生：植物性高营养食品，被称为"长生果""绿色牛乳"。花生醒脾开胃、理气补血、润肺利水、健脑抗衰，可为孕妈妈和胎宝宝补充丰富的营养。

黑芝麻：富含钙、磷、铁、优质蛋白质。此外，黑芝麻还含有近10种重要的氨基酸，这些氨基酸均为构成脑神经细胞的主要成分，可益髓补血、补肝益肾、润肠养发，孕妈妈适当吃些黑芝麻，对胎宝宝发育有益。

大豆及豆制品：大豆的营养价值很高，可以为胎宝宝大脑发育提供能量。孕妈妈适当吃些大豆制品，不但易于消化吸收，还可补充多种人体必需的营养素，对自己和胎宝宝都很有好处。

鹌鹑：孕妈妈食用鹌鹑肉，不但可以有效预防营养不良、体虚乏力，还能预防孕期贫血。鹌鹑肉中丰富的卵磷脂还是胎宝宝大脑发育不可或缺的物质。

小米：营养价值较高，滋养肾气，健脾清热，孕妈妈可以经常食用小米蒸饭、小米煎饼、小米面窝头、小米粥等食物。

黑木耳：营养丰富，是滋补大脑和强身的佳品，益气养血，健胃消食，润燥清肺，孕妈妈可常食黑木耳炖红枣，可以起到补养气血的作用。有民间观点认为黑木耳性滑不利于安胎，该观点并未得到医学证实。不过量食用黑木耳即可。

核桃：核桃的营养非常丰富，富含不饱和脂肪酸、优质蛋白质、各类维生素、碳水化合物以及铁、磷、钙、镁、硒等营养素，有补肾固精、温肺止咳、益气养血、补脑益智、润肠通便等作用，孕妈妈常吃核桃，非常有利于胎宝宝的大脑发育。

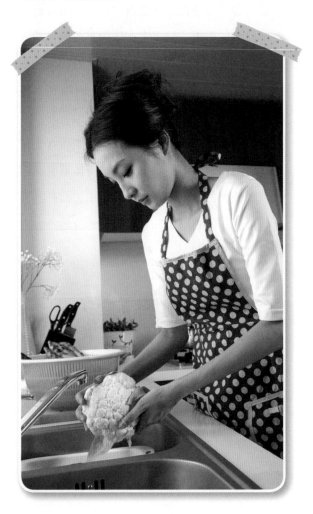

▶▶ 孕期应慎食、忌食哪些食物

怀孕期间，孕妈妈在注意均衡摄入营养的同时，也要注意避免过量食用下列食物，否则容易对自己或胎宝宝产生不利影响，甚至会引发流产。

薏米：一种药食两用之物，但"其质滑利"，孕妈妈不宜多食。药理实验也证明，薏米对子宫平滑肌有兴奋作用，易促使子宫收缩而诱发流产。

马齿苋：药食两用之物，"寒凉而滑利"，对于子宫有明显的兴奋作用，能使子宫收缩次数增多、强度增大，孕妈妈多食也易导致流产。

桂圆：性温味甘，极易助火，动胎动血，低月龄的孕妈妈食用后可能出现燥热现象，甚至引起腹痛、见红等流产症状。

杏及杏仁：杏味酸性大热，且有滑胎作用，是孕妈妈应忌食的食物；杏仁中含有有毒物质氢氰酸，过量能使胎宝宝窒息死亡，所以孕妈妈更应禁食。

山楂：孕早期孕妈妈不宜大量食用山楂类食品，否则易刺激子宫收缩，甚至导致流产发生。

螃蟹：味道鲜美，但其性寒凉，尤其是蟹爪，不利于早期安胎，所以孕妈妈应少食乃至忌食。

┃ 一日营养方案

餐次	套餐方案
早餐	牛奶1杯，全麦面包2片，鸡蛋1个
加餐	牛奶配全麦饼干，或果汁配消化饼干，或酸奶配苹果
午餐	素炒菜2盘，荤菜1盘，蔬菜蛋汤1碗，米饭适量
加餐	坚果适量
晚餐	豆腐煲1碗，什锦蔬菜1盘，鱼肉1盘，粥1碗

姜丝蒸蛤蜊

■ **材料** : 蛤蜊 500 克, 姜丝 20 克, 葱花、红椒丝各少许, 盐 1/6 小匙。

■ **做法** :

1. 蛤蜊泡入水中吐净沙粒, 洗净后沥干, 放入大碗中, 备用。

2. 将盐、葱花和姜丝均匀地放入做法 1 中的大碗里, 并以保鲜膜封好, 再放入蒸笼里, 以大火蒸约 6 分钟后取出, 撕掉保鲜膜, 用红椒丝点缀。

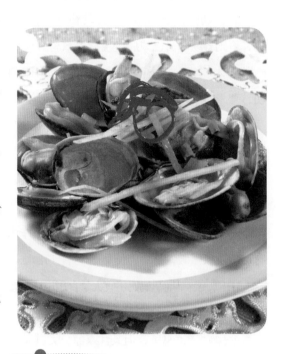

营养小课堂

姜有温中、散寒、解表、止呕、化痰的作用, 尤其适合孕早期早孕反应比较严重的孕妈妈食用。

菠菜卷

■ **材料** : 菠菜 300 克, 圆白菜叶 2 大片, 枸杞子、香油各适量。

■ **做法** :

1. 将菠菜洗净后汆烫至熟, 捞出冲凉, 挤干水分, 再将根部切掉, 备用。

2. 圆白菜叶汆烫熟, 捞出冲凉, 把硬梗部分切薄, 修整。

3. 菠菜铺放在圆白菜叶上, 卷紧成筒状, 切长段后装盘备用。

4. 枸杞子冲洗一下, 用温水泡 1 分钟左右, 取出并撒在盘中, 滴香油即可。

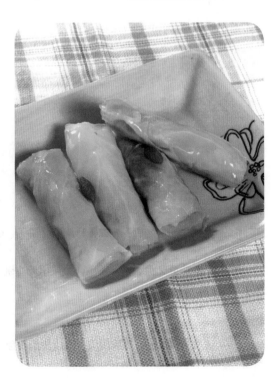

营养小课堂

菠菜含有维生素 A、维生素 C、B 族维生素、铁、钙、胡萝卜素等营养成分, 适合免疫力低的孕妈妈。

苹果黄瓜沙拉

■ **材料**：小西红柿200克，苹果1个，黄瓜1根，沙拉酱适量。

■ **做法**：

1. 小西红柿用清水彻底清洗干净，去蒂后对半剖开，备用。

2. 苹果用清水彻底清洗干净，去皮后切成小块，备用。

3. 黄瓜用清水彻底清洗干净，去掉两头，并切成薄片。

4. 将小西红柿块、苹果块、黄瓜片一同放入盘中，淋入沙拉酱拌匀即可。

营养小课堂

苹果含有许多维生素和碱性物质，不仅可增进食欲、促进消化，其中含有的锌还可促进胎宝宝大脑发育并预防畸形。

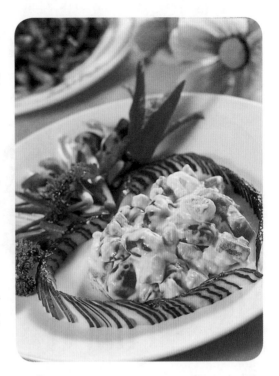

豆酥鳕鱼

■ **材料**：鳕鱼1大块，豆酥20克，蒜末、姜末、葱末各1小匙，豆瓣酱、盐各适量。

■ **做法**：

1. 豆酥压成碎末状，用热油炸酥；锅中热油，爆香豆瓣酱和蒜末、姜末，与炸好的豆酥一起搅拌均匀，备用。

2. 在鳕鱼的表皮上抹盐，放入盘中，然后连盘一起放到蒸锅中蒸约20分钟。

3. 鱼蒸熟后，把盘中多余的鱼汁倒掉，淋上拌好的豆酥，再撒上葱末即可。

营养小课堂

肉质细嫩紧实的鳕鱼不仅味美，而且含有丰富的营养成分。但过敏体质及患痛风的孕妈妈不宜吃这道菜品。

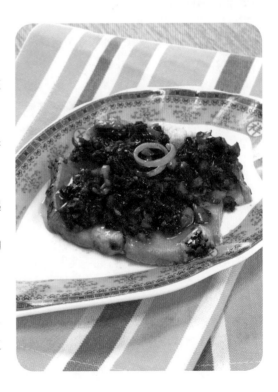

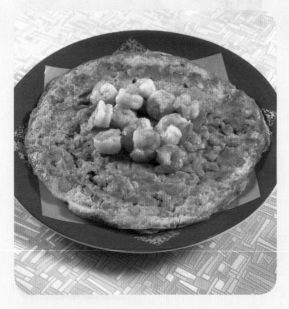

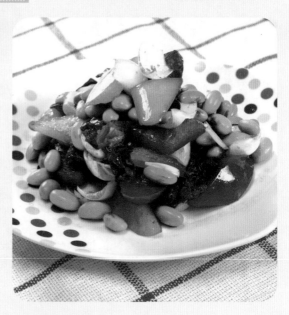

滑蛋虾仁

■**材料**：虾仁 100 克，鸡蛋 4 个，葱适量，盐、水淀粉各少许。

■**做法**：

1. 将虾仁氽烫至熟后过冷水冲凉；葱洗净后切成葱花，备用。

2. 将鸡蛋打入碗内，加入盐、水淀粉，与葱花一同拌匀。

3. 取锅烧热，放入 2 大匙色拉油烧热，下入虾仁滑炒至熟。

4. 另起锅倒油烧热，转为小火，放入做法 2 中的鸡蛋糊，用锅铲慢慢以圆形方向轻轻推动，至蛋定型时盛出装盘，撒上炒好的虾仁即可。

营养小课堂

　　鸡蛋可为人体提供多种必需氨基酸；含有丰富的 DHA 和卵磷脂，对胎宝宝神经系统的发育有极大的作用。

彩色百合

■**材料**：鲜百合 1 杯，青豆适量，水发黑木耳 1 小把，红甜椒块、黄甜椒块各 1/3 个，酱油、醋、盐、香油各适量。

■**做法**：

1. 将百合花瓣洗净备用。

2. 黑木耳洗净后撕片；青豆洗净沥水，备用。

3. 锅中加入 4 杯水煮沸，放入黑木耳氽烫一下，关火后再放入青豆和红甜椒块、黄甜椒块，最后放入百合瓣，烫约 10 秒钟捞出冲凉，沥干水分备用。

4. 加入剩余材料拌匀即可。

营养小课堂

　　百合、黑木耳的巧妙搭配，不仅具有清热解毒的作用，而且营养开胃，孕妈妈可多食，既可增进食欲，又可补充孕早期营养需要。

拌芹菜三丝

■**材料**：芹菜100克，豆腐干5片，胡萝卜丝适量，盐1/3小匙，香油1小匙，香菇精少许。

■**做法**：

1. 芹菜洗净，切成段；豆腐干先横向片开，再切成丝。

2. 锅中加水煮沸后放入豆腐干丝，再次煮沸后关火，放入芹菜段和胡萝卜丝汆烫，捞出，沥干。

3. 将处理好的豆腐干丝、芹菜段和胡萝卜丝一同放入碗中，加入剩余材料拌匀即可。

| 营养小课堂

　　汆烫芹菜的时间不宜过久，以免其中所含的维生素C流失，并失去芹菜原本脆嫩的口感。

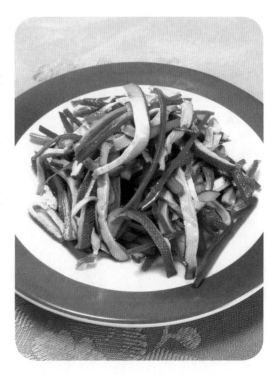

鸡片西兰花

■**材料**：西兰花100克，鸡胸肉150克，盐、香油、干淀粉各适量。

■**做法**：

1. 先在沸水锅中加入少许油和盐略煮，然后将西兰花洗净，掰成小朵后放入加有油和盐的沸水锅中汆烫，再捞出过凉水，备用。

2. 鸡胸肉洗净后切成片，加入干淀粉抓匀，并入沸水锅中汆烫一下，捞出沥水。

3. 将鸡胸肉片调入剩下的盐腌渍5分钟左右。

4. 再加入西兰花，调入香油搅拌均匀即可。

| 营养小课堂

　　鸡肉温中补虚，西兰花补脾和胃，而且二者搭配富含维生素和蛋白质，对孕妈妈的营养补充计划很有帮助。

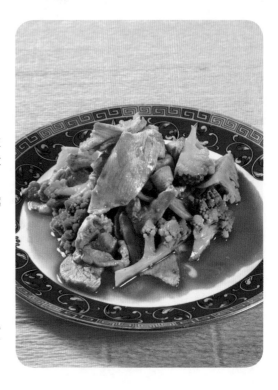

苦瓜煸排骨

■材料 :排骨块 300 克，苦瓜块 100 克，姜片、蒜末、葱段、酱油、盐各适量，干辣椒段少许。

■做法 :

1. 将猪排骨块汆烫，捞出；锅中放入盐及水、姜片、葱段、蒜末、排骨块熬香，捞出沥干。

2. 油锅烧热，放入排骨块炸至色金黄、皮酥脆时捞出；苦瓜块滑熟。

3. 另起锅热油，下干辣椒段炸香，再放入苦瓜块、排骨块、酱油炒匀，烹入盐炒匀即可。

营养小课堂

　　苦瓜有绿色和白色两种，绿色较苦，适合凉拌或做蔬菜沙拉；白色的苦味较淡，适合炖汤。

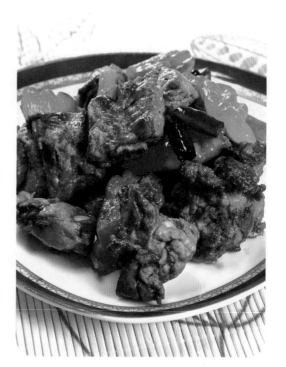

冬瓜蒸芥蓝

■材料 :冬瓜 300 克，芥蓝 100 克，葱末、蒜末、盐、米醋、水淀粉、香油各适量。

■做法 :

1. 将葱末、蒜末、盐、米醋混入水淀粉中，搅拌成调味汁。

2. 芥蓝择洗干净，切长段；冬瓜洗净，去皮，切片，与芥蓝一同排入盘中。

3. 将做法 1 中调好的调味汁浇入做法 2 的盘内。

4. 将蒸锅加热，放入有冬瓜和芥蓝的盘子蒸约 20 分钟，出锅后滴入香油即可食用。

营养小课堂

　　冬瓜味道鲜美、芥蓝口感脆嫩，二者搭配烹食，可帮助孕妈妈增进食欲、增强消化能力。

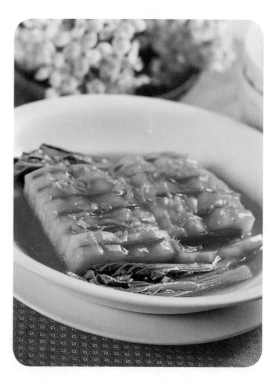

三色拌丝瓜

■ **材料**：丝瓜1根，虾米、胡萝卜丝、黄瓜丝、粉丝、海带丝、熟白芝麻、醋、生抽各适量，盐1小匙，白糖少许。

■ **做法**：

1. 丝瓜去皮，切成条；油锅烧热，煸香虾米，添入清水，下入丝瓜条烧熟，装盘。

2. 粉丝、海带丝入沸水中汆烫，捞出沥干。

3. 胡萝卜丝、黄瓜丝、粉丝、海带丝倒入盆中，再加入盐、白糖、醋、生抽调匀，最后撒上熟白芝麻，并倒在丝瓜条上即可食用。

▍营养小课堂

炒制丝瓜的时间一定要短，盐量也要少。

凉菜也可以单独装入小碗，与丝瓜条一同佐食。

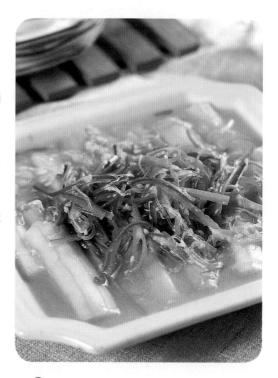

笋尖焖黄鱼

■ **材料**：净小黄鱼肉250克，春笋150克，胡萝卜50克，姜末、高汤、盐、料酒、胡椒粉、水淀粉各适量。

■ **做法**：

1. 小黄鱼净肉洗净，切成小丁备用；春笋去壳洗净，切丁备用；胡萝卜去皮洗净，切丁备用。

2. 锅内加高汤、姜末、小黄鱼丁、春笋丁、胡萝卜丁、料酒、盐和胡椒粉烧沸，撇去浮沫，再烧1分钟，用水淀粉勾芡。

3. 待芡汁略有黏性时，加入少许猪油，待猪油熔化即可。

▍营养小课堂

胡萝卜中含有的挥发油具有芳香气味，能促进消化；小黄鱼具有益气填精、健脾升胃、安神止痢等功效。孕妈妈多食此菜既能增进食欲，又能防止脾胃疾病。

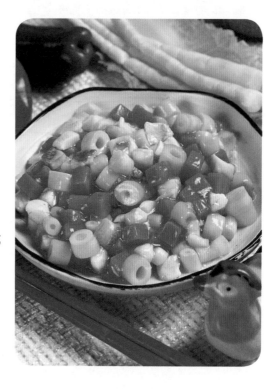

五柳海鱼

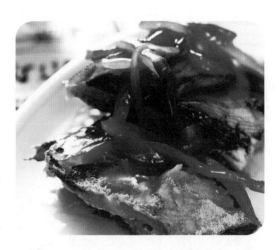

■**材料**：海鱼1条，五柳（葱白、冬笋、胡萝卜、姜、香菇均切成丝为"五柳"）50克，葱段10克，茄汁30克，红糖5克，盐、胡椒粉各少许，淀粉适量。

■**做法**：

　1. 将海鱼剖洗干净，抹干水分后涂上淀粉。

　2. 将锅烧热，下油，待油热后，将鱼放入锅内用大火煎香，捞起滤油后摆在碟中。

　3. 利用锅中的余油，放入葱段、五柳爆香，再加入调料煮至呈稀糊状，淋在鱼身上即成。

双蛋鸡肉冷汤面

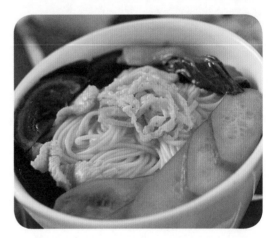

■**材料**：面条150克，鸡肉、小油菜各50克，鸡蛋、皮蛋各1个，黄瓜半根，盐少许，热鸡汤2大碗。

■**做法**：

　1. 鸡肉煮熟，切片；鸡蛋煎成蛋饼，切丝；皮蛋切成4瓣；黄瓜洗净切片；小油菜洗净氽烫熟。

　2. 面条煮熟，立刻用凉水冲凉，沥干。

　3. 鸡汤沥去油渍，加盐调味，放凉，倒入面条内，将做法1中的材料全部放入面中即可。

青菜豆腐煲

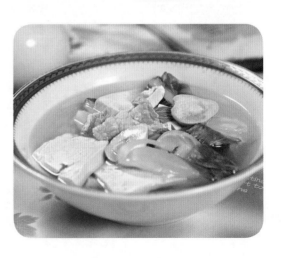

■**材料**：猪瘦肉60克，嫩豆腐150克，油菜100克，草菇20克，姜、鸡精、胡椒粉、盐、清汤各适量。

■**做法**：

　1. 猪瘦肉洗净切薄片；嫩豆腐切片；油菜洗净，去老叶；草菇洗净切片。

　2. 油锅中入姜片、草菇片、猪瘦肉片，中火烧至猪瘦肉片变白，然后注入清汤，用大火烧开。再放入油菜、嫩豆腐片，加盐、胡椒粉、鸡精煮透即可。

双爆串飞

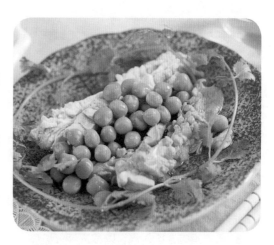

- **材料**：鸡脯肉、鸭脯肉各 200 克，青豆适量，鸡蛋（取蛋清）1 个，葱 1 段，姜 2 片，盐、鸡精各少许。
- **做法**：

  1. 鸡脯肉、鸭脯肉切十字花刀，加少许鸡精和盐腌片刻；青豆洗净；葱切段；姜切片。

  2. 将肉脯入沸水汆烫至变色，沥水后用蛋清抓匀；青豆烫去豆腥味。起油锅，下青豆和葱段、姜片略炒，加入鸡脯肉和鸭脯肉炒熟，挑出葱、姜盛盘即可。

扒银耳

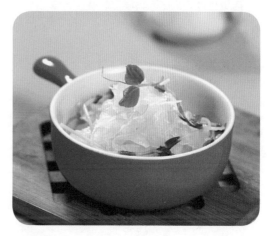

- **材料**：银耳 100 克，豆苗 50 克，盐、香油各适量。
- **做法**：

  1. 将银耳泡发，去蒂，洗净，撕成小朵，汆烫后沥干；豆苗洗净，汆烫后沥干，备用。

  2. 锅置火上，放入适量清水，加入银耳煮沸，捞出盛入碗内过凉，撒上豆苗，加盐拌匀，淋上香油即可。

乌梅红枣汤

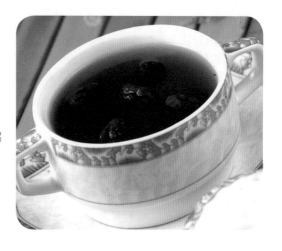

- **材料**：乌梅 7 枚，红枣 5 颗，冰糖适量。
- **做法**：

  1. 乌梅用清水洗净；红枣去核，洗净备用。

  2. 将乌梅、红枣全部放入锅内，加清水煎煮，煮沸后用冰糖调味即可。

芦笋鸡蓉

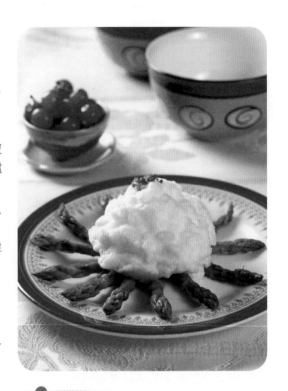

- **材料**：青芦笋450克，鸡胸肉150克，火腿末50克，香油、胡椒粉、盐各适量。
- **做法**：

　1.芦笋去梗和皮，洗净后装盘，加盐、油拌匀，放入微波炉中，用高火加热4分钟，取出倒入另一盘中垫底。

　2.将鸡胸肉剁成泥，放入深碗中，与油、水、胡椒粉、盐拌匀后，入热锅中烹煮2分钟。

　3.取出鸡肉泥拌入水，以微波高火加热，取出搅拌均匀，放于芦笋上，继续以微波高火加热2分钟，再取出拌入火腿末，将香油淋在鸡蓉上即可。

> **营养小课堂**

　　芦笋含丰富叶酸、维生素和微量元素，孕妈妈可多食，以补充身体所需。

芙蓉鱼片

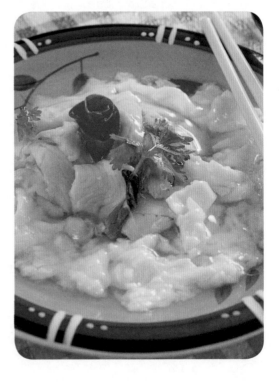

- **材料**：鱼片300克，鸡蛋（取蛋清）3个，香菜少许，盐1小匙，料酒、水淀粉、香油各适量。
- **做法**：

　1.锅中油烧至三成热，将鱼片分多次连续地舀入油锅，至鱼呈白色后盛出。

　2.锅内留油，放入蛋清滑熟，再加盐、料酒，用水淀粉调稀勾成薄芡，倒入鱼片，将鱼片翻烧片刻。

　3.最后将鱼片和蛋盛入盘中，淋上香油，撒香菜装饰即可。

> **营养小课堂**

　　做此菜时，食材滑油的秘诀是"热锅冷油法"，意思是干净炒锅均匀受热，达到冒出轻烟的程度时，注入适量冷油略加热，油温在30～40℃时，迅速加入已经腌渍处理好的食材滑散。

香菇烧双花

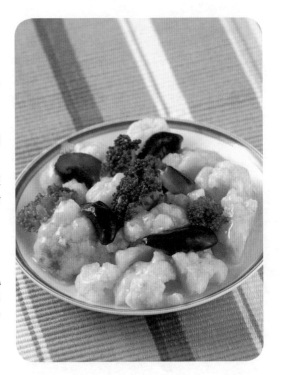

■ 材料：菜花、西兰花各 150 克，香菇 50 克，葱段、姜块、水淀粉、盐、香油各适量。

■ 做法：

　1. 将菜花、西兰花掰成小朵，用开水汆烫透，再用凉开水冲凉，沥净水；香菇一切两半，备用。

　2. 油锅烧热，放葱段、姜块炝锅，再把菜花、西兰花和香菇放入，加盐，用小火烧至入味，加水淀粉勾芡，淋上香油即成。

营养小课堂

　　西兰花中有一种抗氧化作用的成分，可以提高机体组织抗氧化性防卫机能，改善心脑血管的健康。孕妈妈多吃西兰花可以对胎宝宝的心脏起到很好的保护作用。

鸡腿菇烧芥蓝

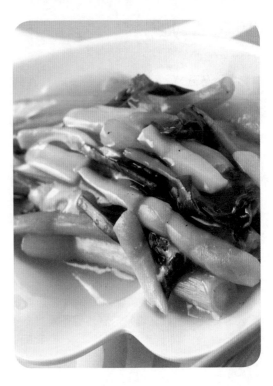

■ 材料：鸡腿菇 100 克，芥蓝 400 克，葱、姜、盐、鸡精、白糖、料酒、水淀粉各适量。

■ 做法：

　1. 将鸡腿菇撕成条；芥蓝洗净切段；葱切段；姜切末。

　2. 油锅烧热，将芥蓝段过油稍炸，捞出入盘。

　3. 锅内留底油烧热，投入葱段、姜末稍炸，放入料酒、清水、盐、鸡精、白糖、鸡腿菇条和芥蓝段，用小火烧至汤浓、菜入味时，淋水淀粉勾芡即成。

营养小课堂

　　芥蓝胡萝卜素含量很高，维生素 C 含量远远超过菠菜和苋菜等蔬菜，孕妈妈常食可降低胆固醇、软化血管、预防心脏疾病等。芥蓝还含有有机碱，能刺激人的味觉神经，促进食欲和消化。

栗子焖排骨

■材料：猪排骨 300 克，栗子 100 克，蒜（白皮）10 克，酱油 1 大匙，淀粉 2 小匙，盐 1 小匙，白糖半小匙，香油适量。

■做法：

1. 排骨洗净，剁成小块，加入盐、白糖、酱油、淀粉、植物油拌匀，腌至入味；栗子剥去皮，洗净；蒜去皮洗净，切成片备用。

2. 锅内加油烧热，放入蒜片爆香，倒入排骨块，大火爆炒至半熟，然后加入栗子，继续翻炒 5 分钟左右。

3. 加适量清水，小火焖 15 分钟，淋入香油即可。

▌营养小课堂

　　本菜品可为孕妈妈补充体力，促进胎宝宝的生长发育。

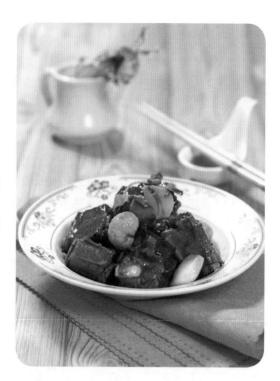

栗子乌鸡汤

■材料：乌鸡 1 只，山药 30 克，栗子 50 克，山楂 10 克，陈皮丝、姜片各少许，盐适量。

■做法：

1. 将乌鸡宰杀处理干净，斩掉头脚；其他材料分别洗净，备用。

2. 把乌鸡从中间切开，然后切大块。锅内加适量清水烧沸，放入乌鸡块，汆烫后去除血污，捞出沥水。

3. 煲内加清水烧沸，放入所有材料用大火煮沸，转至小火煲 2 个小时，调入盐即可。

▌营养小课堂

　　乌鸡肉含 17 种优质氨基酸，对孕妈妈的身体调理大有好处，所以这道汤非常适合孕妈妈冬季进补时食用。

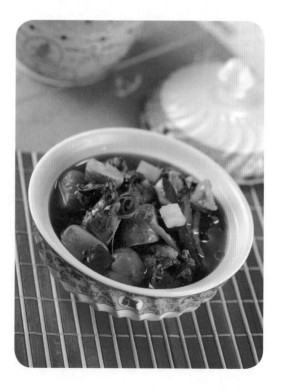

黑木耳炒鱿鱼

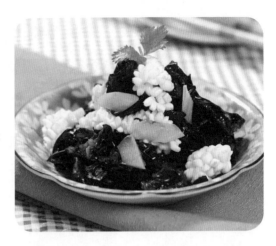

■**材料**：黑木耳 15 克，鲜鱿鱼 360 克，蒜蓉、姜片、
葱段各少许，盐半小匙，香油少许，水淀粉 1 小匙。

■**做法**：

1. 黑木耳浸软，洗净后撕成片；鲜鱿鱼洗净，沥干
水分，在背上斜刀切花纹，加入盐、香油腌一会儿，
入沸水汆烫，捞出，沥干水分。

2. 锅内加油烧热，爆香蒜蓉、姜片，加黑木耳片、
鲜鱿鱼稍炒匀，用少许水淀粉勾芡，撒上葱段即成。

大枣木耳汤

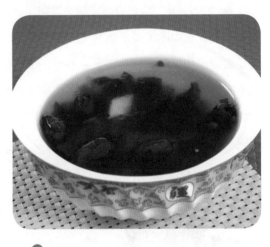

■**材料**：大枣 50 克，水发黑木耳 100 克，姜、葱、清汤、
盐各少许，鸡精、白糖、香油各适量。

■**做法**：

1. 大枣用温水泡透，洗净，沥干；黑木耳洗净，去
蒂后撕成小块；姜切片；葱切末。

2. 锅内烧油，下入姜片炒香，注入适量清汤煮沸，
再加入大枣、黑木耳片，用中火煮开，然后调入盐、
鸡精、白糖，再用中火煮 5 分钟，撒入葱末，最后
出锅前淋入香油即可。

西红柿紫菜蛋花汤

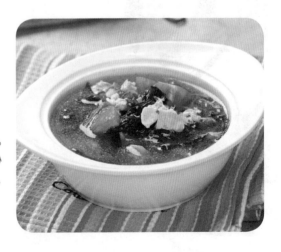

■**材料**：西红柿、鸡蛋各 1 个，紫菜 10 克，葱末适量，
生抽、盐、香油各少许。

■**做法**：

1. 西红柿洗净，去皮，切块；紫菜撕成小片；鸡蛋打散。

2. 炒锅热油，下葱末炒香，再放入西红柿块，翻炒
一下，加生抽、盐炒匀，倒入适量水烧沸后，煮 2 分钟，
加少许盐、紫菜片，淋入蛋液，煮沸后立即关火，
加入少许香油搅匀即可。

孕2月 克服妊娠反应，积极补充营养

一般来说，孕妈妈进入孕期的第2个月，就已经知道自己怀孕了，而且部分孕妈妈开始出现妊娠反应，如恶心、呕吐、食欲不振等，症状一般由轻到重。克服妊娠反应，除了少吃多餐、饮食以易消化、清淡、食材新鲜为主外，更重要的是在心理上战胜它。

本月饮食要点

🍲 孕2月是胎宝宝器官形成的关键期。孕妈妈在日常饮食中除了要继续补充必需营养素，还要避免一切可能致畸的因素。不过，孕妈妈也不必过于担心，即使不小心吃了一些不该吃的食物，只要不是长期食用，也不会造成严重影响。

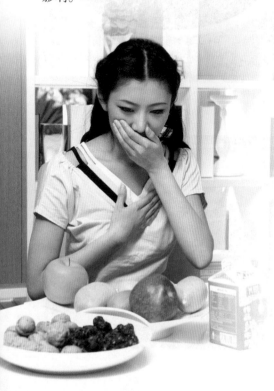

☕ 孕妈妈的饮食还是应尽量丰富，一定不能偏食、挑食。另外，孕妈妈要常食和多食富含叶酸的食物，如牛奶、动物肝脏、土豆、水果等。

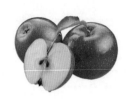

🍲 本月胎宝宝对营养素的需要量仍不大，孕妈妈只要保持饮食均衡，即可满足胎宝宝的营养需求。如果孕妈妈体质和营养状况一直良好，一般不需要特意加强营养。

☕ 自身营养状况不佳、体质较弱的孕妈妈，则需要及早改善营养状况，把增加营养当成孕早期最重要的事。

🍲 孕妈妈如果有恶心、呕吐现象，可以适当吃点儿能减轻呕吐的食物，如饼干、烤面包、米粥等。

饮食细节与禁忌

▸▸ 有早孕反应也要吃早餐

孕妈妈有孕吐现象时，大部分都会有晨起

恶心的症状，这是因为长时间没有吃东西，体内血糖含量降低了。所以，孕妈妈应注意，孕吐时一定要吃好早餐，可在早晨起床前先吃点含蛋白质、碳水化合物的食物，如牛奶加小面包。食后稍等一会儿再起床，可有效缓解孕吐症状。

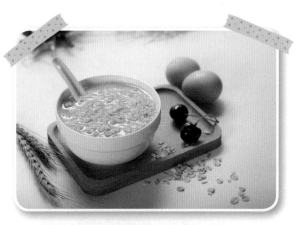

▶▶ 孕吐期间宜少食多餐

发生孕吐现象期间，孕妈妈应少食多餐，可坚持一天5~6餐，每2~3个小时进食一次，或者症状轻时想吃就吃。如果进食后呕吐，也不必着急，可以听听音乐、散散步，待症状缓解后再进食。如果孕吐反应不是很强烈，则要抓紧机会增加食量，补充营养，必要时可在睡前适量加餐。

▶▶ 用水果或果汁来刺激味觉

呕吐剧烈时可以尝试利用柠檬、脐橙等水果入菜，以增加食欲；也可以试一试用橙汁、酸梅汤等来缓解恶心、呕吐症状。

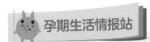

孕妈妈吃"酸"也要讲科学

怀孕初期，多数孕妈妈都喜食酸味食物来刺激食欲，但并非所有的酸味食物都适合孕妈妈食用，如容易引发流产的山楂、亚硝酸盐含量较高的腌酸菜就不适合，而富含钙质的酸奶，带有天然酸味的杨梅、橘子、西红柿、猕猴桃、青苹果等蔬果，则是不错的选择。

▶▶ 饮食宜清淡营养、易消化

孕吐较重的孕妈妈，日常饮食应做到富于营养，清淡可口，容易消化，可适当食用富含维生素B$_1$、维生素B$_6$的食物，可以增进食欲，减少不适感。食物种类应从简单到多样化，尽可能照顾孕妈妈的饮食习惯和口味。

▶▶ 多吃富含优质蛋白质的食物

孕妈妈等到孕吐症状减轻、精神好转、食欲增加后，可适当吃些瘦肉、鱼、虾、蛋类、乳类、动物肝脏及豆制品等富含优质蛋白质的食物。

▶▶ 孕吐期间宜食的食物

柑橘：柑橘中90%为水分，而且其中富含维生素C、叶酸和大量的膳食纤维，能够帮助孕妈妈保持体力，还可以补充因孕吐引起的体内水分缺失。

麦片：早上吃一份麦片粥，能让孕妈妈一上午精力充沛，还能降低体内胆固醇的水平。孕妈妈最好选择天然、无糖的麦片，粥里还可加一些果仁、葡萄干、蜂蜜。

香蕉：孕妈妈受到呕吐困扰的时候，可适量食用香蕉，能快速提供能量，抗击疲劳。

瘦肉：瘦肉中的铁含量最丰富，也最易被人体吸收。由于孕妈妈孕期体内的血液总量有所增加，对铁的需求量也成倍地增加。补充足够的铁元素，能够通过血液供给胎宝宝足够的营养，还可对抗孕吐引起的身体疲劳。

全麦面包：全麦面包能为发生孕吐的孕妈妈提供丰富的铁和锌，还有助于提高膳食纤维的摄入量。

鸡蛋：鸡蛋可以作为孕妈妈摄取蛋白质的最佳来源，因为发生孕吐时，很多孕妈妈看见肉就觉得恶心，鸡蛋中所含的各种氨基酸对孕妈妈也很重要，可以食用煎鸡蛋配新鲜蔬菜，既简单又丰盛，也可以煮鸡蛋或蒸鸡蛋吃。

土豆：土豆中含有丰富的维生素B_6，具有止吐作用，有助于缓解孕妈妈在孕早期出现的恶心、呕吐和食欲不佳等症状。同时，土豆也是防治妊娠期高血压疾病的保健食物。

干果：各种干果热量高，维生素含量也很丰富，其中还含有胎宝宝大脑发育所必需的不饱和脂肪酸，是方便、美味、营养的零食，可随身携带，随时补充孕吐时期孕妈妈体内缺乏的热量及维生素，还能满足孕妈妈想吃甜食的欲望。

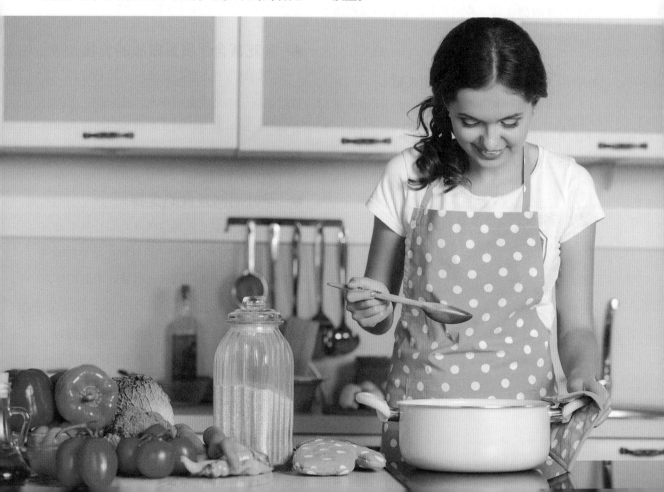

▶▶ 有些水果孕不宜过量食用

孕妈妈经常吃水果有利于自身健康及胎宝宝的生长发育，但有些水果过量食用则会产生副作用，孕妈妈一定要注意把握食用量。

葡萄：葡萄可补血、消除疲劳、利尿、增进食欲，但孕妈妈不可吃太多葡萄，因为葡萄含糖量较高，易导致孕妈妈发生肥胖及血糖增高，还易产生内热、引起腹泻等。

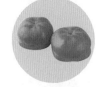

柿子：柿子味道甘甜、汁液丰富，而且其中富含多种维生素和无机盐，有清热润肺、生津止渴的作用。但柿子在体内遇酸便会凝结成块，进而与蛋白质结合，产生沉淀，影响健康。而且柿子的收敛作用很强，孕妈妈经常吃，容易造成大便秘结。

西瓜：西瓜中的糖分比较高，孕妈妈一次吃太多，很容易使血糖水平上升，对自身和胎宝宝都会造成不利影响。孕妈妈吃西瓜时要有所节制，一次一两块是没什么问题的。

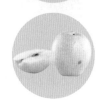

梨：梨有止咳、润肺、利尿、通便的作用，但孕妈妈如果吃太多的梨，则会损伤脾胃。

▌一日营养方案

餐次	套餐方案
早餐	馒头1个，小米粥1碗，煮鸡蛋1个，蔬菜或咸菜适量
加餐	鲜牛奶1杯，苹果1个
午餐	蔬菜炒鸡蛋1盘，鱼1盘，米饭适量
加餐	馒头片2片，柑橘1个
晚餐	凉拌蔬菜或炒素菜1小盘，肉菜1盘，面条1碗

营养食谱推荐

爆炒羊肉片

- **材料**：羊肉300克，洋葱1个，红椒丝、姜丝、葱末、盐、酱油、干淀粉各适量，面酱2小匙。
- **做法**：

  1. 洋葱切片；羊肉切薄片，加植物油、酱油、干淀粉拌匀。

  2. 油锅烧热，放入姜丝、葱末、面酱同炒，加入羊肉片快速翻炒至八成熟，备用。

  3. 加入洋葱片、红椒丝同炒至肉熟透，加盐调味即可。

营养小课堂

　　羊肉含有蛋白质、钙、磷、铁等，而且热量也很高，能快速为孕妈妈补充体力。但羊肉性温，多食会助热伤阴，引起不适。

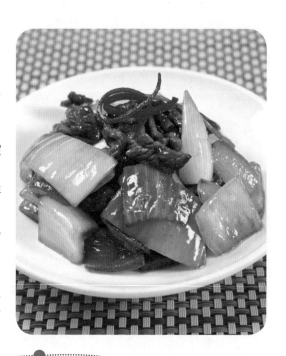

酥炸茄盒

- **材料**：茄子2个，猪肉末100克，葱末适量，脆炸糊适量，盐、老抽、白糖各少许。
- **做法**：

  1. 茄子去蒂，切厚片，再切夹刀片，备用。

  2. 猪肉末加盐、葱末、老抽、白糖拌匀成馅料。

  3. 茄片中酿入肉馅，再裹匀脆炸糊，入热油中炸至金黄，捞出沥油即可。

营养小课堂

　　茄子是一种深色蔬菜，其中的营养很丰富，孕妈妈可以经常吃。但这道酥炸茄盒是油炸型食物，孕妈妈应有所节制。

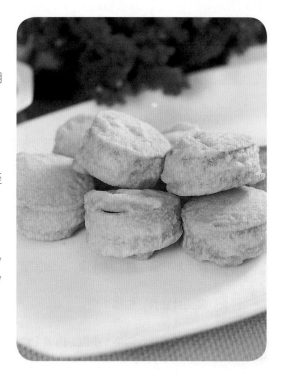

虾仁墨鱼浇饭

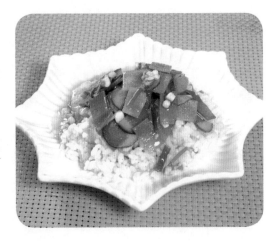

- **材料**：米饭 2 碗，虾仁丁、墨鱼丁、葱段、胡萝卜片、小黄瓜片、姜片、盐、香油、水淀粉各适量。
- **做法**：

  1. 爆香姜片、葱段，放入胡萝卜片、虾仁丁、墨鱼丁、小黄瓜片略炒加盐、香油，煮沸后，再加入适量水淀粉勾芡。

  2. 将做法 1 中的材料浇在米饭上即可。

南瓜炒羊肉丝

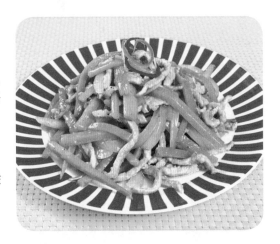

- **材料**：羊肉丝 150 克，南瓜丝 200 克，洋葱丝、青椒丝、红椒丝各少许，面豉酱 1 大匙，盐、酱油、干淀粉各适量。
- **做法**：

  1. 羊肉丝加植物油、酱油、干淀粉拌匀。

  2. 油锅烧热，下面豉酱翻炒，再加入羊肉丝及其余材料炒熟即可。

双耳炒肉片

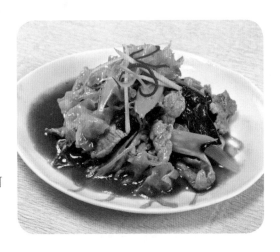

- **材料**：猪肉 150 克，黑木耳（泡发）、银耳（泡发）各 200 克，西芹段、姜丝、青椒丝、红椒丝各少许，盐、酱油各适量。
- **做法**：

  1. 猪肉切片，加油、酱油拌匀，腌 10 ~ 15 分钟。

  2. 油锅烧热，下入腌好的猪肉及剩余材料炒熟即可出锅装盘。

百叶腰子汤

■材料：猪腰花 250 克，百叶丝 100 克，料酒、姜片、香油、盐各适量。

■做法：

1. 猪腰花洗净，沥干，抹上盐腌渍后汆烫；百叶丝洗净。

2. 锅内热香油，爆香姜片，加入料酒、盐，注入适量水煮沸。

3. 放入百叶丝煮 2 分钟后捞出垫底，再放入腰花煮 40 分钟即可。

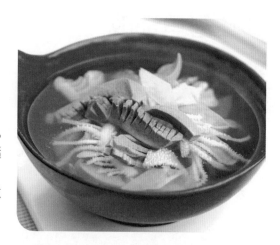

椰肉炖土鸡

■材料：土鸡半只，椰子肉 30 克，红枣 50 克，姜、盐各适量。

■做法：

1. 土鸡切小块，汆烫后捞出洗净。

2. 椰子肉切片；红枣洗净，去核。

3. 煲锅中倒入适量清水煮沸，加入土鸡块、椰子肉片、红枣、姜片、盐，移入煲锅中煮 2 个小时即可。

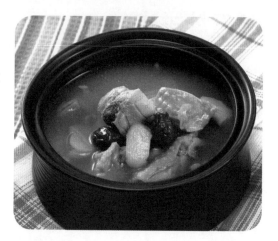

枸杞鲢鱼汤

■材料：鲢鱼块 400 克，豆腐 200 克，莴笋、枸杞子、姜片、盐各适量。

■做法：

1. 鲢鱼块洗净；豆腐洗净后切成块状；莴笋去皮，洗净，切片。

2. 将鲢鱼块入油锅煎至变色，加适量清水、枸杞子、豆腐块、莴笋片、姜片，煮熟后加入盐调味即可食用。

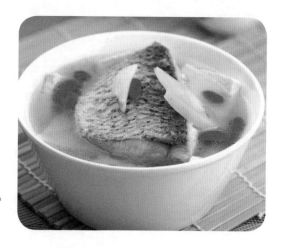

营养食谱推荐

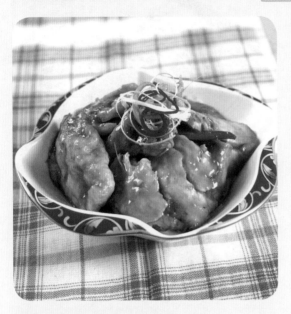

糖醋鱼块

■ **材料**：鲤鱼1条，洋葱60克，鸡蛋1个（取蛋清），青椒、红椒各1个，干淀粉、水淀粉、番茄酱、醋、白糖、盐各适量。

■ **做法**：

1. 鲤鱼洗净，切成块，加蛋清、盐、醋、白糖拌匀，腌约5分钟；青椒、红椒和洋葱分别洗净，切丝备用。

2. 鱼块裹上干淀粉，入油锅中炸约3分钟，沥干油分，下洋葱丝和青椒丝、红椒丝、炸鱼块、番茄酱拌炒均匀，用水淀粉勾芡即可。

营养小课堂

　　鲤鱼味甘性平，有安胎之功效，非常适合孕早期的孕妈妈。而且鲤鱼肉味鲜美，其中的营养价值也很丰富。

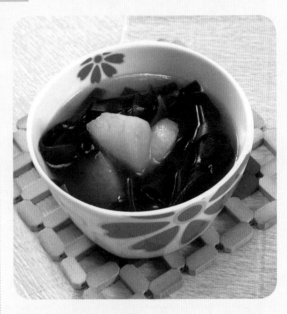

冬瓜海带汤

■ **材料**：冬瓜300克，海带结250克，姜5片，盐1小匙，香菇高汤400毫升，香油适量。

■ **做法**：

1. 冬瓜洗净，以刀面刮除表皮，留下绿色硬皮，并将冬瓜切成块状，备用。

2. 海带结洗净，备用。

3. 将适量清水与香菇高汤一齐倒入锅中，加入做法1中处理好的材料与姜片，先以大火煮开后再改用中小火续煮约15分钟。

4. 冬瓜煮至略呈透明后加入盐调味，滴入香油即可食用。

营养小课堂

　　冬瓜与海带营养都很丰富，二者搭配同食，既能提高身体免疫力，还不会发胖，它还有消脂降压、清热利尿的作用。

生姜口水鸡

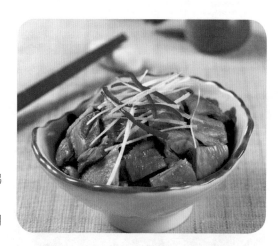

■ **材料**：鸡肉 500 克，姜（切碎）、葱段、料酒、盐、红油各适量。

■ **做法**：

1. 鸡肉洗净，放入沸水中汆烫一下，过凉备用。

2. 将鸡肉放入锅内，加大量清水，下葱段、姜、盐，先用大火烧沸，再用小火焖煮 2 个小时左右，至鸡肉熟透，再倒入料酒，继续用小火烧至入味后取出。

3. 待锅内卤汁冷却后，再将鸡肉浸入卤水中，食用时将鸡肉捞出，切块装盘，淋上红油调味即可。

黄花枸杞子蒸瘦肉

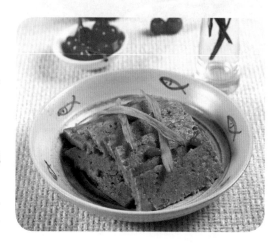

■ **材料**：猪瘦肉 200 克，黄花菜、枸杞子各 15 克，料酒、酱油、香油、干淀粉、盐各适量。

■ **做法**：

1. 将猪瘦肉洗净，切成片。

2. 黄花菜用水泡发后，择洗干净，与瘦猪肉、枸杞子一起剁成碎末状。

3. 将做法 2 中材料放入盆内，加入料酒、酱油、香油、干淀粉、盐搅拌均匀，摊平，最后放入锅内隔水蒸熟，切片装盘即可。

西葫芦炒鸡蛋

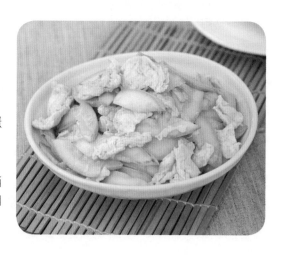

■ **材料**：鸡蛋 3 个，西葫芦 300 克，盐、胡椒粉适量。

■ **做法**：

1. 将西葫芦洗净切开，去瓤，切成薄片备用；鸡蛋打入碗内搅拌均匀，备用。

2. 油锅倒入鸡蛋液炒成鸡蛋块，盛出备用。

3. 锅内再次加入适量油，待油烧至八成热时倒入西葫芦片翻炒直至其变软，加入鸡蛋块，调入盐、胡椒粉后翻炒均匀即可出锅。

莲子银耳山药汤

■ **材料**：银耳、莲子、山药、百合各 50 克，红枣 6 颗，
冰糖适量。

■ **做法**：

　1. 银耳洗净，泡发备用；红枣去核，洗净；山药去皮，
切成块；百合泡发，洗净。

　2. 银耳、莲子、百合、红枣同时入锅，煮约 20 分钟。

　3. 待莲子、银耳煮软时将山药块放入，煮至烂熟后
转小火，加入冰糖调味即可。

> ▌营养小课堂

　　胎宝宝需要充足的蛋白质来保证正常发育，莲子、
银耳均富含蛋白质，因此孕妈妈可常食此汤。此外，
有心烦意乱、口干唇燥、大便秘结等症状的孕妈妈可
常吃山药来改善症状。

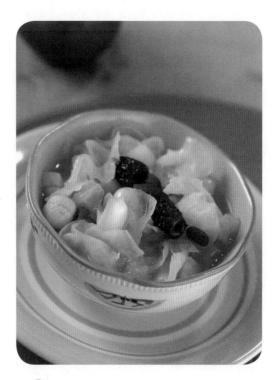

全家福

■ **材料**：鲍鱼、虾仁各 50 克，鸡脯肉 200 克，鳜鱼肉
100 克，火腿 30 克，口蘑 20 克，青菜、葱、姜汁各
适量，鲍鱼汁 50 克，鸡汤 150 克，盐 1 小匙，水淀
粉 1 大匙。

■ **做法**：

　1. 将鲍鱼切片、虾仁过油滑熟；鳜鱼肉、鸡脯肉、
火腿切片；口蘑切片后焯水漂净；青菜氽烫备用。

　2. 砂锅加油后烧至五成热，加入鸡汤、葱、姜汁、
盐和鲍鱼汁烧开，倒入做法 1 中的所有材料。

　3. 烧烩入味后，加水淀粉勾芡再烧一滚后装汤盘即可。

> ▌营养小课堂

　　鲍鱼是水中之宝，鳜鱼肉质细腻且胶质丰富，所
含的丰富维生素也是很好的补血的养分，搭配鲜味十
足的食用菌类，可为孕妈妈补充充足的气力！

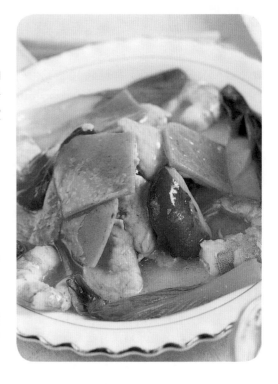

海带虾仁焖饭

■材料：粳米200克，海带（水发）100克，虾仁50克，盐适量。

■做法：

1. 将粳米淘洗干净；海带洗净后切成小块；虾仁去泥肠后洗净。

2. 将海带块放入水中，用大火烧开，煮沸后继续煮5分钟。

3. 放入粳米和盐，再次煮沸后，不断翻搅，再煮约10分钟左右，等水快干时，放入虾仁，盖上锅盖，用小火焖10～15分钟即可。

营养小课堂

　　海带含碘量高，可以刺激脑垂体，调整女性体内雌性激素的水平，孕早期的孕妈妈常食这款焖饭，可以补充体内缺乏的碘、钙，促进胎宝宝的生长发育。

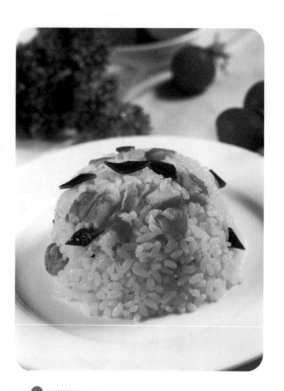

姜汁鱼头

■材料：鲢鱼头350克，鲜蘑菇100克，葱白1段，姜5片，高汤少许，酱油1小匙，盐、胡椒粉各适量。

■做法：

1. 将鱼头洗净，剖成两半，投入沸水中汆烫一下，捞出沥干水；鲜蘑菇洗净，切成两半；姜洗净，拍破，切成片，加入少许清水浸泡出姜汁；葱白洗净，切成段备用。

2. 将鱼头放入蒸盘中，加入鲜蘑菇、酱油、葱白段、姜、胡椒粉、盐和高汤，大火蒸20分钟左右，拣出葱、姜，淋入姜汁即可。

营养小课堂

　　中医认为，鲢鱼具有暖中、益胃、止呕的作用，孕妈妈适当吃鲢鱼能缓解反胃吐食等问题。此外，鲢鱼还富含胶原蛋白，是女性滋养肌肤的理想食品之一。

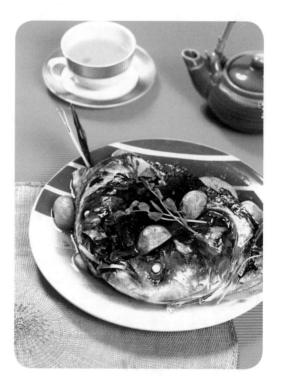

健胃蔬菜汤

- ■材料：圆白菜、土豆各150克，胡萝卜1根，洋葱1个，盐适量。
- ■做法：

   1. 洋葱去薄膜，逐片剥下；土豆与胡萝卜洗净，削皮，切片；圆白菜切大块，洗净。

   2. 锅内加适量水，再将所有材料放入其中，大火烧开后用小火再煮20分钟，加盐调味即可。

营养小课堂

　　圆白菜所含的丰富维生素能保护并修复胃黏膜组织；洋葱能刺激胃肠及消化腺分泌消化液，增进食欲，促进消化。故这款汤是孕妈妈用来提升食欲的营养汤膳。

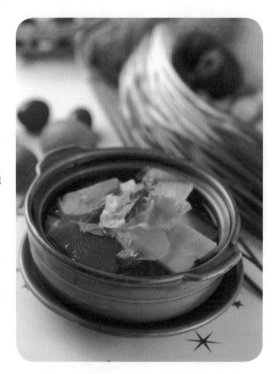

土豆炖鸡

- ■材料：土鸡1只，土豆300克，葱白2段，姜3片，大料2粒，花椒8粒，红糖、酱油各1小匙，盐适量。
- ■做法：

   1. 将土鸡去毛、去内脏，用清水洗净，切成2厘米见方的块；土豆洗净，去皮后切成2厘米见方的块，备用。

   2. 锅内加油烧热，放入花椒、大料、姜片，爆香后放入鸡块，翻炒均匀，再加入土豆块、盐、酱油、红糖，炒至鸡块颜色变成金黄色后放入葱白段，加水适量，先用大火煮开，再用小火炖1个小时左右即可。

营养小课堂

　　此菜不但能保证孕妈妈的营养摄入，还有温中益气、帮助消化的作用，特别适合没有食欲的孕早期孕妈妈食用。

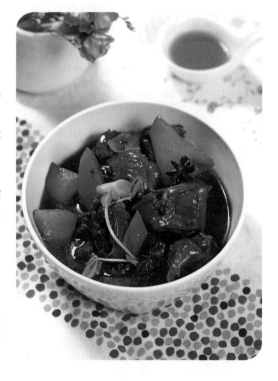

清炒山药

■材料：山药 400 克，葱、枸杞子各少许，盐适量。

■做法：

1. 山药去皮，切菱形薄片，用开水汆烫后捞出来沥干水分；葱只取嫩叶，洗净，切成葱花；枸杞子用清水泡软备用。

2. 锅内加油烧热，放入山药片，中火炒熟后加入盐、葱花、枸杞子，翻炒均匀后即可。

营养小课堂

山药具有健脾补肺、益胃补肾、聪耳明目、调和五脏、养心安神的作用。适量进食山药，可以改善孕妈妈在孕早期的情绪，同时还可改善胃口。

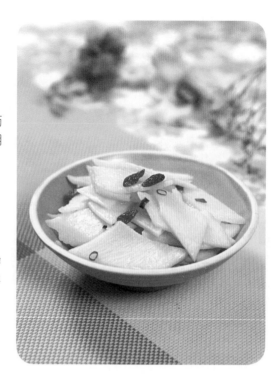

芹菜豆腐羹

■材料：芹菜 150 克，嫩豆腐半盒，胡萝卜、火腿各 20 克，高汤、盐、香油、水淀粉各适量。

■做法：

1. 嫩豆腐切块；胡萝卜去皮，切末；火腿切末；芹菜洗净，汆烫后冲凉，切碎末，备用。

2. 锅中倒油烧热，加入火腿末、高汤、嫩豆腐块、胡萝卜末、盐及水煮滚，最后加入芹菜末，以水淀粉勾芡，淋香油即可。

营养小课堂

芹菜叶中有一种碱性成分，有利于人体安定情绪，消除烦躁。孕早期的孕妈妈比较容易烦躁，所以此菜适宜孕早期的孕妈妈食用。

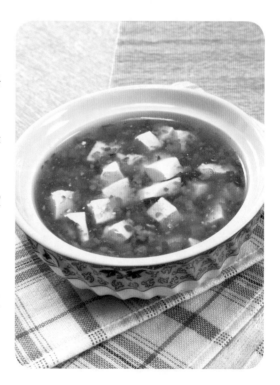

红烧素香面

■ **材料**：面条200克，干香菇、西红柿、玉米、豆皮丝、小白菜各适量，酱油、高汤、香油各适量。

■ **做法**：

1. 干香菇泡水，去蒂；西红柿、玉米洗净，切块。

2. 锅中倒油烧热，放入高汤、酱油煮开，加入小白菜外的所有蔬菜、豆皮丝，小火烧成汤料备用。

3. 将面条放入滚水中煮熟，加入小白菜烫熟，捞入碗中，倒上汤料，淋香油即可。

营养小课堂

　　孕初期，有的孕妈妈反应明显，不喜肉食，可以暂时多吃些菜品丰富的素食，均衡营养。

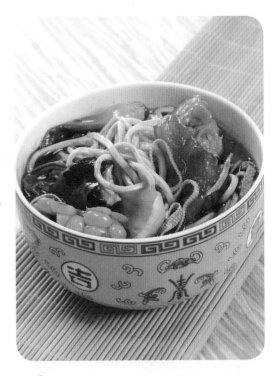

豆苗鸡蓉片

■ **材料**：鸡胸肉350克，豆苗100克，鸡蛋3个（取蛋清），葱、姜各适量，料酒半大匙，高汤半碗，水淀粉1大匙，白糖少许，盐、香油各1小匙。

■ **做法**：

1. 豆苗洗净沥干；鸡胸肉剁成碎蓉，加料酒、部分高汤拌匀后，再加蛋清搅拌成糊状，加少许盐和水淀粉拌匀。

2. 油锅烧至三成热，慢慢浇入鸡蓉糊，拖成片状，待鸡蓉片凝白浮起时，捞出控净油。

3. 锅内留余油，加葱、姜煸香后，拣除葱、姜，加剩余高汤、盐、白糖、豆苗、鸡蓉片烧滚，撇去浮沫，勾薄芡，淋上香油即可。

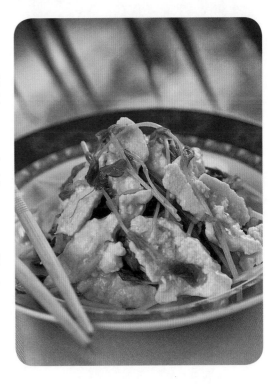

莲藕排骨汤

- **材料**：排骨 300 克，莲藕 150 克，盐、香油各适量。
- **做法**：

1. 将排骨剁成块，入沸水中汆烫，捞出并洗去血沫，沥干。

2. 将莲藕洗净，去皮，切大块。

3. 锅内加水烧开，放入排骨块、莲藕块，大火煮沸，小火继续煮至熟，出锅前加盐调味，滴入香油即可。

营养小课堂

　　莲藕的营养价值很高，富含铁、钙、植物蛋白、维生素等营养素，对人体有明显的增强免疫力的作用，能预防感冒。

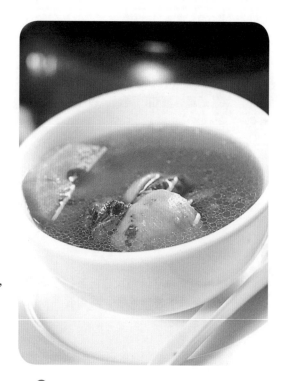

大豆红枣排骨汤

- **材料**：金针菇 50 克，排骨 100 克，大豆 150 克，姜 10 克，红枣 4 颗，盐适量。
- **做法**：

1. 大豆放入清水中泡软，洗净，捞出并沥干水分；金针菇切去根部，洗净。

2. 红枣洗净，去核；排骨洗净，剁小块，放入沸水中汆烫去血水，备用。

3. 汤锅中倒入适量水烧开，放入所有材料，以中小火煲煮至熟，起锅前加盐调味即可。

营养小课堂

　　感冒后喝上一碗热乎乎的汤，不仅能给身体提供一定的水分，还有驱寒的作用，尤其适合风寒感冒型的孕妈妈食用。

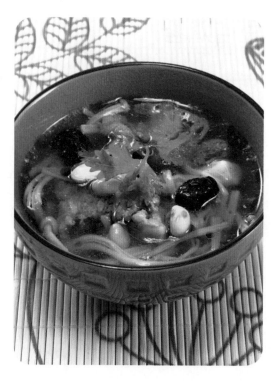

海鲜酿南瓜

■ **材料**：南瓜 600 克，净虾仁、干贝、海参各 100 克，鸡蛋 1 个（取蛋清），盐、干淀粉各适量。

■ **做法**：

1. 虾仁挑出虾线，洗净；干贝泡发后洗净；海参洗净；南瓜洗净后切成菱形块。

2. 将虾仁、干贝、海参剁成泥，加入鸡蛋清、盐、干淀粉搅拌均匀，制成三鲜泥，然后挤成小丸子备用。

3. 在每块南瓜上挖出一个 1 厘米深的圆洞，酿入小丸子，放入蒸锅中蒸至南瓜熟透后即可。

| 营养小课堂

　　海参有安胎利产的作用，而且此菜中的虾仁、干贝等水产品中也含有丰富的蛋白质，对增强孕妈妈的体力有好处。

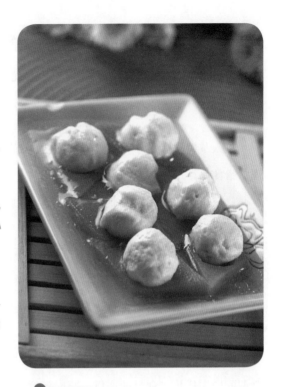

姜枣桃仁粥

■ **材料**：糯米 60 克，核桃仁 20 克，红枣 10 颗，姜 15 克，红糖 2 大匙。

■ **做法**：

1. 糯米洗净，用清水泡发 30 分钟；红枣洗净，用清水泡发 2 个小时。

2. 姜洗净，去皮，切成片，备用。

3. 锅中放入糯米，倒入适量清水，以大火煮沸。

4. 原锅加入姜片、红枣、核桃仁，改小火慢炖 30 分钟（糯米有黏性，易粘锅，煮时要多次搅动），最后加入红糖调匀，即可盛出。

| 营养小课堂

　　糯米营养丰富，对一些因脾胃虚寒引起的食欲不佳、腹胀腹泻以及气虚引起的汗虚、气短无力等症有一定的改善作用。

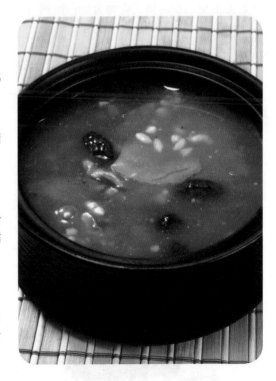

孕3月 少食多餐，保证食物多样化

进入孕期的第3个月，许多孕妈妈仍然有明显的早孕反应，但只要在心理上积极应对，再加上合理的膳食营养，就能够轻松克服。

本月饮食要点

本月胎宝宝体积尚小，所需的营养还不是很多，但孕妈妈要注重所补充营养素的质量。另外，本月也是孕妈妈自身补充营养的关键时期。

在饮食上，孕妈妈要坚持少食多餐，膳食调配应多样化，食材的选择上要以新鲜、清淡、易消化、少油腻的食物为主，做到营养丰富、全面。

本月是胎宝宝脑组织细胞增殖的激增期，也是成长发育的关键阶段，孕妈妈可以适当地多吃富含DHA、胆碱的海产品以及花生等健脑食物。

孕妈妈如果胃口好转，可适当加重饭菜滋味，以增进食欲，但仍应忌食过于辛辣、咸、冷的食物。

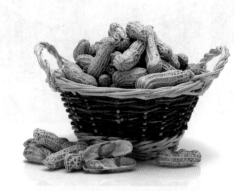

饮食细节与禁忌

▶▶ 控制盐的摄入量

孕妈妈吃过咸的食物不仅对自身健康有害，对胎宝宝的生长发育也不利。因为怀孕期间，相

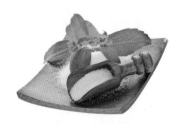

比普通女性，孕妈妈生理上已经发生了一些特殊的变化，此时如进食过咸，容易引起体内水钠潴留，进而出现水肿，增加心脏和肾脏的负

孕期生活情报站

孕妈妈喝牛奶的妙招

牛奶及奶制品是孕妈妈在整个孕期的必需食物之一，但有些孕妈妈喝牛奶后会觉得胃里不舒服，这类孕妈妈应该如何喝牛奶呢？可以试试下面的办法：主食垫底，不空腹喝牛奶，可先吃些易消化的主食；化整为零，把牛奶分成数次喝，每次只喝一点儿；用酸奶替代鲜奶，也是一个不错的选择。

担，甚至会严重损害孕妈妈的心肾功能，还可能诱发妊娠期高血压疾病。因此，孕妈妈必须限制食盐的摄入量。

但这并不意味着孕妈妈吃得越淡越好。如果孕妈妈饮食中摄取盐分过少，甚至几乎没有盐，就容易引发肌肉痉挛、恶心、抵抗力降低等问题，胎宝宝的生长发育也将深受其害。专家指出，对孕妈妈来说，饮食可稍淡些，每日食盐不超过5克即可。

▶▶ 要注意预防腹泻

引起腹泻的致病微生物一般有沙门菌、痢疾杆菌、病毒等。另外，有一种李斯特菌，也是造成腹泻的常见菌，孕妈妈一旦感染，可导致流产或早产，所以，孕妈妈一定要注意预防腹泻。

在日常饮食中，孕妈妈要避免食用软奶酪、未充分加热的鸡肉、巴氏消毒奶、未充分加热的牛羊排、冻猪舌等，尤其不可食用冰箱内长时间贮存的食物，而应尽量食用新鲜蔬果、肉类等食物。

▶▶ 孕期适量吃粗粮更健康

对于孕妈妈来说，适当补充粗粮，不但能补充细粮中所没有的营养，而且由于粗粮里的膳食纤维可降低血浆胆固醇的水平，适当补

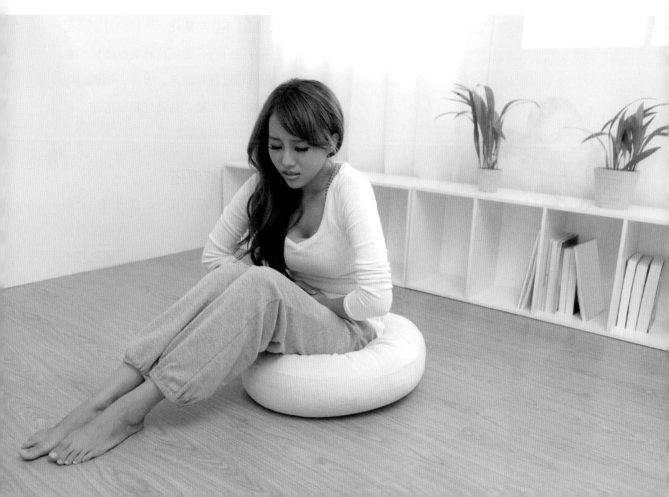

充粗粮还能降低餐后血糖和血胰岛素升高的反应，促进肠胃蠕动、帮助消化，可以防止孕期便秘。适合孕妈妈吃的粗粮主要有以下几种。

玉米：含有丰富的不饱和脂肪酸、淀粉、胡萝卜素、无机盐、镁等多种营养成分；玉米油富含维生素E、维生素A、卵磷脂及镁等营养素。孕妈妈经常食用玉米制作的食物，可以加强胃肠蠕动，促进身体新陈代谢，加速体内废物排泄。

甘薯及其他薯类：所含的氨基酸、维生素远远高于细粮，而且其富含淀粉和钙、铁等无机盐。此外，甘薯中还含有一种类似于雌激素的物质，孕妈妈经常食用，能令皮肤白皙、娇嫩。

各种豆类：大豆、绿豆、黑豆、红豆、芸豆、豌豆等豆类，都富含膳食纤维，具有良好的润肠通便、降压、降脂、调节血糖、预防结石等作用。

糙米：其胚芽含有蛋白质、维生素及锌、铁、镁、磷等无机盐，都是孕妈妈每天需要摄取的营养素。

荞麦：含有其他谷物不具有的叶绿素和芦丁，还富含B族维生素，可为孕

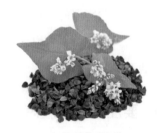

妈妈提供大量营养；其中丰富的赖氨酸成分还能促进胎宝宝发育，增强孕妈妈的免疫力。

不过，粗粮不容易消化，孕妈妈过多食用会影响身体对蛋白质、无机盐和某些微量元素的吸收，从而导致营养缺乏，因此，孕妈妈应控制每天粗粮的摄入量，且最好粗细搭配，粗粮与细粮比例以6∶4较为适宜。

▶▶ 这些食物不能混搭

有些食物是不宜搭配在一起食用的，否则可能引起孕妈妈身体不适，甚至还有可能引发其他的严重问题。孕妈妈要注意，下面这几种食物不宜搭配在一起吃。

鸡蛋+豆浆：会降低蛋白质吸收

豆浆中含有胰蛋白酶；鸡蛋清里含有黏性蛋白，与豆浆中的胰蛋白酶结合，会降低人体对蛋白质的吸收率。

牛奶+巧克力：容易发生腹泻

牛奶中蛋白质和钙含量丰富；巧克力中含草酸。二者搭配在一起食用，其中的钙会与草酸结合成一种不溶于水的草酸钙，不但影响吸收，还易引发腹泻等症状。

萝卜+橘子：易诱发甲状腺肿大

萝卜经代谢后会产生硫氰酸，这是一种抗甲状腺的物质。橘子、苹果等水果中的类黄酮物质在肠道内被细菌分解，转化成羟基苯甲酸等，可加强硫氰酸抑制甲状腺的功能，进而诱发甲状腺肿大。

菠菜+豆腐：易患结石症

豆腐里含有氯化镁、硫酸钙；菠菜中含有草酸。二者同食，可生成草酸镁和草酸钙，不能被人体吸收，而且还易引发结石症。

小葱+豆腐：影响钙吸收

二者同食后，会生成白色沉淀物，即草酸钙，影响人体对钙的吸收。

茶叶+鸡蛋：影响铁的消化和吸收

茶叶中除含生物碱外，还含有酸性物质，一旦与鸡蛋中的铁元素结合，对胃有刺激作用，且不利于孕妈妈对铁的消化吸收。

▌一日营养方案

餐次	套餐方案
早餐	花卷（或豆包）1个，米粥1碗，鸡蛋1个，青菜适量
加餐	牛奶1杯，消化饼干2片，苹果1个
午餐	炒青菜1小盘，凉拌蔬菜1小盘，肉菜1小盘，汤1小碗，米饭1碗
加餐	全麦饼干2片，鲜榨果汁1杯
晚餐	蔬菜炖豆腐1小碗，蒸海鱼1小盘，米饭适量

四季豆瘦肉汤

■材料：四季豆 100 克，瘦肉 200 克，脊骨 150 克，姜、枸杞子、盐各适量。

■做法：

1. 将瘦肉切块；脊骨剁块；姜去皮，切片，备用。
2. 煲内烧水，待水沸时，放入瘦肉块、脊骨块汆烫一下，取出并洗净血水，备用。
3. 取砂煲，放入四季豆、瘦肉块、脊骨块、姜片、枸杞子，加入清水，慢火煲 2 个小时后调入盐即可。

营养小课堂

　　四季豆健脾化湿，有补益脾胃的作用。猪瘦肉和猪脊骨不仅补虚益气，还有强筋健骨的作用，对孕妈妈的健康有益。

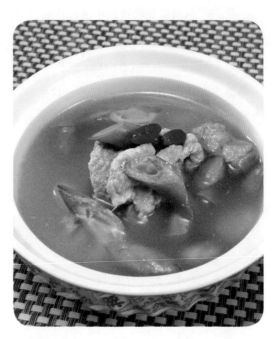

白菜猪肉汤

■材料：猪肉 400 克，白菜、娃娃菜各 100 克，姜 4 片，青椒丝、红椒丝各适量，盐 1 小匙，香油少许。

■做法：

1. 白菜洗净切片；娃娃菜洗净，切长条。
2. 猪肉洗净，汆烫去除血水，再放入沸水中，加姜片及料酒煮 5 分钟，捞出切片。
3. 先将白菜片放入肉汤内，再加入猪肉片、娃娃菜条同煮。
4. 加盐调味，拣除姜片，撒上青椒丝、红椒丝，淋香油即可。

营养小课堂

　　这道菜可为人体补充蛋白质、维生素等多种营养成分，有利于孕妈妈补充营养及胎宝宝发育。

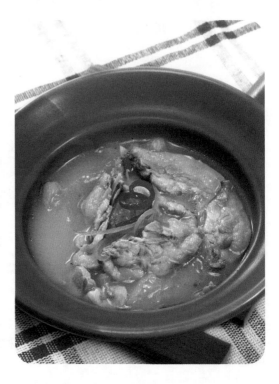

芦笋香菇炒肉丝

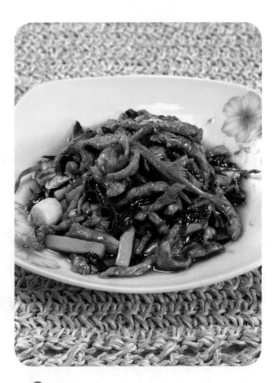

- **材料**：芦笋段 250 克，猪瘦肉 150 克，水发香菇
  4 ~ 5 朵，姜丝、葱段、盐、酱油、干淀粉、水淀粉
  各适量。

- **做法**：

  1. 香菇洗净，切条；猪瘦肉切丝，加植物油、酱油、
  干淀粉拌匀，腌渍 10 ~ 15 分钟。

  2. 油锅烧热，下姜丝炒香，再放肉丝炒至八成熟，
  捞出沥干油分；烧热余油，放入芦笋段、香菇条、
  盐同炒，加少量水焖 2 分钟，加入肉丝、葱段同炒
  至熟透，用水淀粉勾薄芡出锅装盘即可。

营养小课堂

　　芦笋所含的多种维生素以及微量元素的质量都优
于普通蔬菜，孕妈妈经常食用，可有效补充孕期所需
营养。

腰花爆香菇虾仁

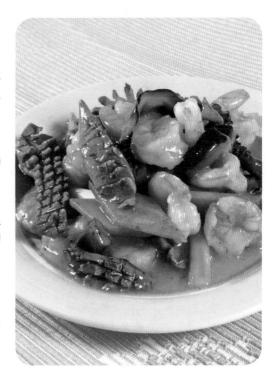

- **材料**：猪腰、虾仁各 100 克，香菇、胡萝卜、芦笋各
  50 克，红椒片、姜末、蒜末、料酒、蚝油、水淀粉各
  适量。

- **做法**：

  1. 香菇切块，胡萝卜切片，芦笋切段，均入沸水锅
  汆烫，沥干后备用；虾仁洗净；猪腰去白筋洗净，
  先切花再切片，汆烫后沥干，备用。

  2. 油锅烧热，放入姜末、蒜末与红椒片炒香，加入
  除水淀粉外的其余材料拌炒至熟，最后加水淀粉勾
  芡、收汁即可。

营养小课堂

　　这道菜荤素搭配，原料众多，营养比较丰富和全
面。因猪腰腥膻味较重，所以需用料酒烹饪以去腥，
平时烹调孕妈妈要少用料酒。

营养食谱推荐

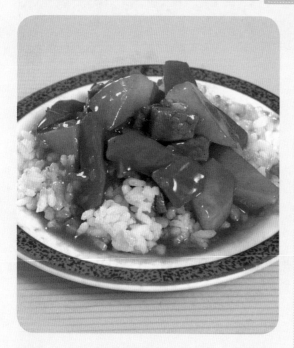

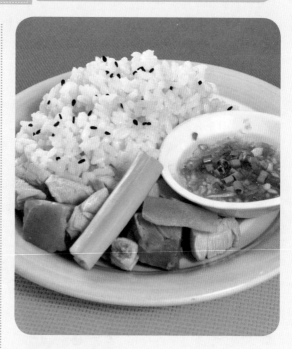

萝卜牛腩盖饭

■ 材料：牛腩 100 克，蒜片、胡萝卜、白萝卜、米饭、牛肉高汤、盐、番茄酱各适量。

■ 做法：

1. 胡萝卜、白萝卜分别洗净，切滚刀块；牛腩洗净，切块。

2. 锅置火上，放入少量色拉油烧热，加入蒜片爆香，加入胡萝卜块、白萝卜块翻炒，接着加入牛腩块炒 5 分钟左右，再加入番茄酱拌炒均匀。

3. 加牛肉高汤，沸腾后转小火炖煮至牛腩熟，用盐调味，盛出浇在饭上即可。

营养小课堂

牛肉味道鲜美，享有"肉中骄子"的美誉，其中的磷、铁、锌的成分也很多，有较强的补血作用，很适合孕妈妈食用。

海南鸡饭

■ 材料：米饭 200 克，鸡腿块 100 克，蒜末 1 大匙，葱段、姜片各少许，熟黑芝麻、盐、葱姜汁各适量。

■ 做法：

1. 鸡腿块汆烫后去除血水。

2. 锅中放入鸡腿块及葱段、姜片、适量水煮熟，关火，浸泡至汤汁稍凉时取出鸡腿块，鸡汤留下。

3. 油锅烧热，炒香蒜末，再倒入鸡汤进行翻炒；鸡块放盘内，一旁盛入米饭，并在米饭上撒熟黑芝麻；另将葱姜汁放在小碟内，倒入 2 大匙热油后，加盐调匀，供蘸食鸡腿块时使用。

营养小课堂

鸡肉肉质细嫩、味道鲜美，适合多种烹调方法，不但适于热炒、炖汤，而且还是比较适合冷食凉拌的肉类之一。

莲藕紫菜煲猪肉

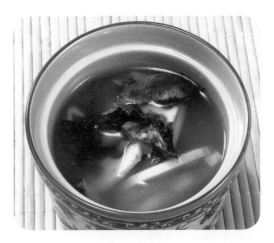

- **材料**：莲藕 400 克，猪肉块 300 克，紫菜 20 克，姜 2 片，盐适量。
- **做法**：

    1. 将猪肉块汆烫后捞出，沥干。

    2. 紫菜泡水 3 分钟，去除杂质；莲藕洗净，去皮，切片备用。

    3. 煲锅中加水煮开，加入除盐之外的所有材料以大火煮滚，改中火继续煲 2 个小时，加盐调味即可。

大虾白萝卜汤

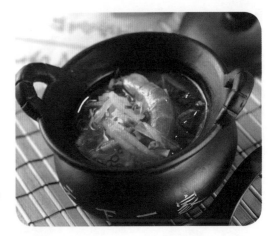

- **材料**：净虾 4 只，白萝卜 300 克，盐、高汤、葱花、香油各适量。
- **做法**：

    1. 白萝卜去皮，洗净后切丝，与虾一同汆烫至熟，捞出备用。

    2. 油锅烧热，倒入高汤，放入虾、白萝卜丝煮 4 分钟，再加入盐烧沸，撇去浮沫，淋上香油、撒上葱花即可。

芋头鸭肉汤

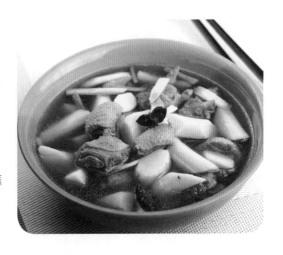

- **材料**：鸭肉块 300 克，芋头块 250 克，蒜苗段 50 克，姜片、蒜片、盐、酱油、大料各适量。
- **做法**：

    1. 油锅烧热，下入鸭肉块炒至变色。

    2. 另取锅，放入清水、大料，煮沸后放入鸭肉块、芋头块、姜片、蒜片、酱油续煮约 30 分钟，加入蒜苗段、盐调味即可。

干贝蔬菜粥

■ **材料**：大米 160 克，空心菜适量，干贝 4 个，盐半小匙。

■ **做法**：

1. 干贝放在水中浸泡至软，浸泡干贝的水留下，煮粥时可放入。

2. 空心菜择洗净，沥干备用。

3. 大米洗净，沥干，拌入盐及油腌 20 分钟。

4. 将做法 1 中的水放煲内煮开，放入大米及干贝煮开，改用中火，将锅盖半盖，煲 45 ～ 50 分钟至白粥绵滑。

5. 放入空心菜，加入适量盐调味即可食用。

▌营养小课堂

干贝又称瑶柱，具有平肝化痰、补肾清热的作用，用其煮大米粥，香气浓郁、柔软可口。

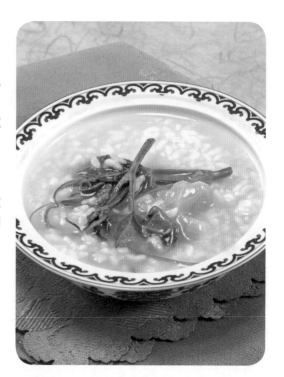

丝瓜排骨粥

■ **材料**：大米 1 杯，花生 60 克，排骨、丝瓜块各 150 克，葱花、盐各少许。

■ **做法**：

1. 大米洗净，沥干，拌入盐和适量油，腌渍一会；排骨剁块，汆烫，沥干。

2. 将花生、排骨块放入煲中，大火煮开，转小火煲 30 分钟，再加大米煲成粥。

3. 油锅烧热，放入丝瓜块炒香，倒入粥内煲熟。

4. 放盐拌匀，最后撒上葱花即可出锅食用。

▌营养小课堂

丝瓜清淡爽口，是夏季解暑消暑的时蔬之一，含有多种维生素，比如 B 族维生素、维生素 C 等，营养价值很高。

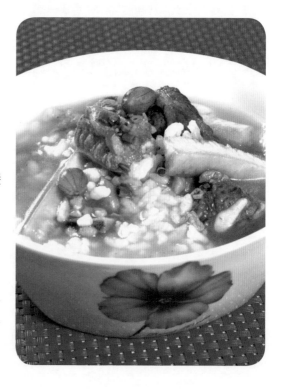

吉祥三宝

- **材料**：豆腐干、白萝卜各 150 克，花生米、白糖各适量，香油、盐各少许。
- **做法**：

  1. 豆腐干、白萝卜分别用清水洗净，均切成丁，入沸水锅中余烫，捞出沥干，然后与花生米一起装盘，备用。

  2. 用盐、白糖、香油调成味汁，淋入盘中拌匀即可。

营养小课堂

因豆腐含有植物蛋白，过量食用会引起消化不良，而萝卜特别是白萝卜的助消化功能比较强，因此二者适宜同食。

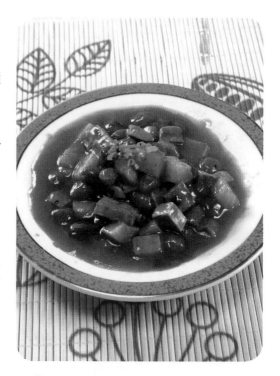

冬瓜烧油菜

- **材料**：冬瓜 100 克，火腿 50 克，虾仁 30 克，油菜 3 颗，蒜末、姜末、盐各适量，白糖少许。
- **做法**：

  1. 火腿切成片；冬瓜去皮，切厚片，备用。

  2. 油菜择洗干净，然后一切两半，备用。

  3. 虾仁用清水泡好。

  4. 锅置火上，下入油烧热，加入姜末、蒜末炒香，添适量清水，下入火腿片、虾仁、冬瓜片、油菜，烧至熟后加盐、白糖调味即可出锅装盘。

营养小课堂

冬瓜若与火腿搭配食用，可以为孕妈妈提供丰富的蛋白质、脂肪、维生素C和钙、磷、钾、锌等无机盐。

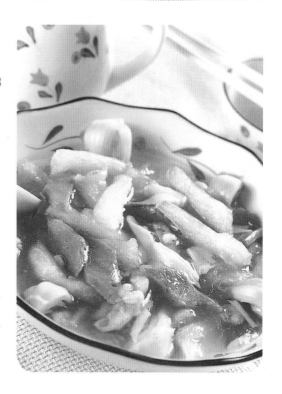

魔芋炒西兰花

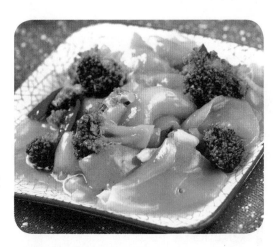

■ **材料**:西兰花朵、魔芋卷各250克,蒜末、红椒片、盐、白糖各适量。

■ **做法**:

1.油锅烧热,放入蒜末、红椒片炒香,加入西兰花朵、魔芋卷,大火快炒至软。

2.最后加入盐、白糖以及少许水,改小火炒至熟软即可盛起。

黄瓜素炒青豆

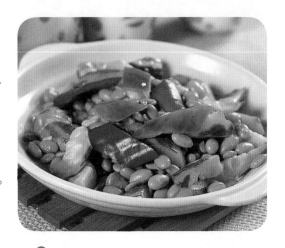

■ **材料**:黄瓜块150克,青豆100克,青椒片、红椒片、葱花、蒜末、清汤、盐各适量。

■ **做法**:

1.油锅烧热,放入葱花、蒜末爆香,再放入青豆、黄瓜块、青椒片、红椒片翻炒均匀。

2.下清汤、盐调味,翻炒片刻,待炒熟后即可出锅装盘。

素炒三丁

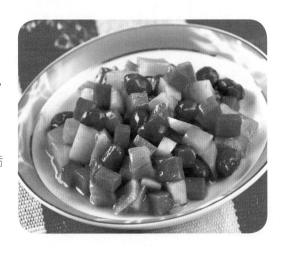

■ **材料**:炸花生米80克,莴笋、白萝卜、胡萝卜各50克,姜末10克,盐、白糖、水淀粉各适量。

■ **做法**:

1.三种蔬菜分别洗净、切丁,汆烫后捞出沥干。

2.油锅烧热,放入除水淀粉之外的材料翻炒,最后用水淀粉勾芡即可食用。

豆芽拌紫甘蓝

■ **材料**：绿豆芽、青椒各 100 克，紫甘蓝 300 克，盐、香油、醋、白糖各适量。

■ **做法**：

1. 绿豆芽洗净沥水备用；紫甘蓝洗净切丝备用；青椒洗净切丝备用。

2. 将紫甘蓝、绿豆芽、青椒丝放入开水中汆烫，1 分钟后捞出过凉水。

3. 将做法 2 中的食材加盐、香油、醋、白糖拌匀，装盘即可。

营养小课堂

　　紫甘蓝富含叶酸，孕妈妈宜经常食用。另外，紫甘蓝还有镇定、保胎的作用。

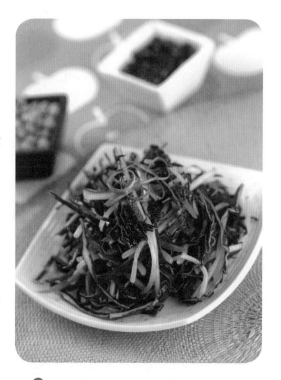

香煮鲈鱼

■ **材料**：鲈鱼 1 条，豆芽、芹菜段、香椿苗、葱段、姜末、蒜末各适量，黑芝麻少许，鸡蛋 1 个（取蛋清），盐、胡椒粉、料酒、水淀粉、干辣椒各少许。

■ **做法**：

1. 鲈鱼洗净去掉头、尾、皮、骨，鱼肉切成片，加入盐、料酒、鸡蛋清、水淀粉搅拌均匀；鲈鱼头、尾和骨头加入料酒腌 5 分钟。

2. 锅中加水烧开，加入料酒、葱段、姜末、胡椒粉，放入豆芽、芹菜段、鱼头、鱼尾和骨头，煮 4 分钟捞出放入碗中；鱼片烫熟后同样放入碗中，撒上黑芝麻、蒜末、干辣椒，浇少许热油，撒上香椿苗即可。

营养小课堂

　　鲈鱼肉质白嫩、清香，是一种既补身又不会造成营养过剩的食物，非常适合孕妈妈食用。

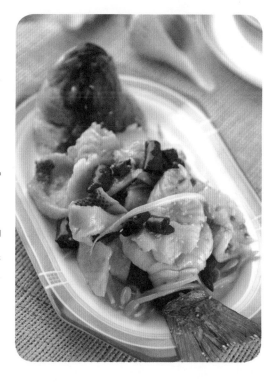

榨菜肉片酸菜汤

■材料：酸菜 100 克，红椒 2 个，榨菜、猪肉各 50 克，葱花少许，盐、胡椒粉各适量。

■做法：

　1. 将酸菜洗净，切丝，挤干水分；红椒洗净，切小块；猪肉洗净，切片。

　2. 榨菜切条，放入沸水中煮去盐分，捞出冲凉备用。

　3. 油锅烧热，下入葱花炒香，加猪肉片、榨菜条、酸菜丝炒匀，加适量清水，将红椒块下锅至煮沸后，入调料，煮沸 10 分钟后离火即可。

营养小课堂

　　酸菜具有促进食欲、健脾开胃之功效，并可促进钙、磷等元素的吸收，非常适合食欲不好的孕妈妈食用。

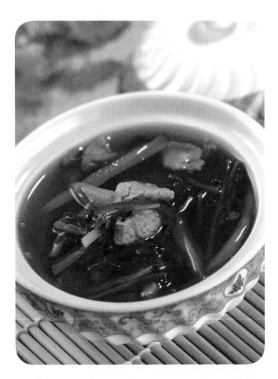

什锦沙拉

■材料：胡萝卜 120 克，土豆 150 克，小黄瓜 100 克，火腿 40 克，鸡蛋 1 个，白糖、盐、沙拉酱各适量。

■做法：

　1. 将胡萝卜洗净煮熟后切小块状；土豆洗净去皮切片，煮 10 分钟后捞出压成泥状；鸡蛋煮熟，蛋白切粒，蛋黄压碎；黄瓜洗净切小块，用少许盐腌渍 10 分钟；火腿切成小块。

　2. 将土豆泥拌入胡萝卜块、黄瓜块、火腿块及蛋白块，最后放入白糖、沙拉酱拌匀，撒上碎蛋黄即可。

营养小课堂

　　这道菜由多种原料组成，具有丰富的营养，富含多种维生素、矿物质和蛋白质，口味清淡，容易消化，特别适合怀孕早期胃口不佳的孕妈妈食用。

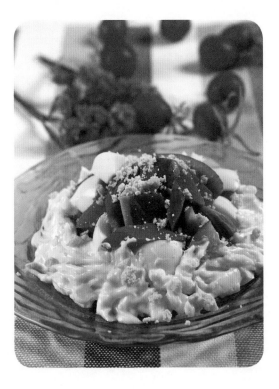

豆豉蒸鳕鱼

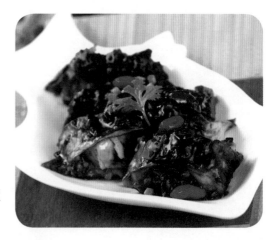

- **材料**：鳕鱼肉1段（约400克），豆豉15克，姜丝、葱丝各适量，料酒、盐各少许。
- **做法**：

  1. 鱼肉洗净，沥去水分，抹上盐，装入盘内。

  2. 将豆豉均匀地撒在鳕鱼肉上，再撒上葱丝、姜丝，加入料酒稍腌渍。

  3. 锅中加水煮开，放入装鳕鱼肉的盘，隔水以大火蒸6分钟即可。

油菜炖豆腐

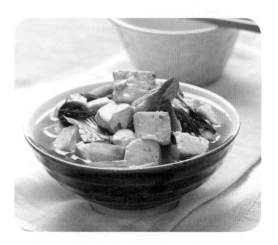

- **材料**：老豆腐500克，油菜300克，姜末、蒜片、盐、鸡精各适量。
- **做法**：

  1. 油菜洗净，叶、帮分离，叶子一切二，帮对半切块；老豆腐洗净切块，备用。

  2. 油锅烧热，放入姜末、蒜片、豆腐块，小火煎至豆腐金黄。改中火，放入油菜帮、盐及鸡精，翻炒均匀，加入清水，中火炖1分钟左右加入油菜叶，炒至断生即可。

五仁红枣糕

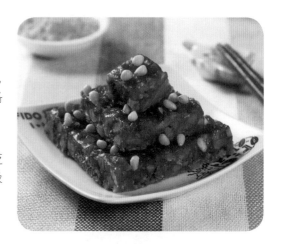

- **材料**：红枣（去皮去核）300克，糯米、薏米各50克，枸杞子、核桃仁、花生仁、葡萄干、黑芝麻、松子各30克，低筋面粉适量，红糖少许。
- **做法**：

  1. 红枣与枸杞子、花生仁、核桃仁、葡萄干、黑芝麻一同剁碎。加入糯米、薏米、低筋面粉、红糖及少许水拌匀，蒸20分钟。

  2. 再焖10分钟后，将松子摆上，冷却切片即可。

西葫芦松子肉丁

■材料：西葫芦1个，瘦肉180克，蒜蓉1小匙，松子1大匙，生抽1小匙，白糖、淀粉各适量。

■做法：

1.西葫芦去皮及瓤，洗净切小粒；瘦肉切小粒，加所有调料略腌；松子以清洁湿布抹过备用。

2.油锅烧热，炒熟西葫芦粒盛起，再烧热锅，下油，爆香蒜蓉，下瘦肉粒，炒香至熟，西葫芦粒再回锅，下松子炒熟拌匀即可。。

营养小课堂

　　西葫芦具有清热利尿、除烦止渴、消肿散结的作用，可帮助孕妈妈消除孕期水肿。再加上它富含蛋白质、脂肪等多种营养成分，是一种非常适合孕期食用的食材。

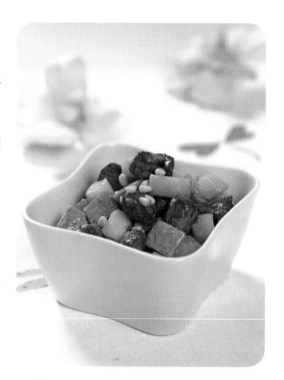

口蘑烧茄子

■材料：紫皮长茄子300克，口蘑、毛豆各50克，大蒜2瓣，盐1小匙，生抽半小匙，清汤、水淀粉各适量。

■做法：

1.将茄子洗净，削去皮，切成拇指肚大小的丁；毛豆用开水汆烫至熟，去掉豆荚；口蘑、蒜均洗净切片，备用。

2.锅内加油烧热，放入蒜片、茄丁，中火炒至茄子变软，再加入口蘑片、毛豆，注入清汤，调入盐、生抽，小火烧透后用水淀粉勾芡即可。

营养小课堂

　　茄子，尤其是紫茄子含蛋白质、维生素、钙、铁等多种营养成分，可以为孕妈妈提供身体所需的营养素，孕妈妈适量食用，对自己的健康和胎宝宝的发育都有好处。

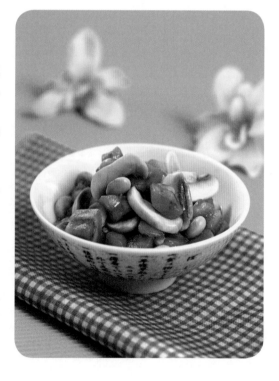

黄瓜炒鱿鱼

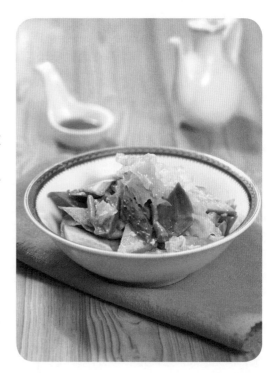

- **材料**：黄瓜 200 克，银耳 25 克，干鱿鱼 100 克，姜片、蒜蓉、盐各少许。

- **做法**：

  1. 黄瓜洗净切片；银耳浸泡后沥干水分；鱿鱼浸软切片。

  2. 将黄瓜片、银耳先炒熟装起，再用姜片、蒜蓉炒鱿鱼片，最后把黄瓜片、银耳重新倒进锅里炒匀，加盐调味即可。

▌营养小课堂

　　这道菜富含维生素，不仅有美容的作用，还能淡化妊娠引起的色素沉着，适合有妊娠纹的孕妈妈食用。另外，该菜色味俱佳，对食欲差的孕妈妈来说，不失为一道开胃佳肴。

苹果虾仁

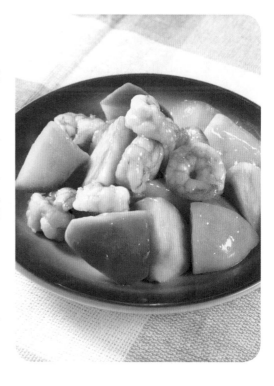

- **材料**：虾仁 300 克，苹果 1 个，姜少许，鸡蛋 1 个（取蛋清），水淀粉适量，盐少许。

- **做法**：

  1. 虾仁去泥肠，放少许盐腌渍一会儿，然后再加入鸡蛋清与水淀粉搅拌均匀，备用；姜去皮，切末。

  2. 油锅烧热，放入姜末、虾仁炒至七分熟，捞起备用。

  3. 将苹果洗净，切块（注意：苹果不要先切好，以免放置过久引起苹果块表面氧化），放入锅中，先用水淀粉勾芡，再倒入虾仁，炒到入味即可。

▌营养小课堂

　　虾肉质松软，易于消化，能够增强人体的免疫力，是公认的营养食物。此外，虾含有丰富的钙、锌等微量元素，孕妈妈适量多吃一些虾或虾皮，能够促进胎宝宝的脑部和骨骼发育。

孕4月 趁着胃口大开，适当增加食量

从孕4月开始，孕妈妈的肚子就会渐渐隆起了，早孕反应也逐渐减轻和消失，胃口一下子变得非常好。此时，孕妈妈应该抓紧时机，好好利用这段时间，多吃点儿爱吃的食物，加强营养，增强体质，以便为将来分娩和产后哺乳做准备。

▌ 本月饮食要点

🍅 粗细搭配、荤素搭配。本月孕妈妈由于孕早期的不适基本消失，饮食情况大有改善，因此膳食不要吃得过精，宜粗细搭配、荤素搭配，以免造成某些营养素吸收不够。

☕ 应增加主食的摄入。主食应选用标准米、面，也可食用小米、玉米、燕麦片等粗粮，但不要一次吃得过多、过饱，也应经常调换品种，避免一连几天大量食用同一种食品。

🍽 增加动物性食物摄入。动物性食物中富含的优质蛋白质可以供给胎宝宝生长发育和维护孕妈妈健康所需的营养。

☕ 注意补充海产类食物。进入本月，胎宝宝的甲状腺开始制造自己的激素了，而碘是保证甲状腺正常发挥功能的重要营养素。如果孕妈妈

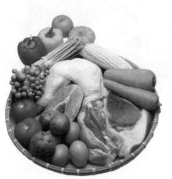

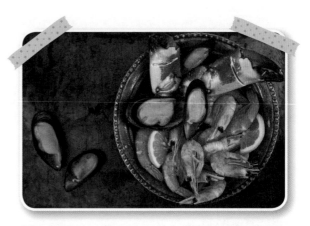

摄入碘不足，那么胎宝宝出生后就易出现甲状腺功能低下的情况，会影响新生宝宝大脑的发育。孕妈妈在平时应经常食用鱼类、贝类和海藻等食物，每周可以吃2～3次。这些食物都是含碘丰富的食物，但每次的食用量不宜过大。

▌ 饮食细节与禁忌

▶▶ 孕妈妈要少吃精制主食

有的孕妈妈不爱吃粗粮，只爱吃那些精米精面等细粮，但细粮由于加工方法过于精细，导致其中某些营养成分有所缺失，长期食用，易引起孕妈妈营养素摄取不足，尤其是引起微

量元素和维生素的缺乏，而微量元素为人体所必需，对孕妈妈和胎宝宝来说都极为重要。孕妈妈如果缺乏微量元素，可能会引起早产、流产、死胎、畸胎等严重的后果。所以，孕妈妈在日常生活中应尽量食用"完整食品"，即未经过加工或部分经过精细加工的食品，这样的食物营养更为丰富，尤其是微量元素更丰富。

▶▶ 进食要细嚼慢咽

进入孕期后，孕妈妈的胃肠、胆囊等消化器官能力逐步减弱，肌肉的蠕动也变得很慢了，消化腺的分泌也有所改变。这时，孕妈妈吃东西应尽可能地多咀嚼，做到细嚼慢咽。把食物嚼得很细，能使唾液与食物充分混合，还能更好地刺激消化器官分泌消化液，从而促进消化，吸收食物中的营养。

▶▶ 进食豆类食品不可过量

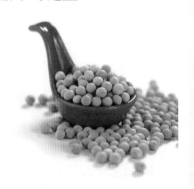

我国的传统饮食讲究"五谷宜为养，失豆则不良"，即豆类在饮食结构中不可或缺。富含蛋白质的豆类对于孕妈妈来说，是非常具有营养价值的食品。与肉类相比，其热量和饱和脂肪酸含量不多，而膳食纤维量则更多，有助于孕妈妈预防便秘。同时，豆类食品中丰富的亚油酸和磷脂对人体非常有益，还能促进胎宝宝神经发育。亚油酸还可降低血中胆固醇，有助于孕妈妈预防妊娠期高血压疾病。但孕妈妈食用豆类食物也不可过量。

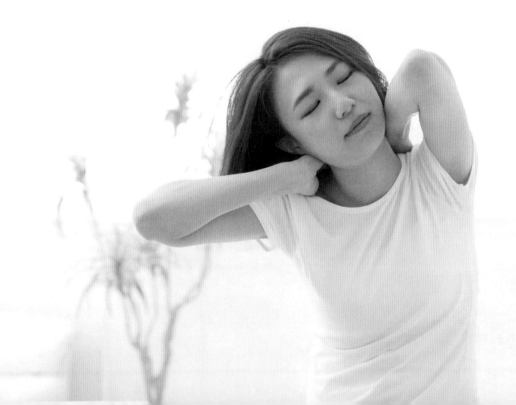

▶▶ 饮料不能代替白开水

有些孕妈妈认为饮料既能解渴，又能增加营养，因而常用饮料来代替白开水，其实是错误的。因为各种果汁、饮料中都含有较多的糖分及其他添加剂，如果饮用过多，饮料长时间在胃里停留，就会对胃产生不良刺激，影响消化和食欲，还会增加肾脏的排泄负担。饮料中过多的糖分还容易引起孕妈妈肥胖。

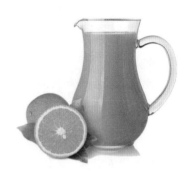

▶▶ 这些食物能让孕妈妈"百病不侵"

富含维生素C的果蔬

调查发现，每天从食物中摄取维生素C较少的孕妈妈，发生先兆子痫的概率是健康孕妈妈的2～4倍。因此，孕妈妈应注意摄取富含维生素C的新鲜蔬果。

冬瓜

冬瓜性寒味甘，水分丰富，具有止渴利尿的作用。用冬瓜和鲤鱼一起熬汤，对缓解孕期下肢水肿有良好的作用。

南瓜

南瓜营养极为丰富，孕妈妈食用南瓜，不仅能促进胎宝宝的脑细胞发育，增强其活力，还可防治妊娠水肿、妊娠期高血压疾病等孕期并发症。

葵花子

葵花子富含维生素E，孕妈妈如果缺乏维生素E，容易引起胎

孕期生活情报站

豆浆、牛奶交替饮用更有营养

科学饮食，讲究食物互补和总体平衡。牛奶和豆浆也是如此，二者有许多相似的营养特点，但不能互相替代和做简单比较。比如，牛奶含钙高，但含铁量低；豆浆含铁高，但含钙量低。所以，孕妈妈应既喝牛奶，又喝豆浆，两种食物交替饮用，可取长补短，互补营养上的不足。

动不安或流产后不易再孕。所以，孕妈妈应多吃一些富含维生素E
的食物，既可满足营养需要，又有助于安胎。

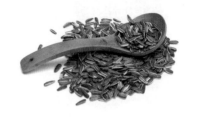

动物肝脏

孕期，孕妈妈的血容量比孕前增加，血液被稀释，容易出现生
理性贫血，但孕妈妈和胎宝宝都需要铁，一旦缺乏，容易患孕期贫
血或引起早产。所以，在孕期一定要注意摄取富含铁的食物，各种动物肝脏铁含量较高，孕妈妈要
常吃，以每周一次为宜。

蜂蜜

孕妈妈在睡前饮一杯蜂蜜水，可缓解多梦易醒、睡眠不香等不
适，改善睡眠质量；上午或下午喝水时加入数滴蜂蜜，还能有助于
预防便秘。

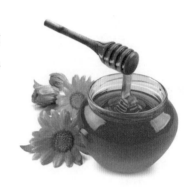

▌一日营养方案

餐次	套餐方案
早餐	面条1碗，豆包1个，鸡蛋1个，蔬菜适量
加餐	牛奶1杯，饼干2片，水果1个
午餐	瘦肉炒蔬菜、凉拌西红柿、炖豆腐各1小盘，米饭适量
加餐	全麦饼干2片，果汁1杯
晚餐	鸡蛋炒蔬菜、海鲜炒菜各1小盘，肉末粥1小碗，花卷1个

黄瓜烧香菇

■ **材料**：黄瓜 1 根，香菇 5 朵，葱半根，酱油 2 大匙。

■ **做法**：

1. 黄瓜削皮，对半剖开，挖除瓜籽，切大块。

2. 香菇用冷水泡软，切片，备用。

3. 葱洗净，切花。

4. 净锅烧热，倒入 1 大匙油，放入香菇片及黄瓜块翻炒几下，加入酱油调味，再煮 12 ~ 15 分钟后至黄瓜块、香菇片软一点儿，撒入葱花即可。

营养小课堂

　　孕妈妈在怀孕期间食用适量的香菇，除了可以提升母体与胎宝宝的免疫力，还有抗老化和降低胆固醇等多种好处。

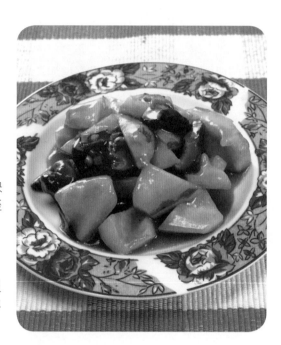

菌菇炒面

■ **材料**：金针菇、水发黑木耳各 100 克，青豆 20 克，面条 500 克，牛奶、酱油、盐各适量。

■ **做法**：

1. 金针菇切除根部，洗净；黑木耳洗净，切成细丝，备用；面条放入沸水中煮至八成熟，捞出。

2. 青豆汆烫至八成熟捞出。

3. 锅中倒入适量油烧热，加入金针菇、黑木耳丝炒香，然后加入牛奶、酱油、盐及清水煮沸。

4. 再加入面条、青豆炒至汤汁略微收干，装盘即可。

营养小课堂

　　体质燥热者适宜食用此面食，因其具有清热润燥的作用。注意肾功能不全者不适宜食用此面。

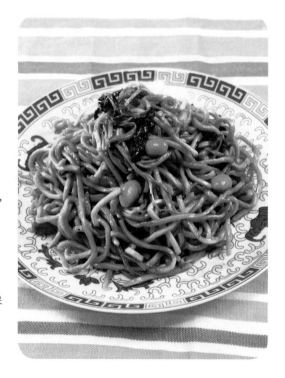

烩海参

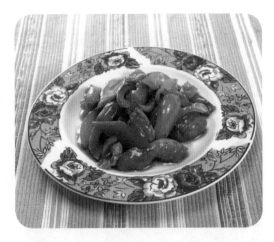

■ **材料**：海参块 300 克，青椒片 80 克，胡萝卜片、姜片、葱段、蒜末、蚝油、白砂糖、盐、香油各适量，高汤 100 毫升，水淀粉 2 小匙。

■ **做法**：

　1. 海参块氽烫，捞出沥干；爆香姜片、葱段、蒜末，再加入青椒片、胡萝卜片、海参块略炒。

　2. 加入其余材料煮熟后用水淀粉勾芡。

竹笋炒香菇

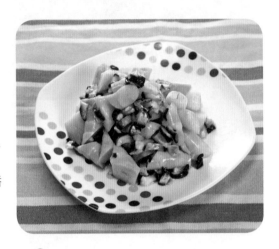

■ **材料**：竹笋块 200 克，香菇丁、蒜片、葱段、冰糖、酱油各适量。

■ **做法**：

　1. 净锅倒油烧热，将蒜片、葱段炸香，再下入竹笋块、香菇丁过油后捞出，再用冷开水冲掉油渍。

　2. 另取净锅，加水煮沸，放入酱油煮香，再放入香菇丁、竹笋块、冰糖一起焖煮至材料入味即可。

四季豆炒胡萝卜

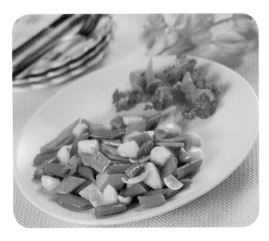

■ **材料**：四季豆 100 克，胡萝卜 1 根，干百合、蒜末、盐各适量。

■ **做法**：

　1. 四季豆择洗干净，切成段，入沸水中氽烫至八成熟；胡萝卜洗净，切成片；干百合泡发好。

　2. 锅置火上，倒油烧热，下入蒜末煸香，再加入四季豆段、胡萝卜片、百合翻炒至熟，加盐调味。

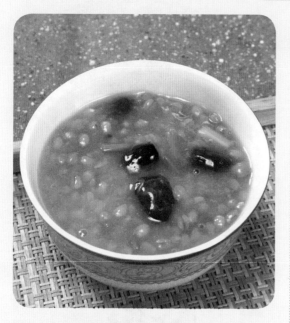

红枣糙米粥

■ **材料** : 猪瘦肉 25 克，红枣 20 克，糙米 40 克，芹菜 30 克，高汤、盐、酱油、干淀粉各适量。
■ **做法** :

1. 瘦猪肉汆烫后去血水，剁泥，与干淀粉、酱油混合均匀腌渍入味，汆烫后捞起沥干。

2. 糙米洗净，以冷水浸泡约 1 个小时；芹菜去叶、根，洗净切段，备用。

3. 取汤锅，加入高汤、1 碗清水及猪瘦肉泥、红枣、糙米，以中火煮开，再转小火，并放入少许盐，继续煮约 30 分钟，起锅前加入芹菜段再继续煮约 3 分钟即可。

营养小课堂

糙米中含有丰富的维生素 E，能加速体内的血液循环，净化血液。孕妈妈常吃，既可补充热量，又能增强体质。

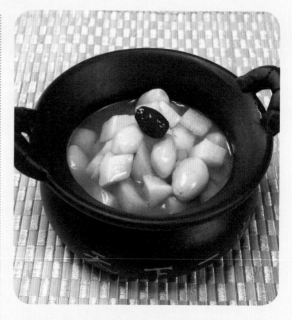

山药红枣白果汤

■ **材料** : 山药 300 克，红枣 8 颗，白果、冰糖各适量。
■ **做法** :

1. 戴好手套，然后将山药去皮，洗净，切成大块状，并泡入适量清水中洗去黏液，捞出后沥干水分，备用。

2. 红枣、白果分别洗净，备用。

3. 将红枣、白果与山药块放入锅中，加入适量清水煮约 20 分钟，再放入冰糖，烧煮至山药软绵后即可熄火，盛入碗中放凉即可食用。也可以将汤放进冰箱中冷藏，随吃随取即可。

营养小课堂

山药益气补虚、健脾和胃，出汗较多、反复感冒的气虚型孕妈妈在春天应该适当增加山药的摄入量，以改善气虚症状。

海鲜蒸蛋

■ **材料**：鸡蛋 4 个，蛤蜊 12 个，虾仁 6 个，白果 6 粒，豆苗少许，盐半小匙，香油 1 大匙。

■ **做法**：

　　1. 蛤蜊泡一夜水吐净沙粒，与虾仁一起汆烫至蛤蜊微张口，取出。

　　2. 鸡蛋磕入碗中搅散，倒入多于 3 倍蛋液的水，加入其余材料混合，入蒸锅蒸熟即可。

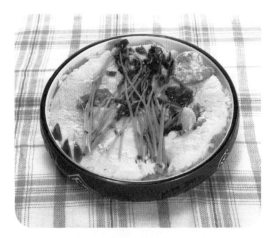

芝麻牛肉饼

■ **材料**：面粉 500 克，牛肉末 300 克，白芝麻、姜末、葱末、酵母、盐、老抽、白糖各适量。

■ **做法**：

　　1. 面粉加水、酵母和成面团，稍饧片刻，摘成大剂，擀薄片；牛肉末加入其余调味料调成馅料。

　　2. 将面片加入馅料，包起，再擀成面饼，撒白芝麻，烤熟切块。

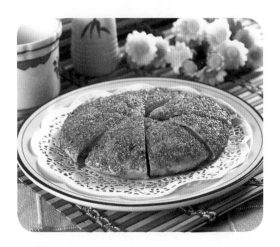

黄焖鸡爪

■ **材料**：鸡爪 250 克，姜片、葱段、酱油、水淀粉、盐、白糖各适量。

■ **做法**：

　　1. 锅中热油，将鸡爪下油锅中煎 1 分钟左右。

　　2. 再加入葱段、姜片、酱油、盐、白糖调味后加少量水烧开，转用小火焖 10 分钟左右，用水淀粉勾芡即可。

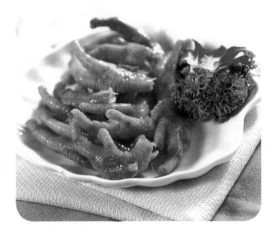

鳕鱼松

■ **材料**：鳕鱼泥 750 克，鸡蛋（取蛋清）4 个，低筋面粉少许，盐、白糖、干淀粉各适量。

■ **做法**：

1. 蛋清打散，加入盐、白糖、低筋面粉搅匀，和成面团。

2. 将鳕鱼泥裹入面团内，擀成面饼，切块，用干淀粉糊上。

3. 面饼下油锅中煎至两面金黄即可。

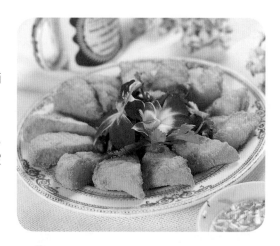

家常炒饭

■ **材料**：米饭 250 克，香肠丁 50 克，鸡蛋（打散）1 个，豌豆、葱花各适量，盐少许。

■ **做法**：

1. 鸡蛋加少许盐调匀。

2. 将鸡蛋液炒散，再下入豌豆和香肠丁炒匀后转为中火，加入米饭、盐翻炒均匀，起锅前加入少许葱花炒匀即可。

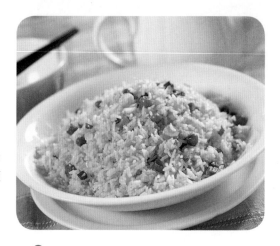

水煮青豆

■ **材料**：青豆 200 克，胡萝卜、酱油、香油、盐各适量。

■ **做法**：

1. 将青豆煮烂，捞出；胡萝卜去皮，一半榨汁，一半切末。

2. 将胡萝卜汁倒入青豆中，并搅拌均匀，调入酱油拌匀，然后撒入胡萝卜末，并淋入香油即可出锅装盘。

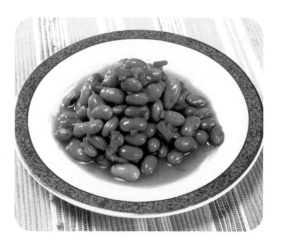

红豆沙包

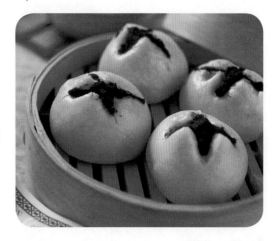

- ■材料：发面面团 300 克，红豆沙 200 克，红糖适量。
- ■做法：

  1. 按自己的口味，在红豆沙中加入适量红糖。

  2. 取发面面团每个 30 克擀成圆面皮，在每张圆面皮中包入 20 克的红豆沙馅。

  3. 将包好的红豆沙包放入蒸笼，入蒸锅，大火煮沸后，小火蒸 10 ~ 12 分钟即可。

茄汁豆腐

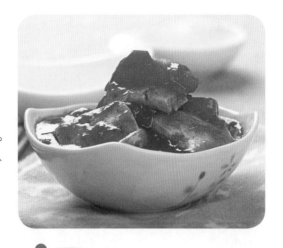

- ■材料：西红柿 2 个，豆腐 2 块，小葱 2 根，番茄酱、白糖、盐各适量。
- ■做法：

  1. 西红柿洗净，切块；豆腐切小块；小葱留葱白，切片。

  2. 油锅烧热，爆香葱片，加入西红柿块翻炒，下白糖、番茄酱、盐和适量水煮沸。

  3. 放入豆腐块翻炒，继续烧至收汁即可。

红枣苹果泥

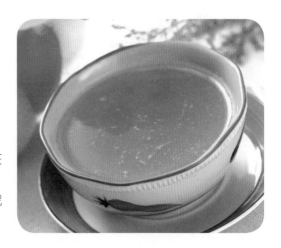

- ■材料：红枣 20 颗，苹果 1 个。
- ■做法：

  1. 红枣、苹果均清洗干净，略烫，备用。

  2. 红枣倒入炖锅，加水，用小火炖至烂透后取出，捣成泥；用小刀将苹果切成两半并去核，用小勺在苹果切面上将果肉刮出泥。

  3. 将苹果泥倒入锅中略煮，过滤后取出，与红枣泥一起搅拌均匀即可食用。

枸杞子羊胫骨黑豆粥

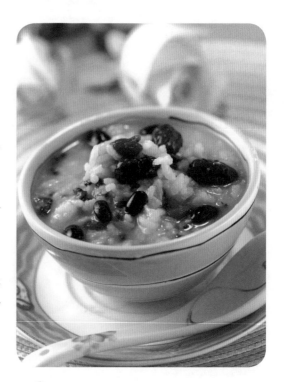

- **材料**：羊胫骨250克，枸杞子15克，黑豆30克，红枣10颗，粳米100克，盐少许。
- **做法**：

　　1. 将羊胫骨洗干净，敲碎；枸杞子、黑豆用清水浸泡，洗净；红枣去内核，洗净，备用。

　　2. 粳米用清水淘洗干净，与羊胫骨、枸杞子、黑豆、红枣一同放入砂锅内，加适量的水煮粥，待汤汁黏稠、米粒开花时，用盐调味即可食用。

营养小课堂

　　这道粥品中含有丰富的脂肪、钙、磷、造血素等营养物质，有补虚损、除湿热等功效，非常适合孕妈妈食用。

什锦蔬菜

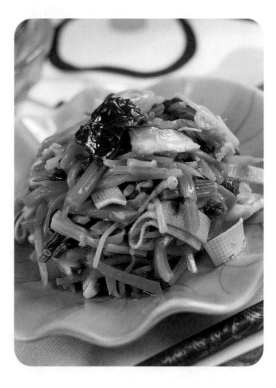

- **材料**：金针菇、豆腐皮各50克，香菇25克，黄瓜200克，胡萝卜100克，黑木耳10克，盐、香油、胡椒粉各少许，姜汁1小匙，水淀粉、鸡汤各适量。
- **做法**：

　　1. 香菇泡软洗净，切丝状备用；黄瓜、胡萝卜、黑木耳均切长丝；金针菇洗净备用；豆腐皮洗净后沥干水，切丝备用。

　　2. 将全部食材放入同一盛器中，加入少许盐和适量鸡汤拌匀。

　　3. 锅热油，投入全部材料，再加入其余调料（除水淀粉外）翻炒至熟，用水淀粉勾芡，淋香油即可。

营养小课堂

　　金针菇被誉为"益智菇"，孕妈妈常食有助于促进胎宝宝的智力发育。

沙茶煎肉

- **■材料**：瘦肉 1000 克，蒜末 2 小匙，酱油 2 小匙，盐半小匙，白糖 1 小匙，沙茶酱 3 小匙。
- **■做法**：

　　1. 瘦肉洗净，切成半厘米厚薄片，用沙茶酱、酱油、盐、白糖、蒜末加少许清水调成汤汁腌约 1 个小时。

　　2. 油锅烧热，放入腌好的肉片，用小火将肉片煎熟即可。

█ 营养小课堂

　　本菜富含蛋白质，且香鲜味浓，可促进食欲，令人胃口大开，适合孕妈妈在孕中期食用。

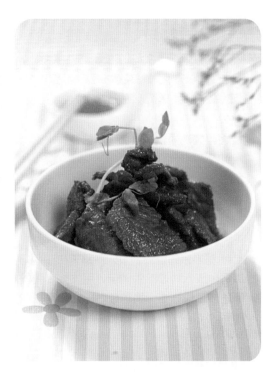

三鲜煮干丝

- **■材料**：白色豆腐干 400 克，熟鸡丝、笋丝、姜丝、虾仁各适量，鸡汤、肉汤各 250 克，盐、料酒各适量。
- **■做法**：

　　1. 豆腐干切薄片，再切成细丝，加沸水和少量盐汆烫两次，用清水过凉，捞出沥干，除去豆腥味，使干丝软韧色白。

　　2. 炒锅烧热，放适量油，加鸡汤和肉汤，下入豆腐干丝、笋丝、虾仁，用大火烧沸，加盐、料酒，转小火煮 10 分钟，使豆腐干丝涨发，吸足鲜味。

　　3. 出锅前再用大火烧开，将豆腐干丝连汤倒在汤盆里，撒上鸡丝、姜丝即成。

█ 营养小课堂

　　豆制品、鸡肉的含磷量较为丰富，虾仁含钙量丰富，孕妈妈常食可坚固牙齿。

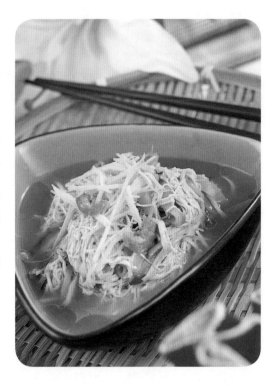

芹菜牛肉末

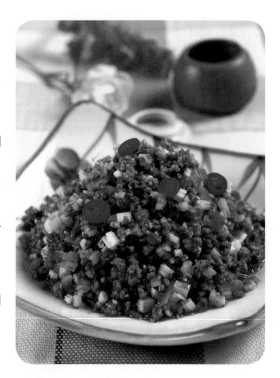

- ■材料：牛肉50克，芹菜200克，红椒1个，葱、姜、酱油、水淀粉、料酒、盐各适量。
- ■做法：

  1. 将牛肉洗净，切成碎末；酱油、水淀粉、料酒倒入碗内搅拌好。

  2. 葱、姜洗净切末；芹菜洗净，切末后氽烫一下；红椒洗净，切成小红椒圈备用。

  3. 锅内倒油烧热，放入葱末、姜末煸炒，然后放入牛肉末，用大火快炒几下，取出备用。

  4. 将锅中余油烧热，放入芹菜末快速翻炒，放盐，然后再放入炒过的牛肉末，用大火快速翻炒几下，最后放适量酱油，稍翻炒后出锅装盘，撒上红椒圈即可。

秋葵炒蛋

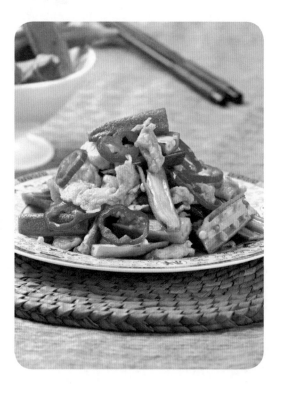

- ■材料：秋葵250克，鸡蛋4个，红椒、葱末、盐各适量。
- ■做法：

  1. 鸡蛋磕入碗中，打散；红椒洗净，切圈。

  2. 锅置火上，加清水、盐、油，烧沸，放入洗净的秋葵氽烫，捞出，沥干，切段，备用。

  3. 油锅烧热，放入打散的鸡蛋，待鸡蛋煎至定型，用锅铲切成小片，盛入碗中，备用。

  4. 锅烧热，放入少量的油，爆香葱末，下入秋葵段和红辣椒圈一起翻炒几下，然后加入适量的盐调味，最后加入炒好的鸡蛋，翻炒均匀即可。

豆焖鸡翅

■ **材料**：黄豆、水发海带、胡萝卜各50克，鸡翅4只，姜、葱末各适量，花椒、盐各少许。

■ **做法**：

1. 鸡翅洗净；将花椒放在少量的水中煮开，取花椒水备用；姜捣烂成汁状。

2. 将鸡翅用花椒水、姜汁、盐、葱末腌渍入味。

3. 将胡萝卜、黄豆、水发海带加葱末、姜汁煮熟后备用。

4. 锅内放油烧至八成热，放腌渍的鸡翅，翻炒至变色，加煮熟的黄豆、海带，再放入少量水，用小火焖至汁浓即可食用。

营养小课堂

　　鸡翅是鸡肉中最为鲜嫩可口的部位，有增强体力、强壮身体的作用。黄豆、海带中含有大量的钙质，孕妈妈常食，可以使肚子里的胎宝宝骨骼强壮！

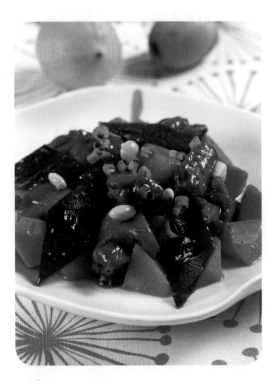

百合莲子炒牛肉

■ **材料**：牛肉250克，鲜百合100克，莲子20克，青椒、红椒各80克，鸡蛋1个，姜片、葱段、高汤、盐、白糖、水淀粉各适量。

■ **做法**：

1. 牛肉洗净，切片；鸡蛋取蛋清放入碗中，加适量水淀粉、盐及牛肉，抓匀备用；青椒、红椒洗净，去籽，切片备用；鲜百合洗净，掰成小瓣。

2. 锅内放油烧至五成热，将抓好的牛肉放入锅中快速滑油，捞出。

3. 锅内留少许余油，放入葱段、姜片爆香，再放入青椒、红椒片翻炒，放入鲜百合瓣、莲子，加入少许高汤焖煮至汤汁较浓，百合瓣熟烂。

4. 放入盐、白糖调味，最后放入牛肉片，略煮，用水淀粉勾薄芡即可。

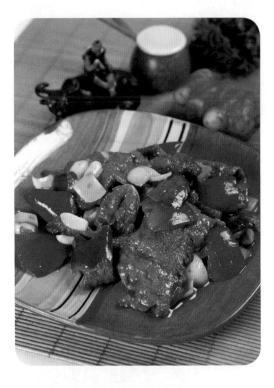

孕5月 均衡营养，切忌饮食过量

　　进入本月，孕妈妈腹部越发隆起，胎宝宝对营养素的需要大量增加。这时，孕妈妈往往大补特补，认为吃得越多越好，其实这是不科学的。因为孕妈妈摄入营养过多，会导致肥胖、胎儿过大、高血压等问题，对健康不利。

▌本月饮食要点

　　🍽 本阶段，胎宝宝的大脑、骨骼、牙齿、五官和四肢都将进入快速发育的时期，孕妈妈体内的基础代谢也会因此逐渐增加，所以对各类营养的需求会持续增加，尤其是对主食的摄入量需求增加更多，但要注意所摄入主食的多样性，可交替食用大米、高粱米、小米、玉米等各种主食。

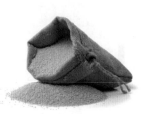

　　☕ 这一阶段也是胎宝宝骨骼发育的关键期和视网膜发育的起始阶段，所以饮食中应注意补充维生素A、钙和磷。补钙时可以选择含钙丰富的牛奶、孕妇奶粉或酸奶等，还要补充维生素D，以促进钙的吸收。对于长期在室内工作、缺乏晒太阳机会的孕妈妈更应如此。含维生素A较多的食物主要有动物肝脏、奶、蛋黄、鱼、胡萝卜、南瓜、杏、李子等。

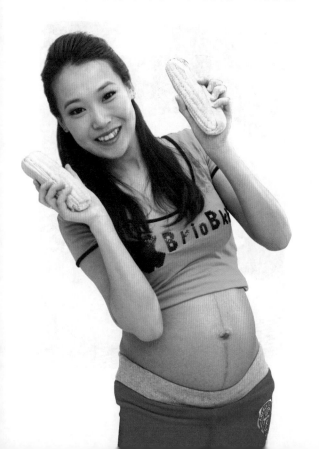

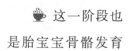
孕期生活情报站

别让补钙白忙一场

　　孕妈妈补钙时要注意，很多食物都是钙的"克星"，如苋菜、菠菜、碳酸饮料、可乐、咖啡等，都会影响人体对钙的吸收。所以孕妈妈在吃富含钙的食物时，不要同时吃这些食物，以免让补钙白忙一场。

🍱 从这个月起，孕妈妈的基础代谢率也大幅度增加了，每天所需的营养要比以前更多，因而进食会逐渐增多，需要注意预防时而出现的胃胀满现象，可服用少量酵母片，以增强消化功能。

▍饮食细节与禁忌

▶▶ 得抓紧补钙了

孕期补钙是每个孕妈妈都需要做的，但补钙最迟不要超过孕5月，因为这个阶段是胎宝宝骨骼形成和发育最旺盛的时期，而其所需要的钙完全来源于母体，所以这一阶段，孕妈妈要注意用各种方式摄取钙，在饮食上多吃以下几种食物。

牛奶及奶制品

牛奶含钙量极高，且钙很容易被人体吸收，所以孕妈妈可以把牛奶作为日常补钙的主要食品。孕妈妈喝牛奶补钙要少量多次。另外，酸奶、奶酪、奶片等其他奶制品，也是孕妈妈应该选用的补钙食品。

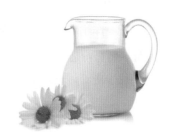

海带和虾皮

海产品普遍含钙量很高，尤其以海带和虾皮更具有代表性。海带和虾皮不仅可以补钙，还可以降血脂、预防动脉粥样硬化。凉拌海带、海带炖排骨、虾皮汤、虾皮饺子等，都是不错的补钙美食。

豆制品

豆类食品的含钙量也非常高，不过，孕妈妈在吃豆类食品的时候要注意：豆制品宜和肉类一起烹煮，既营养又美味。

动物骨头

动物骨头里含大量的钙质，但很难被人体直接吸收，所以在烹煮前要先敲碎，再加醋后用小火慢煮。

蔬菜

有很多蔬菜也是钙含量很高的食物，如雪里蕻、小白菜、油菜、茴香、香菜、芹菜等。

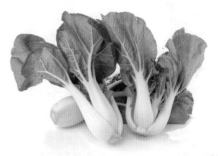

▶▶ 吃油质鱼类可提高宝宝视力

孕妈妈平时多吃沙丁鱼、鲭鱼等油质鱼类，有助于提高新生宝宝的视力水平。这是因为油质鱼类中含一种构成神经膜的ω-3脂肪酸，其含有的DHA有助于促进大脑内视神经的发育，从而帮助胎宝宝视力健全发展。

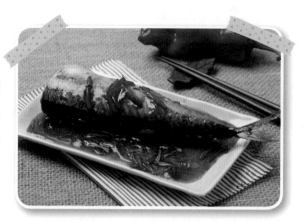

▶▶ 可以喝点孕妇奶粉

到了孕中期，由于胎宝宝生长发育加快，所需的营养也越来越多。此时，孕妈妈即使膳食结构比较合理、平衡，也可能出现某些营养摄取不足的情况。

而孕妇奶粉是专门为孕妈妈准备的一种奶粉，其营养成分是在牛奶的基础上，添加了钙、铁、叶酸、DHA等各种营养素的，可以充分弥补孕妈妈在饮食中营养素摄取的不足。所以，有条件的孕妈妈可以从此时开始饮用孕妇奶粉了。

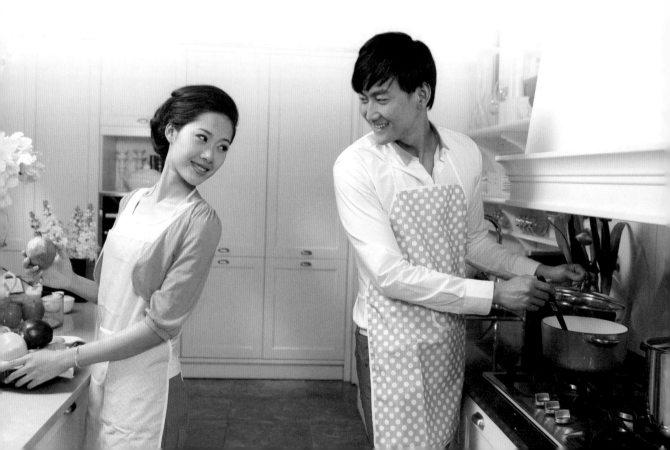

值得一提的是，孕妈妈在喝孕妇奶粉时，要注意看一下奶粉的成分，以免某种营养成分补充过量，最好在医生的指导下购买和饮用。

▶▶ 辛辣刺激性食物不宜多食

辛辣刺激性食物主要包括各种调味品，如葱、姜、蒜、辣椒、芥末、咖喱粉等。

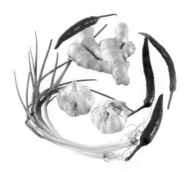

孕期，由于孕妈妈经常会有食欲不振的情况，而使用这些调味品烹制菜肴，可以帮助孕妈妈促进食欲、促进血液循环，以及补充孕妈妈和胎宝宝所需的各种营养素。

但是，这些刺激性食物一般都具有较重的辛辣味，这些辛辣物质被摄入到孕妈妈体内后，会随母体的血液循环进入胎宝宝体内，容易给胎宝宝的生长发育带来不良刺激。

另外，孕妈妈大多都有血热阳盛的现象，一旦食用过多的辛辣食物，就会加重血热阳盛所致的口干舌燥、生口疮、心情烦躁等症状，所以孕妈妈不宜过多食用辛辣刺激性食物。

▌一日营养方案

餐次	套餐方案
早餐	鸡肉末粥 1 碗，豆包 1 个，煮鸡蛋 1 个
加餐	酸奶 1 杯，核桃仁适量
午餐	素炒青菜 1 小盘，蔬菜烧牛肉 1 小盘，鱼头豆腐汤 1 小碗，米饭适量
加餐	牛奶 1 杯，腰果适量
晚餐	排骨炖菜 1 盘，素炒蔬菜 2 小盘，面条 1 碗

营养食谱推荐

洋葱炒牛柳

■ **材料**：牛肉条 150 克，洋葱丝、蒜末、酱油、干淀粉、嫩肉粉、盐、白糖、水淀粉、蚝油各适量。

■ **做法**：

1. 牛肉条加酱油、白糖、干淀粉、嫩肉粉拌匀，腌渍约 30 分钟。

2. 油锅烧热，将牛肉条炸约 1 分钟后捞起沥油。

3. 再加入蒜末、洋葱丝，用小火炒至半熟，然后加入蚝油及盐、白糖翻炒片刻。

4. 再放入牛肉条，大火快炒均匀后以水淀粉勾芡即可出锅。

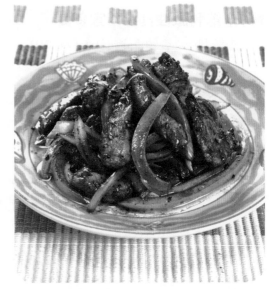

鱿鱼卷炒肉末

■ **材料**：鱿鱼 200 克，猪肉末 80 克，酸菜片 40 克，红椒圈、葱、姜、蒜各少许，酱油、醋、高汤、香油、水淀粉各适量。

■ **做法**：

1. 鱿鱼泡发，洗净，剞十字花刀，再切片；葱、姜、蒜均切碎末。

2. 油锅烧热后放入猪肉末略炒，再加入酸菜片、红椒圈、葱末、姜末、蒜末拌炒，再加酱油、醋、高汤炒匀煮沸，放入鱿鱼片，焖煮 5 分钟，倒入水淀粉勾芡，淋入香油炒匀即可。

营养小课堂

　　鱿鱼中的钙、铁、磷元素可以促进骨骼发育，还能增强人体的造血功能，预防贫血，适合孕中期需要补充营养的孕妈妈食用。

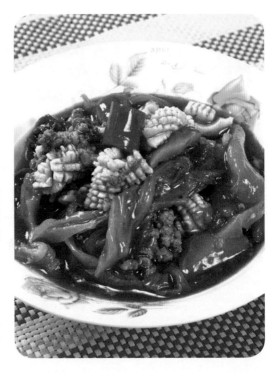

青豆鸡丁

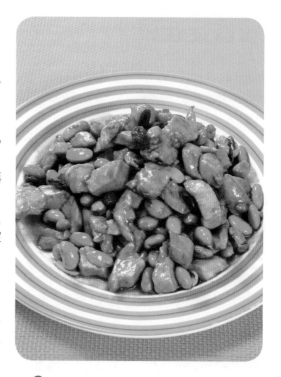

- **材料**：鸡胸肉丁 200 克，青豆 150 克，葡萄干、枸杞子、姜末、盐、水淀粉、酱油、白糖、香油各适量。
- **做法**：

  1. 青豆洗净，放入沸水中汆烫至熟，捞出，沥干水分。

  2. 葡萄干、枸杞子分别洗净。

  3. 鸡胸肉丁用盐、水淀粉拌匀，并腌渍 10 分钟，再放入热油锅中略炸，捞出，沥干油分，备用。

  4. 锅倒入油烧热，放入鸡胸肉丁、青豆、姜末及酱油、白糖焖煮至入味，加葡萄干及枸杞子略煮，加水淀粉勾芡，淋香油即可。

营养小课堂

　　此菜中青豆和鸡肉的搭配非常合理，营养丰富且味道鲜美；绿色的青豆与肉色相得益彰，让人胃口大开。

元宝烧肉

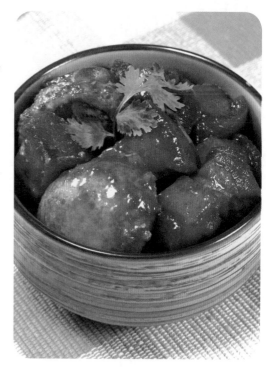

- **材料**：鸡蛋 1 个，五花肉 200 克，葱段、姜丝、胡萝卜片、香菜、蚝油、水淀粉、香油、酱油各适量。
- **做法**：

  1. 鸡蛋煮熟去壳，倒入酱油，涂抹蛋面，让鸡蛋上色，入油锅炸至金黄，捞出；五花肉切小块。

  2. 油锅烧热，爆香葱段、姜丝，再放入五花肉块炒 15 分钟后倒入适量水、蚝油及胡萝卜片和上色鸡蛋，以中火煮沸后转小火续煮约 30 分钟。

  3. 再以水淀粉勾芡，淋香油、撒香菜即可。

营养小课堂

　　五花肉要烧得软烂，这样才能入口酥香。

　　熟鸡蛋可以切成块状，这样更容易与肉的味道相融合，吃起来也更加方便。

咸香娃娃菜

■ **材料** :娃娃菜 300 克,鸡汤 300 毫升,水淀粉 10 克,盐适量。

■ **做法** :

1. 娃娃菜梗部用刀划开成两瓣,入开水锅中稍汆烫捞起,入凉水中漂凉,备用。

2. 锅中加入鸡汤、盐、娃娃菜烧开入味,再将娃娃菜盛入盘内摆好,锅内原汁用水淀粉勾芡,淋在娃娃菜上即可。

营养小课堂

娃娃菜在开水中汆烫的时间不要太长,否则就会失去脆感,还可能导致流失大量的营养物质。

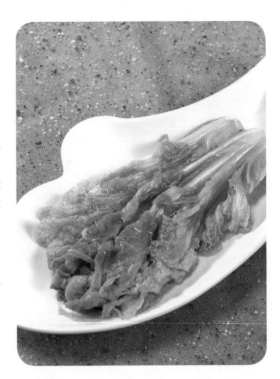

金针菇鸡肉煲

■ **材料** :鸡肉 150 克,金针菇 100 克,豌豆 10 克,生抽、盐各适量。

■ **做法** :

1. 鸡肉洗净,切丝;金针菇择洗干净,沥干水分,备用。

2. 鸡肉放入热油锅内,用小火煎炒片刻。

3. 将金针菇放入锅中与鸡丝一起翻炒数下,加入生抽、盐,再加入适量的水,搅匀后倒入砂锅内。

4. 烧沸砂锅内的水之后转为小火,煲 45 分钟即可出锅。

营养小课堂

做此菜时可以将鸡肉替换为牛腩,味道也很好。最好选用新鲜的金针菇,罐头装的金针菇不宜用来炖煮。

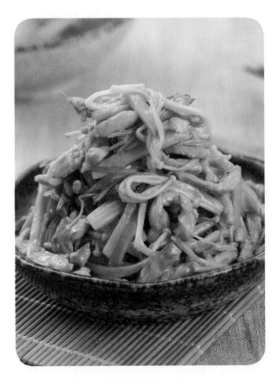

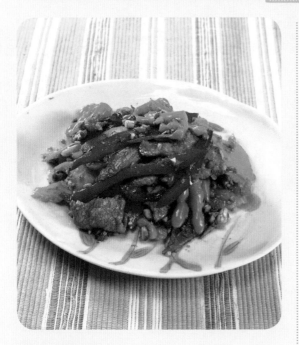

翡翠肉片

■ **材料**：猪瘦肉150克，豆角50克，苦瓜1根，红椒丝、蒜末各适量，酱油、盐各少许。

■ **做法**：

1. 苦瓜洗净，去籽，切片，用盐抓拌均匀，腌约8分钟后洗净，沥干水分；猪瘦肉洗净，切片；豆角洗净切段。

2. 锅中先不放油，倒入苦瓜片、豆角段用中火慢炒5分钟，熟后盛出备用；锅中加油烧热，放入猪瘦肉片爆炒，再放入蒜末、红椒丝、苦瓜片、豆角段及其余材料，翻炒均匀至入味即可。

营养小课堂

此菜红、绿相间，色彩鲜明，非常激发食欲。而且荤素搭配、原料多样，营养比较全面。

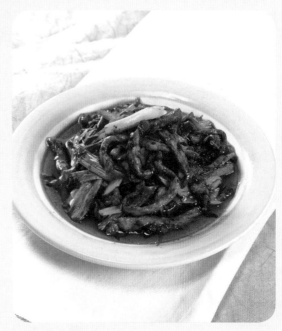

蒜苗炒肉丝

■ **材料**：猪瘦肉150克，蒜苗100克，豆瓣酱2大匙，盐、干淀粉、酱油、水淀粉、高汤各适量。

■ **做法**：

1. 猪瘦肉洗净，切成丝，装入碗内用盐、干淀粉拌匀入味；蒜苗洗净后切成段。

2. 将盐、酱油、水淀粉、高汤兑成芡汁。

3. 油锅烧热，放入猪瘦肉丝炒散至发白，再加入豆瓣酱炒香。

4. 下入蒜苗段炒至断生，倒入做法2中的芡汁，收汁亮油，起锅装盘即可。

营养小课堂

猪瘦肉富含维生素B_1；蒜苗能够促进维生素B_1的吸收。两者配伍，可提高孕妈妈对维生素B_1的吸收率。

滑蛋牛肉

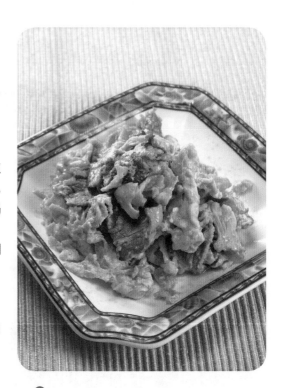

- ■材料：牛肉片 100 克，鸡蛋 4 个，葱 15 克，盐、高汤、干淀粉各适量。
- ■做法：

  1. 牛肉片放入小碗中，加入 1 小匙干淀粉充分抓匀，放入沸水中汆烫至水再次沸腾后 5 秒，捞出入冷水中冲凉，沥干，备用；鸡蛋打散成蛋液；葱洗净切花。

  2. 牛肉片加入鸡蛋液、葱花搅拌均匀；将盐、高汤放入小碗中调匀，备用。

  3. 锅中放油烧热，将做法 2 的材料再拌匀，一次倒入锅中，翻炒至蛋液凝固即可。

■ 营养小课堂

　　牛肉和鸡蛋中都含有丰富的营养素，而且两者都有补虚强身的功效，特别适合孕妈妈食用。

醋炒莲藕片

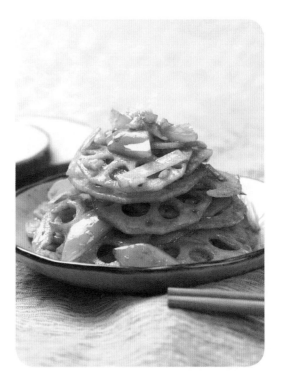

- ■材料：莲藕 200 克，姜片 20 克，青椒片 10 克，盐、白糖、香油各 1 小匙，白醋 1 大匙。
- ■做法：

  1. 莲藕洗净后切圆薄片状，放入沸水中汆烫 3 ~ 4 分钟，再捞起沥干，备用。

  2. 热锅，加入适量色拉油，放入姜片、青椒片爆香，加入莲藕片、白醋翻炒数下，再加入盐、白糖、香油快炒均匀即可出锅食用。

■ 营养小课堂

　　莲藕有止血作用，可安胎保胎，降低流产的发生概率。而且莲藕中还富含维生素 C 及钙、磷、铁等多种营养素。

高汤煨笋干

- ■材料：笋干 150 克，豌豆、姜片、蒜片、枸杞子，高汤、盐、老抽、白糖各适量。
- ■做法：

1. 将笋干用清水泡发，切段，沥干，备用。
2. 豌豆、枸杞子也分别泡发。
3. 锅置火上，倒油烧热，煸香姜片、蒜片，加入笋干翻炒。
4. 锅内添高汤，加盐、老抽、白糖调味。
5. 最后放入豌豆、枸杞子，与笋干一同煨至熟透、入味后即可出锅食用。

▌营养小课堂

竹笋的营养成分特别丰富，尤其是蛋白质，含量较高。但孕妈妈不宜常吃竹笋，否则容易诱发哮喘、过敏性鼻炎、皮炎等。

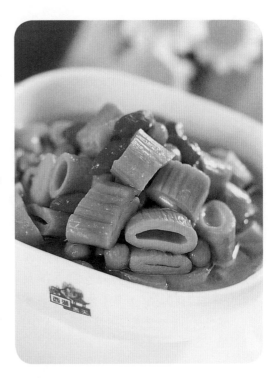

鱼头豆腐汤

- ■材料：豆腐 1 块，鱼头 1 个，海鲜菇、姜片、葱段、盐、鲜汤各适量。
- ■做法：

1. 鱼头去鳃洗净，入油锅过一下油，捞起备用。
2. 豆腐切成大小均匀的小块后浸入凉水中，捞出沥干，备用。
3. 另起锅置火上，下油烧热，下姜片、葱段炒香，加进鲜汤，下鱼头熬至汤呈乳白色。
4. 下豆腐块、海鲜菇继续用小火慢熬煮至渗出鱼香味，最后加盐煮至汤滚入味时起锅即可食用。

▌营养小课堂

鱼肉含有丰富的镁元素，对心血管系统有很好的保护作用，有利于预防高血压、心肌梗死等心血管疾病。

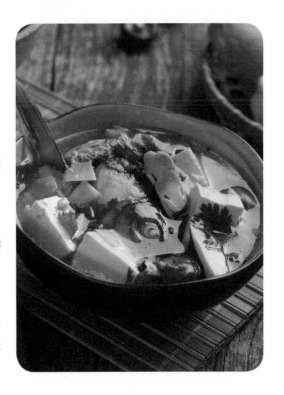

香蕉薄饼

■ **材料**：香蕉1根，鸡蛋1个，面粉、葱花、盐各适量。

■ **做法**：

1. 把鸡蛋打散，放入捣成泥的香蕉，加水和面粉调成面糊。

2. 在面糊中放葱花、盐，搅匀。

3. 油锅烧热，放入少许油，将面糊倒入锅内，摊成薄饼。待两面煎成金黄色取出，切成块即可食用。

营养小课堂

　　香蕉含有一种特殊氨基酸，可帮助人体制造"开心激素"，因此被称为"快乐之果"，可以减轻孕妈妈的心理压力。此外，常食香蕉还能缓解孕期便秘。

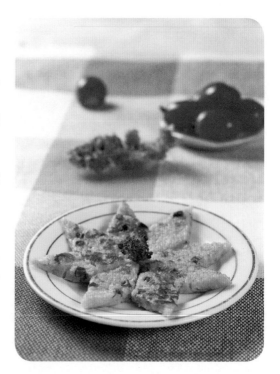

自制美味三明治

■ **材料**：西红柿250克，新鲜生菜叶、火腿片、咸肉各200克、面包数块，沙拉酱适量。

■ **做法**：

1. 将西红柿洗净切片（无需去皮）；生菜叶洗净备用；面包切厚片。

2. 平底锅中用大火烧热，不放油，将面包片放入锅内，两面烤至微黄焦脆。

3. 将火腿片平铺在面包片上，厚厚地浇上沙拉酱，将西红柿片覆盖在上面，盖上一片烤过的面包片，放上生菜叶，再浇一层沙拉酱，盖上干锅煎脆的咸肉，再盖上一片面包即成。

营养小课堂

　　三明治冷吃爽口，热吃暖身，适合孕中期的职场孕妈妈当作加餐食用。

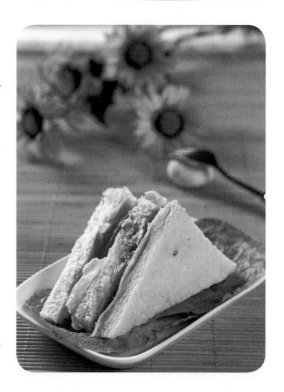

香菇合

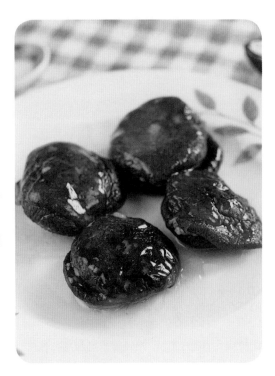

■ **材料**：香菇 100 克，猪肉末 50 克，火腿末 30 克，鸡蛋 1 个，盐少许，料酒、鸡汤、干淀粉各适量。

■ **做法**：

1. 香菇泡软，去蒂后压平，泡香菇的水留用；鸡蛋打散。

2. 将猪肉末、火腿末和鸡蛋液及盐、料酒调制成馅。

3. 取 1 个香菇在反面撒上干淀粉，逐个镶上调好的馅，将另 1 个香菇覆盖上。其他的香菇也用这种方法制作成合子。

4. 入笼蒸熟后，浇上用鸡汤、香菇水、干淀粉调制成的薄芡即可。

▌ 营养小课堂

　　这道菜营养丰富，可以为孕妈妈及胎宝宝提供充足的蛋白质，从而提高孕妈妈的免疫功能，促进胎宝宝的发育。

豆豉笋丁

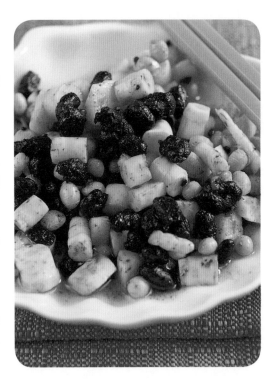

■ **材料**：莴笋 200 克，豆豉 25 克，葱花、蒜泥、姜末各适量，豆瓣酱 1 大匙，盐、鲜汤、胡椒粉各适量，料酒、白糖各 1 小匙。

■ **做法**：

1. 莴笋洗净后切丁，用少许盐、葱花、姜末、料酒拌匀。

2. 炒锅内放油烧热，下入豆豉、豆瓣酱、葱花、蒜泥、姜末爆香出色，接着加入少许鲜汤烧沸，调入盐、胡椒粉、白糖勾兑成豉香汁，起锅装入碗中备用。

3. 烧热油，下莴笋丁炒一下，将豉香汁倒入，翻炒入味即可。

▌ 营养小课堂

　　莴笋含有大量的膳食纤维，能促进肠蠕动，帮助孕妈妈身体排毒。莴笋含钾量较高，有利于促进排尿，减轻心房压力，对预防妊娠高血压极为有益。

花生玉米炒西芹

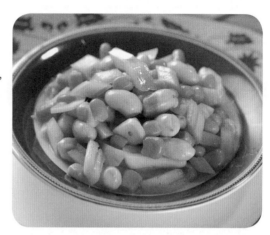

■**材料**：西芹 350 克，油炸花生仁 100 克，玉米粒 50 克，蒜片少许，盐、酱油各适量。

■**做法**：

  1. 西芹择洗干净，切成菱形块，再入沸水中汆烫，备用。

  2. 油锅烧热，下蒜片爆香，倒入西芹块、玉米粒、油炸花生仁，调入酱油、盐，以大火翻炒均匀，装盘即可。

黑木耳炒山药

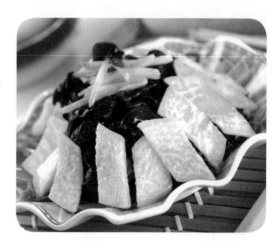

■**材料**：山药 300 克，水发黑木耳 50 克，葱片、盐、酱油、醋各适量。

■**做法**：

  1. 将山药去皮洗净，切成片，放入清水锅中，汆烫；黑木耳择洗干净，切成小片。

  2. 油锅烧热，下葱片爆香，放山药片和黑木耳翻炒，然后加入盐、醋、酱油调味，翻炒均匀即可。

四果粥

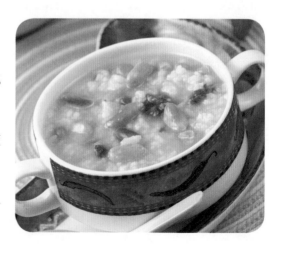

■**材料**：大米 250 克，玉米粒、花生仁、葡萄干、核桃仁各适量，白糖少许。

■**做法**：

  1. 将大米淘洗干净；玉米粒、花生仁、葡萄干、核桃仁分别洗净，用清水浸软，备用。

  2. 在锅中加入玉米粒、花生仁、葡萄干、核桃仁、大米，加水适量，小火煮至粥汁黏稠，根据个人口味加入白糖即可。

香炒冬菇

■材料：猪肉、油菜各200克，冬菇150克，盐、水
淀粉各适量。

■做法：

1. 油菜洗净，梗叶分置；冬菇用温开水泡开去蒂；
猪肉切成薄片，加水淀粉拌匀备用。

2. 锅内放油烧热，把猪肉放进去翻炒几下，再放入
菜梗，炒至六七分熟，加盐，再下油菜叶炒几下。

3. 放入冬菇翻炒，烧至油菜梗软烂即成。

营养小课堂

油菜含有丰富的膳食纤维，有利于减少脂类的吸
收，帮助孕妈妈避免体重增长过快的问题。

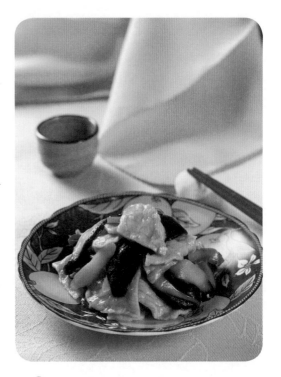

田园小炒

■材料：芹菜200克，鲜蘑菇、鲜草菇各150克，小
西红柿、胡萝卜各100克，盐适量。

■做法：

1. 芹菜去老筋后，洗净斜切成段；鲜蘑菇、鲜草菇、
小西红柿分别洗净，切片备用；胡萝卜去皮，洗净，
切片备用。

2. 锅内放油加热，将切好的所有材料放入，加适量盐、
清水翻炒一下，盖上锅盖，用大火焖2分钟即可。

营养小课堂

蘑菇中含有蘑菇核糖核酸，具有抗病毒的作用，
同时有助于孕妈妈缓解便秘症状。

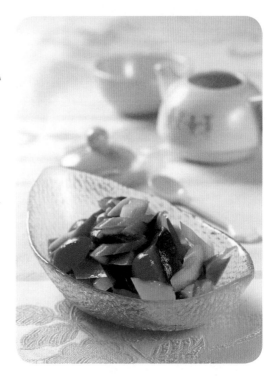

咸香鸡肉粥

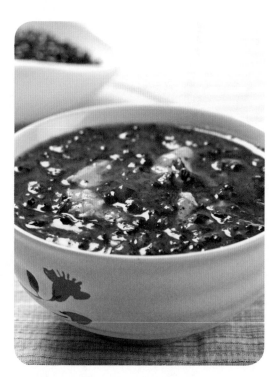

■ **材料**：黑米 200 克，熟鸡肉 150 克，盐适量。

■ **做法**：

　1. 将黑米淘洗干净，放入清水中浸泡片刻；把熟鸡肉切成小丁，备用。

　2. 在锅中加适量清水，把黑米放入锅中，用大火煮至沸腾，然后改用小火慢慢熬煮。

　3. 当黑米熟烂时放入鸡肉丁，继续熬煮 10 分钟左右，用盐调味，待粥变黏稠即可。

营养小课堂

　　煮鸡肉粥时，不需要再放鸡精、味精等提鲜的调料，这样才能更好地保留鸡肉的鲜香味。

西红柿炖排骨

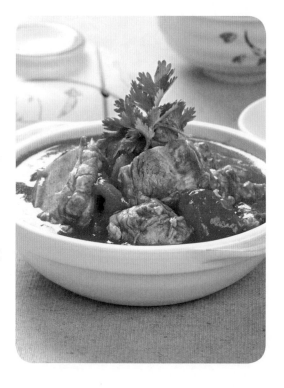

■ **材料**：排骨段 500 克，西红柿 3 个，粉条 100 克，葱、蒜、姜、香菜段、花椒、酱油、盐各适量。

■ **做法**：

　1. 排骨段入沸水中略汆烫，捞出洗净；西红柿去皮，切小块；粉条用清水浸泡 2 个小时；葱、蒜、姜切片。

　2. 油锅烧热，放葱片、蒜片、姜片、花椒爆出香味，放入排骨翻炒，加酱油续炒 2 分钟，加水至没过排骨，煮沸后加入西红柿块。

　3. 以中小火炖至排骨快熟时，倒入浸泡好的粉条，炖煮至粉条熟软，加盐，用大火收汤汁，撒入香菜段即可。

营养小课堂

　　白糖和白醋可以根据个人口味添加。想让排骨炖得更加美味，可选择肥瘦比例均匀的排骨。

土豆烧鸡翅

■ **材料**：鸡翅中 5 个，土豆 1 个，葱末、姜片、香菜叶、白糖、盐各适量。

■ **做法**：

1. 鸡翅中洗净，加盐腌渍，然后下入爆香姜片的油锅中煎黄。

2. 土豆去皮，洗净，切滚刀块，放入热油锅中用中火煎至两面变黄，盛出，备用。

3. 另置锅于火上，加适量油烧热，下入葱末、姜片炒匀，下入鸡翅中、土豆块、白糖和没过材料的清水，大火烧开后，转中火焖至汤汁浓稠，加入盐调味，撒上香菜叶即可。

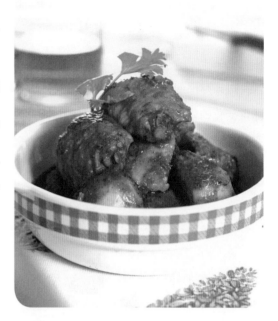

三丝圆白菜卷

■ **材料**：芦笋 70 克，胡萝卜 60 克，香菇 3 朵，圆白菜片适量，盐、高汤、干淀粉、水淀粉、香油各适量。

■ **做法**：

1. 胡萝卜洗净，去皮，切丝；香菇、芦笋分别洗净，均切成条；圆白菜片洗净，放入沸水中汆烫，捞出后冲凉，备用。

2. 锅中放油烧热，加入切好的胡萝卜丝、香菇条、芦笋条炒匀，加入盐、高汤至汤汁收干，做成馅料。

3. 圆白菜片分别摊开，放入适量馅料卷起，封口抹上干淀粉，放入蒸锅蒸 6 分钟，取出，倒出蒸汁，另外用小锅加入盐煮滚，加水淀粉勾芡，淋香油，撒在圆白菜卷上即可。

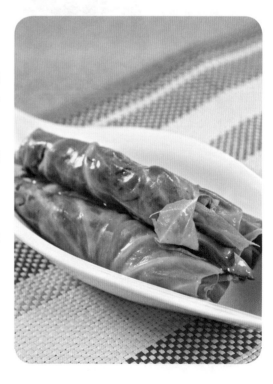

孕6月 科学控制饮食，合理增重

　　进入孕期的第6个月，胎宝宝的发育越来越顺利了。此时，孕妈妈只要在饮食上控制科学的量，体重变化的幅度又在合理的区间，营养方面一般不会出现问题。如果出现呼吸困难、腰痛、静脉曲张等"小麻烦"，也不要惊慌，因为这些都是孕期的正常现象，只要科学调理，就能够轻松度过这一关。

▌本月饮食要点

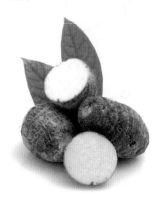

　　🍽 孕6月，孕妈妈摄取的热量要相应增加，但也应因人而异，根据体重的增长情况进行调整。本月，孕妈妈体重增加一般应控制在每周0.3～0.5千克，饮食上，可用甘薯、南瓜、芋头等代替部分米、面，既能提供热量，又能供给更多的微量元素。

　　☕ 进入这一阶段，由于孕妈妈和胎宝宝对于营养的需求猛增，很多孕妈妈可能会发生贫血，所以要注意摄入充足的铁，吃一些含铁丰富的蔬菜、蛋和动物肝脏；这段时间也容易便秘，孕妈妈应常吃富含膳食纤维的新鲜蔬果、酸奶等。

　　🍽 孕妈妈在本月对B族维生素的需要量有所增加，平时要吃一些富含B族维生素的食品，如动物肝脏、鱼类、瘦肉、乳类、蛋类及绿叶蔬菜、新鲜水果等。

　　☕ 孕妈妈对食物要有所选择，不利于健康的食物，比如，辣椒、胡椒等辛辣食物和咖啡、浓茶、酒、饮料等，一定要尽量少食用。

▌饮食细节与禁忌

▶▶ 健康饮食从全麦早餐开始

　　全麦食物是指用没有去掉麸皮的麦类所做的食物，这样的食物比一般的精制面粉颜色要

孕期生活情报站

体寒孕妈妈要慎食寒凉食物

　　专家建议，即使是在盛夏，孕妈妈也不要马上食用刚从冰箱里拿出来的食物，最好在常温下放置一会儿再吃。再者，吃凉还要有序，如果有凉、热两种食物，孕妈妈应该先吃热的，再吃凉的，否则很容易导致凉气被热气直接压迫至子宫，导致子宫受凉。

黑一些，口感也要粗糙一些，但其营养非常丰富，一般都富含各种维生素、无机盐和抗氧化剂等营养素，并含有大量的水溶性膳食纤维。孕妈妈常吃全麦食物，有助于缓解孕期便秘、控制体重，还有助于预防妊娠糖尿病、动脉粥样硬化等疾病的发生。

所以，孕妈妈应该坚持每天早餐多食用全麦食品。

目前，市面上可以买到的全麦食品包括燕麦片、带壳燕麦粒、带壳大麦、糙米、全麦面粉以及以这些为原料制成的全麦面包、全麦馒头、全麦饼干等加工食品。

▶▶ 根据季节调整饮食

春季

中医认为，春天是阳气初生的季节，这时宜食辛甘发散类的食物，不宜食酸味食物。所以，孕妈妈可多吃红枣等甜味食物，少吃酸味食物。

夏季

夏季气候炎热，易出汗，易耗气伤阴，所

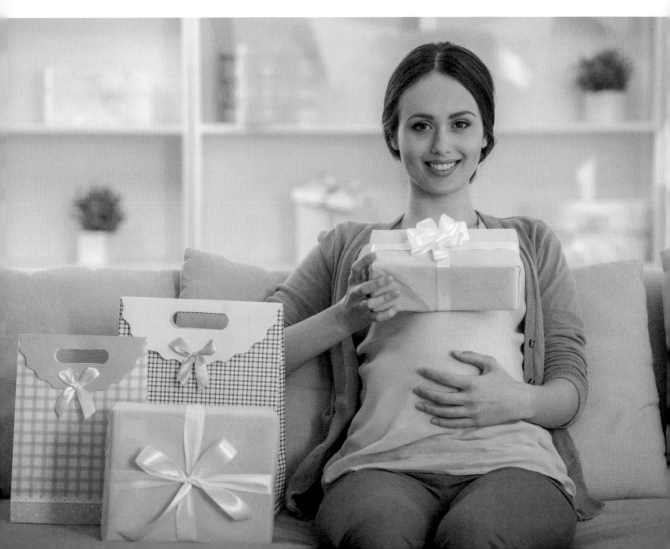

以孕妈妈要适当吃些苦味食物，能清泄暑热、除燥祛湿，从而健脾、增进食欲。此外，孕妈妈还可以吃些酸味食物，如柠檬、草莓、乌梅等，能止泻祛湿，预防因流汗过多而耗气伤阴，又能生津解渴、健胃消食。

秋季

入秋后气候干燥，孕妈妈的饮食应注重润肺。酸味食物可以收敛补肺，所以孕妈妈可以适当吃些酸味的蔬菜和水果；辛味食物发散泻肺，所以孕妈妈要尽可能少食辣椒、咖喱等辛味食物。同时，孕妈妈还应该多喝水和汤，多吃富含维生素的食物，以缓解秋燥，补益身体。

冬季

冬天来临后，人体阴寒偏盛，阳气偏虚，脾胃运化功能较弱，所以孕妈妈的饮食要注意养阳气，宜食用羊肉、狗肉等滋阴潜阳、热量较高的食物；多食新鲜的蔬菜和水果等富含维生素的食物；多食苦味食物，以补肾养心。但孕妈妈不宜食用生冷、黏硬的食物，以防伤害脾胃的阳气。

▶▶ 不可过多食用高脂肪食物

孕妈妈不宜过多食用高脂肪食物。这是因为孕期肠道消化能力减弱，吸收脂肪的功能却增强了，因而血脂会相应升高，体内脂肪堆积会有所增多。另外，由于孕期能量消耗较多，而糖分的储备减少，所以孕妈妈身体分解脂肪的能力很弱，常因氧化不足而产生酮体，易引发酮血症而出现严重脱水、唇红、头昏、恶心、呕吐等症状。

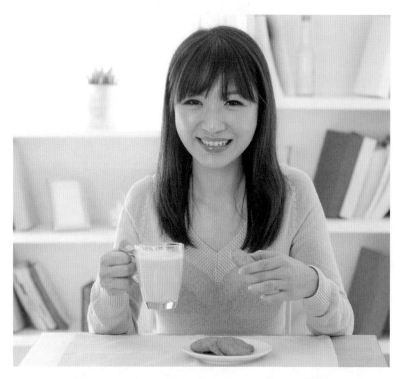

同时，孕妈妈如果长期多吃高脂肪食物，会使大肠内的胆酸和中性胆固醇浓度增加，这些物质的蓄积能诱发结肠癌。高脂肪食物也可促进催乳素的合成，从而诱发乳腺癌，对孕妈妈健康和胎宝宝发育都十分不利。

▶▶ 鸡蛋不宜多吃

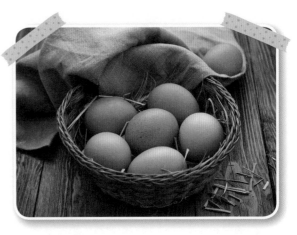

鸡蛋虽然营养丰富，但由于孕妈妈肠胃机能有所减退，一旦食用过多，就会增加消化系统的负担，导致体内蛋白质摄入过多，肠道不能完全分解而产生大量氨气。氨气是有毒气体，一旦溶于血液，会分解出对人体毒害很大的物质，让孕妈妈产生头目眩晕、腹部胀闷、四肢无力甚至昏迷等症状，现代医学称这些症状为蛋白质中毒综合征。一般来说，孕妈妈每天食用2～3个鸡蛋即可满足营养需求。

▶▶ 不宜过量食用动物肝脏

研究表明，各种动物肝脏中的维生素A含量较高，尤其是鸡肝中的含量更数倍高于猪肝。孕早期

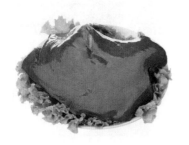

的孕妈妈每天需维生素A3000～5000国际单位，如果每天摄入维生素A超过15000国际单位，则会增加胎宝宝致畸的危险。进入孕中期，过量食用维生素A，也会对自身健康及胎宝宝发育同样不利。所以，孕妈妈食用动物肝脏最好选猪肝，且要适量，不可过多。

▌一日营养方案

餐次	套餐方案
早餐	牛奶1杯，面包适量，煎鸡蛋1个
加餐	酸奶1杯，橘子适量
午餐	素炒蔬菜1小盘，荤菜1小盘，豆制品1小盘，鸡汤或骨头适量，米饭适量
加餐	豆浆1杯，核桃仁适量
晚餐	鱼1小碗，素炒蔬菜2小盘，面条1碗

营养食谱推荐

海带香菇腔骨汤

■**材料**：腔骨 500 克，水发海带 150 克，枸杞子 10 克，姜片、盐各适量，醋少许。

■**做法**：

1. 将腔骨洗净剁块，放入沸水中汆烫，捞出；海带清洗干净，切段；枸杞子泡洗干净。

2. 锅中倒入适量水，将所有材料（除枸杞子、盐外）一起放入，炖煮至熟，放入枸杞子、盐，再煮 5 分钟即可盛出。

营养小课堂

　　海带主要营养成分有蛋白质、脂肪、糖类、碘、钾、钙、膳食纤维、B 族维生素、胡萝卜素等，可以帮助孕妈妈预防碘缺乏。

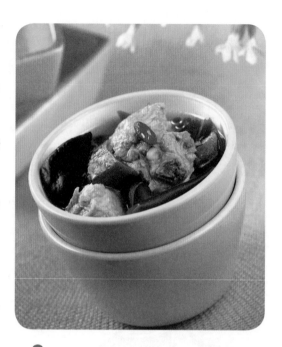

油菜鸡汤

■**材料**：鸡腿 300 克，油菜 150 克，姜片 20 克，枸杞子 10 克，白糖 1 小匙，盐适量，鸡高汤 2000 毫升。

■**做法**：

1. 鸡腿洗净、剁块，入沸水中汆烫，去除血污，冲净泡沫后沥干水分。

2. 油菜洗净；枸杞子泡发。

3. 锅中倒入鸡高汤煮沸，放入姜片、鸡腿块、枸杞子，大火煮沸后改小火煮 30 分钟，再加入油菜续煮 15 分钟，最后加入白糖、盐调味即可食用。

营养小课堂

　　油菜中含有丰富的维生素 A、B 族维生素和维生素 C 等营养成分，可以刺激胃液分泌，增进食欲，帮助孕妈妈消化吸收。

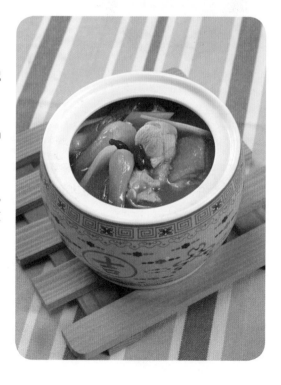

金针菇烩鱼片

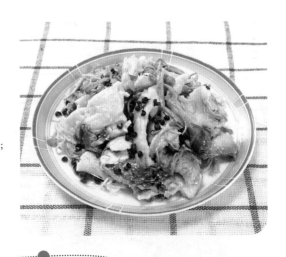

■ **材料**：金针菇 200 克，鸡蛋 2 个（取蛋清），草鱼片、葱花、姜末、干淀粉、花椒、盐、清汤各适量。

■ **做法**：

1. 草鱼片加蛋清、干淀粉腌渍；金针菇氽烫，捞出；锅烧热，下入除花椒之外的其他材料烧熟。

2. 炸香花椒，淋在鱼片上即成。

栗子小米粥

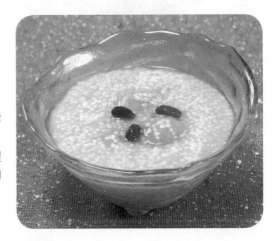

■ **材料**：栗子 50 克，小米 100 克，枸杞子少许。

■ **做法**：

1. 栗子洗净，剥去薄膜；小米洗净，放在清水中浸泡 1 个小时。

2. 将小米连同泡米的水一同放入煲中，再放入处理好的栗子，加适量水，以大火煮开后，转小火煮约 40 分钟，撒上枸杞子即可。

牛筋烧香菇

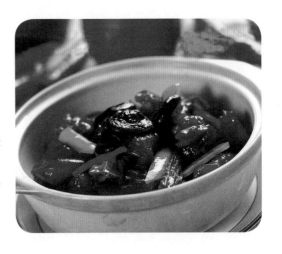

■ **材料**：熟牛筋块 500 克，香菇 6 朵，青椒条、红椒条各 50 克，蒜片、姜片各适量，盐、老抽、冰糖各少许。

■ **做法**：

1. 锅烧热入油，下入蒜片、姜片煸香，放入牛筋块翻炒均匀。

2. 锅内加入香菇、青椒条、红椒条略炒，再加入其他调料，烧开转大火收浓汁即可。

营养食谱
推荐

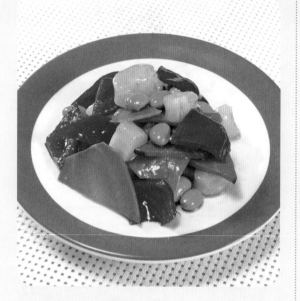

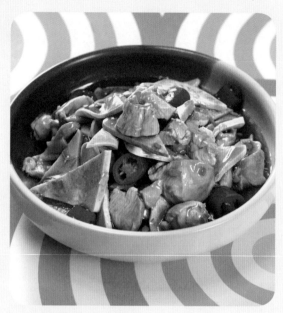

炒鲜干贝

■ **材料**：鲜干贝 160 克，青豆 70 克，胡萝卜片 30 克，红椒片、葱花、姜片、蚝油、水淀粉、香油各适量。

■ **做法**：

1. 鲜干贝放入沸水中汆烫约 1 分钟捞出，沥干，备用。

2. 锅置火上，加入 1 大匙色拉油烧热，以小火爆香葱花、姜片、红椒片，加入鲜干贝、青豆、胡萝卜片及蚝油、水一起以中火炒匀。

3. 然后加入水淀粉勾芡，最后淋上香油即可出锅。

营养小课堂

　　干贝是一种典型的高蛋白食物，其中的蛋白质含量高达 61.8%。不仅如此，干贝中还富含铁、钙、磷等多种营养成分。

鸡肉烧豆腐

■ **材料**：冻豆腐片 300 克，去骨鸡腿肉 100 克，葱花、姜末、红椒圈、蚝油、酱油、冰糖、盐、高汤、香油、水淀粉各适量。

■ **做法**：

1. 鸡腿肉切块，倒入水淀粉、盐拌匀腌渍后滑油，捞起沥油。

2. 热锅，倒入色拉油烧热，将葱花、姜末、红椒圈以中火爆香，再放入冻豆腐片略微翻炒，倒入高汤和蚝油、酱油、冰糖及鸡腿肉块翻炒至汤汁稍微收干，再以水淀粉勾芡，淋上香油即可出锅装盘。

营养小课堂

　　冻豆腐能为孕妈妈提供充足的钙质，鸡腿肉肉质紧实，口感好。两者搭配，不仅可一饱口福，还能获得丰富营养。

宫爆肚条

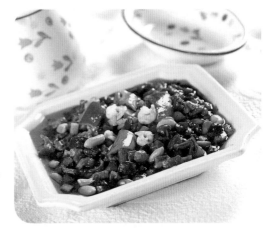

■材料：猪肚条 300 克，肉丁 100 克，青椒片、红椒片、花生米、净虾仁、葱花、姜丝、蒜片、豆瓣酱、酱油、盐、白糖、香油各适量。

■做法：

　　1. 猪肚条洗净氽烫；将酱油、盐、白糖调制成味汁备用。

　　2. 炒香豆瓣酱，放入其他材料炒熟，调入味汁，淋香油即可。

韭黄豆干炒肉丝

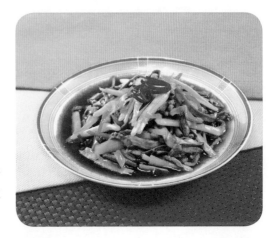

■材料：牛肉丝 100 克，韭黄、豆干各 80 克，青椒丝、红椒丝各少许，盐、酱油、干淀粉各适量。

■做法：

　　1. 牛肉丝用酱油和干淀粉腌约 5 分钟；韭黄切段；豆干切片。

　　2. 牛肉丝炒至变色后盛出，原锅中放入豆干片、青椒丝、韭黄段炒熟，倒入牛肉丝，用盐调味，撒上红椒丝即可。

美味鲜菇汤

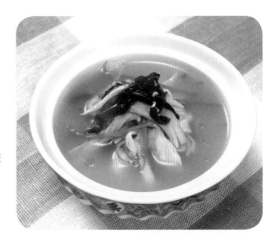

■材料：香菇 5 朵，金针菇 200 克，黑木耳丝、蘑菇、胡萝卜丝各适量，盐、香油、高汤各少许。

■做法：

　　1. 香菇洗净后切丝；金针菇切段、蘑菇切片。

　　2. 烧开高汤，放入所有蔬菜、菌菇，煮沸后加入除香油外的调料，最后淋香油即成。

花生肉丁

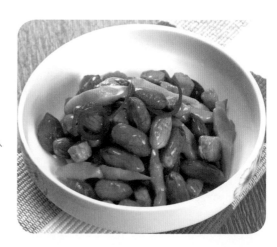

■材料：猪瘦肉丁 100 克，鸡蛋（取蛋清）、花生米、红椒丝、净冬笋块、盐、干淀粉各适量。

■做法：

　　1. 猪瘦肉丁用盐、鸡蛋清、干淀粉拌匀；花生下入油锅炸热。

　　2. 将肉丁入油锅滑熟，盛起沥油；下入冬笋块煸炒，放入其他材料大火翻炒，加盐调味即可。

凉拌山药

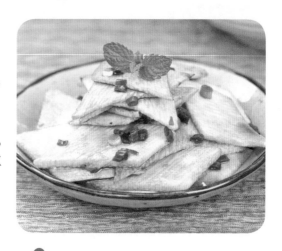

■材料：山药 150 克，葱、薄荷、醋、凉拌酱油各适量，香油少许。

■做法：

　　1. 将山药去皮，切薄片；葱洗净后，切成葱末，备用。

　　2. 将山药片放入沸水中汆烫一下后捞出，放入凉水中去除黏液。

　　3. 捞出山药片，放入盘中，将所有调料和葱末放入，搅拌均匀装盘，点缀上薄荷即成。

回锅肉炒圆白菜

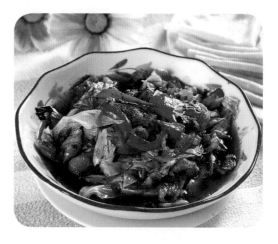

■材料：回锅肉片 100 克，圆白菜块 80 克，青椒段、红椒段各 10 克，豆豉末、盐、白糖各适量。

■做法：

　　1. 锅置火上，倒油烧热，入豆豉末、红椒段、青椒段炒香，下入回锅肉片炒香。

　　2. 加入圆白菜块翻炒成熟，加盐、白糖调味即可。

豌豆炒牛筋

■**材料**：牛筋300克，豌豆、姜末、蒜末、盐、白糖、美极鲜、生抽各适量。

■**做法**：

1. 牛筋洗净，汆烫后捞出，切条。

2. 炒香姜末、蒜末，下入牛筋条、盐、白糖、美极鲜、生抽、豌豆，以小火煨熟，转大火收浓汁即可。

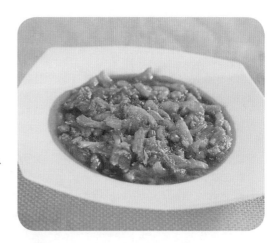

虾肉奶汤羹

■**材料**：大虾250克，胡萝卜、芥蓝各15克，葱段、姜片、盐各少许。

■**做法**：

1. 大虾去掉泥肠，剥出虾仁，洗净，备用；胡萝卜、芥蓝洗净，均切片。

2. 锅内放入葱段、姜片、胡萝卜片、芥蓝片、水，加盐调味，大火烧开，加入虾仁后再煮10分钟即可。

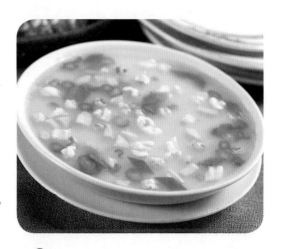

菠萝鸡丁

■**材料**：鸡肉丁200克，菠萝丁、红椒丁、青椒丁、姜片、葱末、蒜片、盐、水淀粉、白糖、鸡高汤各适量。

■**做法**：

1. 鸡肉丁加盐、水淀粉拌匀。

2. 爆香姜片、葱末、蒜片，将鸡丁、菠萝丁、红椒丁、青椒丁炒熟，烹入剩余调料拌匀收汁即可。

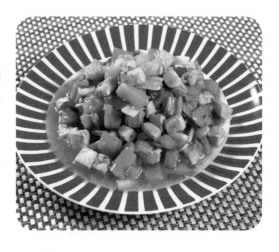

馒头片三明治

■ **材料** : 馒头、鸡蛋各1个，火腿片、西红柿、黄瓜各适量，莴笋叶1片，大蒜酱、奶油各半大匙，沙拉酱1小匙。

■ **做法** :

1. 馒头切片；西红柿、黄瓜洗净切片；莴笋叶洗净，撕成馒头片大小。

2. 平底锅烧热，放油，放入馒头片煎至两面呈金黄色，夹出；锅中余油继续加热，打入鸡蛋煎熟。

3. 取一片馒头片，抹上大蒜酱和奶油，铺上莴笋叶、火腿片、西红柿、黄瓜及煎蛋，淋上沙拉酱，盖上馒头片，压紧即可。

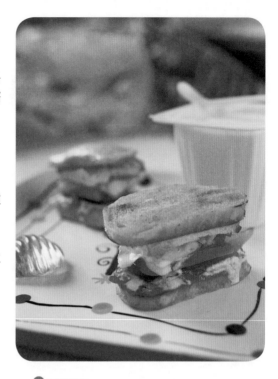

红酒烧对虾

■ **材料** : 对虾500克，葱末、姜末、蒜末、酱油、番茄酱、红酒、盐、白糖各适量。

■ **做法** :

1. 洗净对虾，剪去须、脚，沥水。

2. 锅内放少许油，用小火烧至五成热，放入对虾，翻煎两面至九成熟，

3. 放入蒜末、姜末，倒入红酒、酱油、番茄酱、白糖及少许盐，继续翻煎两面片刻，起锅装盘，撒上葱末即可。

营养小课堂

　　虾肉中的微量元素镁对心脏活动具有重要的调节作用，能很好地保护心血管系统。另外，虾富含磷、钙，对宝宝、孕妈妈尤有补益。

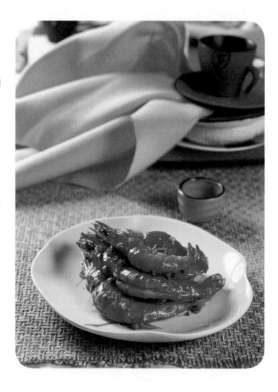

双菇鸡汤

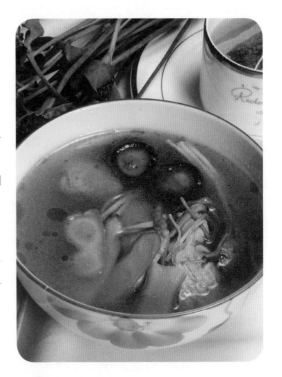

- **材料**：鸡腿1只（约70克），金针菇100克，香菇10朵，姜1块，香油、高汤各适量。
- **做法**：

　1. 姜洗净，切片，放入锅中加入适量高汤，熬煮片刻备用；金针菇切除根部；香菇泡软、去蒂。

　2. 将金针菇与香菇、鸡腿均洗净，放入锅中，再加入高汤煮熟，最后淋入香油调味即可。

营养小课堂

　　这道菜具有促进血液循环、滋阴补血的功效，孕妈妈经常食用，不仅能促进胎宝宝正常生长发育，还可有效改变孕妈妈的虚寒体质。

胡萝卜火腿沙拉

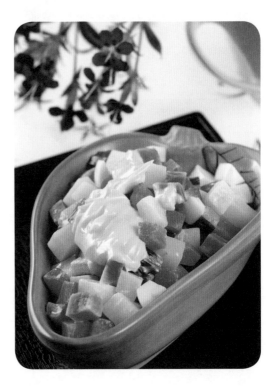

- **材料**：土豆1个，火腿肠150克，鸡蛋2个，胡萝卜1/2根，黄瓜50克，沙拉酱、盐、鸡精、胡椒粉各适量。
- **做法**：

　1. 土豆、胡萝卜分别洗净，上火蒸熟，去皮后切成小丁；火腿肠切成小丁；鸡蛋洗净，煮熟，捞出，凉凉后剥皮，蛋白切成与土豆丁大小相仿的丁；黄瓜洗净，切丁。

　2. 将土豆丁、胡萝卜丁、火腿丁、蛋白丁、黄瓜丁和沙拉酱、盐、鸡精、胡椒粉混合，拌匀即可。

营养小课堂

　　这是一道可提供丰富膳食纤维的菜肴，既可帮助孕妈妈预防便秘，还可为胎宝宝提供B族维生素及优质蛋白质、脂肪等营养素。

草菇烧冬笋

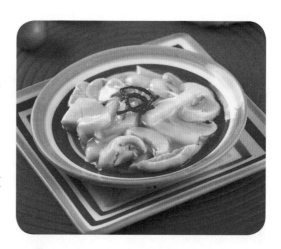

■材料：冬笋 350 克,干草菇 100 克,红椒丝少许,鸡精、盐、香油、水淀粉各适量。

■做法：

1. 将冬笋去皮，切成片，用油以小火炸熟，倒出；将干草菇去头蒂，用水浸泡，沥去水后切片。

2. 油锅烧热，加入冬笋片、草菇片烧约 30 分钟，放入鸡精、香油、盐翻炒，用水淀粉勾薄芡，撒上红椒丝，起锅装盘即成。

菠菜拌花生

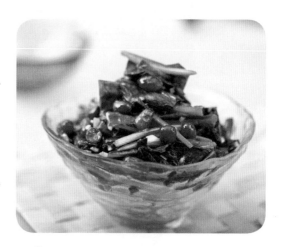

■材料：菠菜 300 克，花生仁 80 克，姜末、蒜末、盐、醋各适量，鸡精、香油各少许。

■做法：

1. 菠菜择洗干净，汆烫，捞出，沥干水分，切段。

2. 油锅烧热，备用。

3. 将菠菜段、熟花生仁、姜末、蒜末、盐、醋、鸡精、香油拌匀即可。

西式奶酪蛋汤

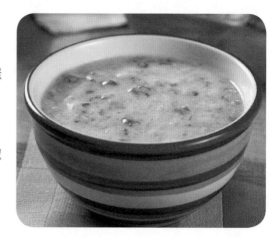

■材料：奶酪 20 克、芹菜末、西红柿末各 20 克，鸡蛋 1 个，面粉少许，高汤、盐、胡椒粉各适量。

■做法：

1. 奶酪与鸡蛋一起打散，加少许面粉调匀。

2. 高汤烧开，淋入调好的奶酪鸡蛋液，用盐和胡椒粉调味。

3. 最后撒上芹菜末、西红柿末作点缀。

白菜炖豆腐

■材料：白菜 500 克，豆腐 1 块，姜丝、葱末、盐、鸡精、白胡椒粉各适量。

■做法：

1. 白菜洗净切粗丝；豆腐取出，切块，加入放过盐的沸水中汆烫，捞出，备用。

2. 置火上，倒入适量油烧热，加入姜丝煸香，加入白菜丝煸炒，加水烧开，加适量白胡椒粉。

3. 加入豆腐块，烧开后转成小火，焖 10 ~ 15 分钟，加鸡精调味，撒葱末盛出即可。

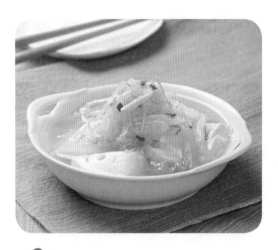

油灼武昌鱼

■材料：武昌鱼 1 条，青、红椒各 2 个，葱段、姜片、香菜、盐、料酒、花椒、老抽、生抽、白糖各适量。

■做法：

1. 在鱼身上剞刀；青、红椒分别洗净，切成小圈。

2. 将鱼里外均匀地抹上盐、老抽、料酒腌渍 10 分钟，然后将葱段、姜片塞进鱼腹中，再放入上汽的蒸锅中蒸 10 分钟，取出。

3. 锅内加入花椒、生抽、白糖、油烧热，浇在鱼身上，然后放上香菜、青、红辣椒圈即可。

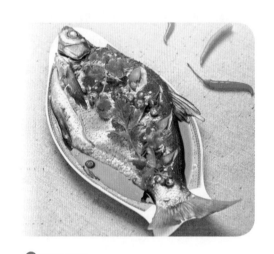

芹菜炒猪肝

■材料：猪肝 250 克，芹菜段、红椒丝、姜片、蒜末、盐、鸡精、干淀粉、白糖、蚝油、料酒、水淀粉各适量。

■做法：

1. 将猪肝切片，加少许盐、料酒和干淀粉抓匀。

2. 锅烧热，加油，倒入腌渍过的猪肝片滑炒至变色，加入姜片、蒜末炒香，下入红椒丝、芹菜段略炒，加盐、鸡精、白糖、蚝油和料酒调味，以水淀粉勾薄芡即可。

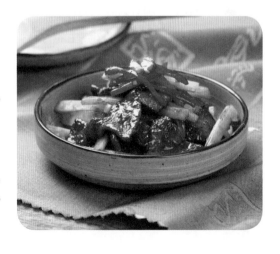

孕7月 合理搭配饮食，严格控制体重

进入本月，很多和营养有关的问题开始出现，如孕期贫血、便秘、体重增长过快等。这也能从另一方面表示，孕妈妈在前期的饮食中可能存在问题，所以才会出现这样的症状。不过，只要孕妈妈掌握合理科学的饮食原则，这些问题都可以很快调整过来。

本月饮食要点

🍽 多吃健脑食品。这个阶段，胎宝宝的大脑发育进入了高峰期，脑细胞体积增大，开始迅速增殖分化。孕妈妈多吃核桃、花生等健脑食品会让宝宝受益。

🍵 增加粗粮供应量。从现在开始到分娩，孕妈妈应该增加粗粮的摄入量，尤其是谷物和豆类，更要多吃。因为胎宝宝发育需要更多的营养，而谷物和豆类富含膳食纤维，B族维生素的含量也很高，对胎宝宝大脑发育有重要作用。

🍲 注意饮食上的宜忌。孕妈妈要多食用富含B族维生素、维生素C、维生素E的食物；吃

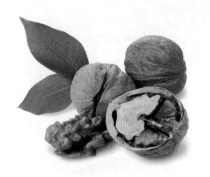

新鲜蔬菜和水果，适当补充钙；少吃动物性脂肪；浮肿明显者要控制盐的摄取量。

饮食细节与禁忌

▶▶ 这样吃豆腐更营养

孕妈妈该怎样食用豆腐，如何搭配，才能让自己吃得更健康营养呢？一般来说，豆腐和下列

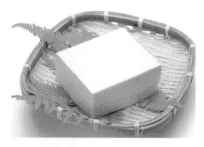

食物搭配，可以获得更高的营养价值。

<u>鱼+豆腐</u>

鱼类苯丙氨酸含量比较少，而豆腐中则含量较高；豆腐蛋氨酸含量较少，而鱼类含蛋氨酸非常丰富，所以二者营养具有互补性。二者搭配，在营养供给上可以做到相辅相成，取长补短，从而提高营养价值。另外，由于豆腐含钙量较多，而鱼中含维生素D，可以促进钙吸收，所以两者同食，可以借助鱼体内维生素D的

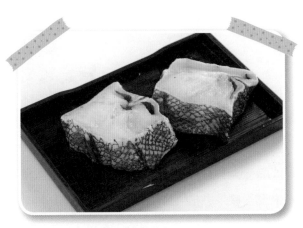

作用，提高人体对钙的吸收率。

肉、蛋+豆腐

豆腐蛋白质含量丰富，但缺少人体必需的蛋氨酸，如果单独用豆腐来做菜，其中蛋白质的利用率会很低。将豆腐和其他的肉类、蛋类食物搭配在一起，则能够有效提高豆腐中蛋白质的利用率。

萝卜+豆腐

豆腐中的蛋白质属植物蛋白，多食会引起消化不良。而萝卜，特别是白萝卜能够增强人体的消化功能，与豆腐同食，有利于豆腐中的蛋白质被人体吸收。

孕期生活情报站

孕妈妈吃豆腐要有节制

豆腐虽好，却也不可过量食用。因为豆腐中含有丰富的蛋白质，一次食用太多，不仅会阻碍铁的吸收，而且容易引起蛋白质消化不良及加重肾脏的排泄负担，出现腹胀、腹泻等不适症状。因此，孕妈妈隔几天吃一次豆腐即可。

海带+豆腐

豆腐及大豆制品营养丰富，含有优质蛋白质、卵磷脂、亚油酸、维生素B_1、维生素E、钙、铁等多种营养素。同时，豆腐中还含有多种皂苷，具有阻止过氧化脂质的产生、抑制脂肪吸收、促进脂肪分解的作用。但这些成分又可促进碘的排泄，引起碘流失；海带含碘丰富，二者同食，可有效避免碘流失，从而起到预防孕妈妈缺碘的作用。

▶▶ 控制体重宜吃五谷杂粮

不少孕妈妈因为要保持好身材，怕孕期发生肥胖，不愿吃淀粉类食物和主食。米饭、面条或面包等精加工类食物由于所含营养成分有限，确实应该少吃，但应避免淀粉摄入不足。五谷杂粮和根茎类食物却能够提供淀粉，且含有丰富的营养素。对于孕妈妈来说，在自己的孕期食谱中，添加适量的五谷杂粮，如稻米、燕麦、荞麦、小麦、大麦、玉米等，既能综合摄取多种营养，又能防止体重增加过快，完全可以满足既不想发胖，又希望胎宝宝健康发育的愿望。

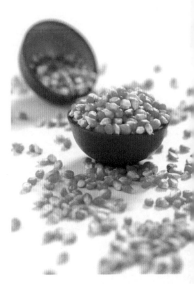

▶▶ 不要忽略了坚果的营养价值

坚果中富含蛋白质、脂肪、碳水化合物以及维生素、各种无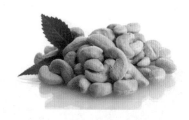机盐、膳食纤维等营养成分。孕妈妈常吃坚果，不但可以加强自身营养，还可以促进胎宝宝发育，尤其是对胎宝宝脑部的发育很重要。

在各类坚果中，核桃可以补脑、健脑，是孕妈妈的首选；葵花籽富含亚油酸，可以促进胎宝宝脑发育，且有助于安胎，孕妈妈也可以常吃。此外，松子、腰果、花生，都富含各种营养素，也是不错的选择。

▶▶ 孕妈妈应尽量避免食用的食品

速冻食品

时下已进入了快餐时代，越来越多的速食食品被习惯快节奏生活的人们接受，因而也有越来越

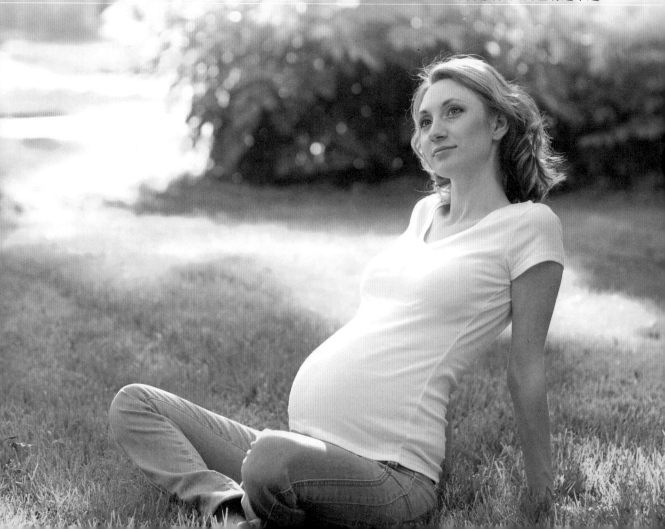

多的美味食品被"速冻"。

但是，食品速冻虽然方便快捷，却也存在不少卫生和安全方面的隐患，如营养成分易流失，大部分高脂肪、高盐，散装速冻食品容易受病菌污染等，这些问题对孕妈妈来说，可能造成的危害更大，所以，孕妈妈应该尽量避免食用速冻食品。

熏烤食品

熏烤食物味美，但孕妈妈却不宜食用。因为熏烤食物通常是用木材、煤炭做燃料熏烤而成的。在熏烤过程中，燃料会发散出一种叫苯并芘的强致癌物质，一旦大量进入人体，易导致癌变。

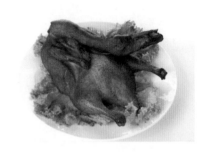

此外，研究者还发现，熏烤的食物中还含有亚硝胺类化合物，也具有强烈的致癌作用。所以，孕妈妈为了自身的健康及胎宝宝的安全发育，尽量不要吃熏烤食物。

刺生食品

孕妇能吃海鲜一定要吃熟的，如果吃生海鲜，有一些寄生虫或病菌很容易被孕妇肚子里的胎儿吸收。

此外，食用生鸡蛋、生肉、生海鲜都可能有李斯特菌或沙门菌中毒的潜在风险。怀孕期间李斯特菌感染可能会导致流产、早产。

▍一日营养方案

餐次	套餐方案
早餐	杂粮粥 1 碗，肉馅包子 1 个，煮鸡蛋 1 个
加餐	牛奶 1 杯，腰果 4 颗
午餐	素炒青菜 1 小盘，荤菜 1 小碗，炒虾仁 1 小盘，米饭适量
加餐	橘汁 1 杯，苹果 1 个，核桃仁 2 颗
晚餐	鱼 1 小盘，素炒蔬菜 2 小盘，肉末粥、馒头各适量

红豆煲乌鸡

■材料：红豆50克，乌鸡块150克，红枣、姜片、葱段、白萝卜块、清汤、盐各适量。

■做法：

1. 锅内烧水，待水开时放入乌鸡块，用中火汆烫约3分钟至血水煮尽，捞出后洗干净，备用。

2. 取砂锅，加入泡好的红豆、乌鸡块、白萝卜块、红枣、姜片、葱段，注入清汤，加盖，用中火煲开，再改小火煲2个小时，最后调入盐继续煲约15分钟即可。

营养小课堂

　　乌鸡中富含微量元素和氨基酸，营养价值很高。在民间，乌鸡一直以其养血补虚、强筋健骨的功效而著称，是女性调补佳品。

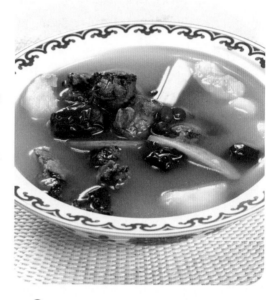

苹果炖银耳

■材料：苹果2个，红枣、水发银耳各50克，枸杞子适量，姜、冰糖各少许。

■做法：

1. 苹果去核及皮，切小块；红枣用温水泡好；银耳泡发，去蒂后撕小朵；姜切小片。

2. 取炖盅一个，加入苹果块、红枣、银耳、姜片，倒入适量清水，备用。

3. 炖盅内调入冰糖，加盖，用大火炖约半个小时，在出锅前撒入枸杞子即可。

营养小课堂

　　银耳是一种常用的滋补品，其营养成分非常丰富，尤其是氨基酸，而且银耳中的无机盐含量也很丰富，营养价值很高。

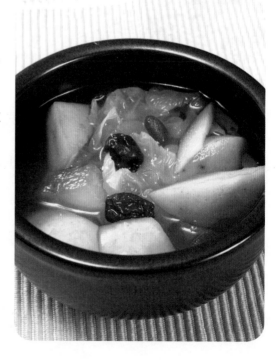

白灼芥蓝

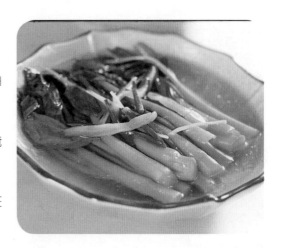

- **■材料**：芥蓝 150 克，红椒丝、葱丝、酱油、盐、香油各适量。
- **■做法**：

　　1. 将芥蓝去老叶、外皮，洗净，入盘淋香油、盐腌渍后入沸水中汆烫一下，捞出装盘。

　　2. 将红椒丝、葱丝放在芥蓝上面。

　　3. 炒锅内加植物油烧热，倒入酱油浇沸，出锅淋在芥蓝上即可。

河虾苦瓜汤

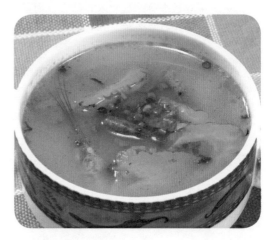

- **■材料**：净河虾 150 克，苦瓜片 50 克，葱花、姜丝、蒜丝、盐、白糖、香油各适量。
- **■做法**：

　　1. 苦瓜片加盐腌渍 5 分钟，捞出。

　　2. 锅中倒油烧热，将葱花、姜丝、蒜丝爆香，放入河虾炒至变色，再放入苦瓜片略炒，倒入水，调入白糖烧开，淋香油即可。

排骨蒸饭

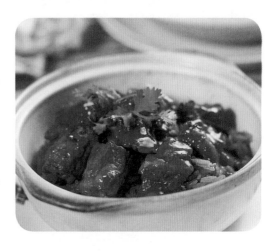

- **■材料**：排骨段 300 克，米饭 400 克，白萝卜片 50 克，盐、白糖、蚝油各适量。
- **■做法**：

　　1. 排骨段汆烫，洗掉血沫；米饭与盐、白糖、蚝油、排骨段拌匀，腌渍 2 个小时。

　　2. 取砂锅，白萝卜片垫底，将米饭、排骨段放于其上，蒸熟即可。

粉蒸五花肉

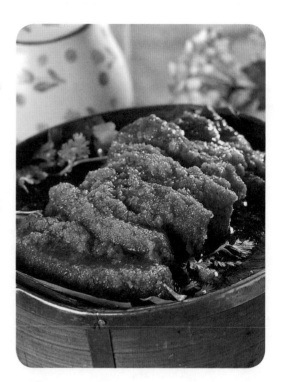

■材料 :五花肉 100 克,米粉适量,荷叶 1 张,盐、蚝油、酱油、白糖、葱姜汁各适量。

■做法 :

1. 五花肉洗净,切成片,加盐、蚝油、酱油、白糖、葱姜汁腌渍入味,备用。

2. 将肉片均匀沾裹米粉。

3. 蒸笼内铺上打湿的荷叶,上面放米粉肉片,上笼蒸熟即可。

营养小课堂

这道菜口感滑而不腻、入口酥香,而且还带有一丝荷叶的清香,非常美味。五花肉最好选择瘦肉比较多的,以免摄入过多脂肪。

三下锅

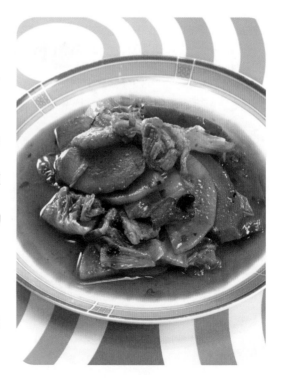

■材料 :五花肉 200 克,大白菜 5 片,白萝卜、胡萝卜各半根,豆瓣酱、葱花、盐、白糖各适量。

■做法 :

1. 五花肉去皮,洗净,切成片;大白菜洗净,切大块;白萝卜、胡萝卜分别去皮,切长片。

2. 油锅烧热,放入五花肉片煸炒,肉色变白时,放入大白菜块、白萝卜片、胡萝卜片炒熟盛出。

3. 油锅放入豆瓣酱炒香,然后放入做法 2 中盛出的材料同炒,并加入剩余材料(除葱花外)同烧入味,最后撒入葱花即可盛出。

营养小课堂

胡萝卜富含 β - 胡萝卜素,而胡萝卜素可以转化成维生素 A。猪肉炒胡萝卜可以提高维生素 A 的摄入。

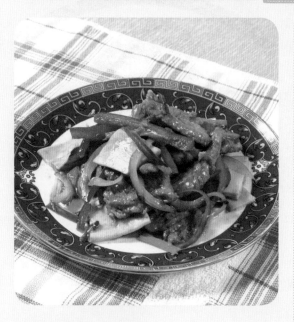

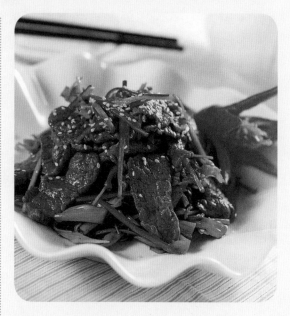

洋葱爆牛柳

- **材料**：牛里脊肉250克，洋葱1个，蘑菇片、蒜苗段、青椒丝、红椒丝、葱花、酱油、白糖、水淀粉、盐各适量。
- **做法**：

  1. 牛里脊肉洗净，切成片，用酱油抓拌均匀，腌约10分钟；洋葱洗净，切成丝。
  2. 牛肉片入油锅炒至变色后盛出。
  3. 原锅留油烧热，放入洋葱丝、青椒丝、红椒丝爆香，放入蘑菇片、蒜苗段、水淀粉、盐炒熟，最后放入牛肉片拌炒均匀，撒上葱花即可。

营养小课堂

牛肉要逆纹切，这样吃起来不会有咀嚼不烂的感觉；洋葱有一种辛辣香气，在烹制牛肉时适当放一些，可以去除膻腥味。

空心菜炒牛柳

- **材料**：牛肉250克，空心菜100克，红椒1个，姜、熟白芝麻各适量，盐、酱油各少许。
- **做法**：

  1. 牛肉洗净，切成薄片；空心菜择洗干净，择成寸段状，备用。
  2. 姜洗净，切成丝；红椒洗净，切成丝。
  3. 油锅烧热，下入姜丝爆香，然后再放入红椒丝略炒。
  4. 下入牛肉片，翻炒至牛肉变色，然后放入空心菜段、酱油、盐炒匀装盘。
  5. 最后撒入熟白芝麻即可。

营养小课堂

牛肉切成易入口的小片前，可先用刀轻轻在肉块上割几下，切断筋络，这样炒出的牛肉更好嚼。

爆炒肉片

■ **材料**：猪肉片 180 克，葱段、红椒片、姜片、鸡蛋（取蛋清）、干淀粉、白糖、水淀粉、香油各适量。

■ **做法**：

1. 猪肉片洗净后沥干水分，放入碗中加入适量水、蛋清与干淀粉抓匀，腌渍 2 分钟，备用。

2. 将猪肉片入油锅炒至变色，盛出。

3. 锅中留底油继续烧热，放入葱段、姜片和红椒片，以小火爆香，加入白糖及水炒匀，再加入猪肉片以大火快炒约 1 分钟，最后加入水淀粉勾芡，并淋入香油即可装盘。

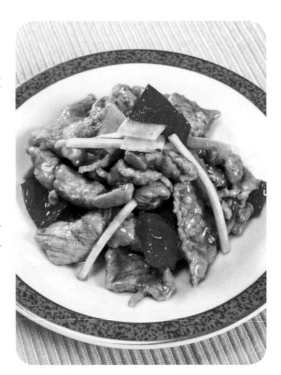

营养小课堂

挑选猪肉时以肉色为粉红色、带光泽，肉身结实，脂肪泛白者为佳；以葱烹调肉类，可加强胃肠消化功能，又能增进食欲。

双椒鸡片

■ **材料**：鸡腿肉 300 克，黄甜椒片 40 克，红甜椒片 60 克，姜片 10 克，鸡蛋 1 个，干淀粉、酱油、白糖、盐各适量。

■ **做法**：

1. 鸡蛋打散；鸡腿肉切片，加入干淀粉、蛋液抓匀，备用；酱油、白糖、盐、干淀粉与适量水拌匀成兑汁，备用。

2. 将鸡腿肉片炒变色后盛出；锅底留少许油，以小火爆香姜片，加入黄甜椒片、红甜椒片略炒，再加入鸡腿肉片炒匀，淋上兑汁后快速翻炒至汤汁浓稠即可。

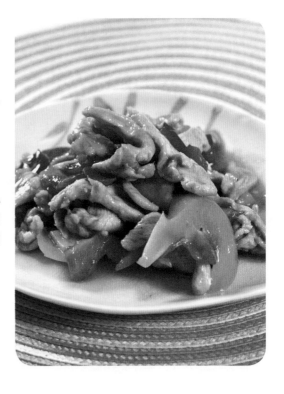

营养小课堂

鸡腿肉中蛋白质的含量比较高，且消化吸收率高，容易被人体消化吸收，有增强体力的作用。

鸭肠爆双脆

■材料：鸭肠段 400 克，莴笋片 200 克，蒜片、姜片、盐各适量。

■做法：

1. 莴笋片、鸭肠段分别入沸水中汆烫一下，捞出沥干。

2. 爆香蒜片、姜片，放入莴笋片、盐、鸭肠段翻炒至熟即可出锅。

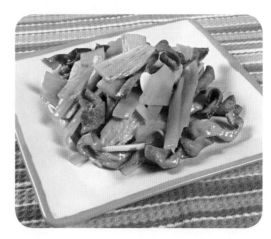

黑芝麻粥

■材料：黑芝麻 25 克，大米适量。

■做法：

1. 黑芝麻、大米洗净，浸泡 3 ~ 6 个小时，备用。

2. 将泡好的黑芝麻和大米一同放入锅内，加适量清水，大火烧开之后转小火煮成粥即可。

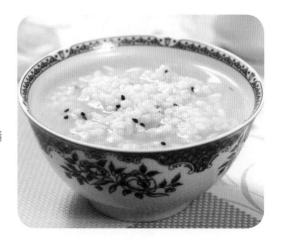

萝卜炒肉末

■材料：白萝卜、猪瘦肉各200克，葱花、姜末、盐各适量。

■做法：

1. 白萝卜去皮，洗净，切末；猪瘦肉洗净切末。

2. 锅置火上，倒入适量植物油烧热，放入萝卜末、瘦肉末、葱花、姜末，以大火翻炒至熟，出锅前放入盐炒匀即可盛出。

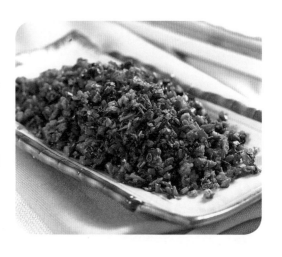

红豆鲫鱼汤

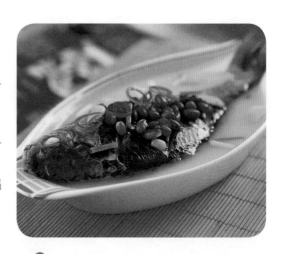

■ **材料** :红豆100克，鲫鱼1条，葱、姜、料酒、盐各适量。

■ **做法** :

1. 鲫鱼去鳞、鳃及内脏洗净；红豆洗净，浸泡2个小时；葱切段；姜切片。

2. 鲫鱼稍煎黄，可使肉不易散；将红豆、鲫鱼放锅中，加适量水，大火烧开，换小火炖煮50分钟后，放调料，再煮25分钟即可。

五色蔬菜汤

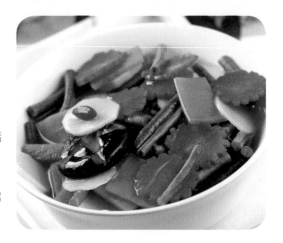

■ **材料** :胡萝卜1根，豇豆、山药各50克，香菇3朵，南瓜100克，盐适量，鸡汁少许。

■ **做法** :

1. 胡萝卜去皮洗净后切花片；豇豆洗净切段；香菇去柄洗净，剞十字花刀；山药去皮，洗净后切厚片，并浸于水中；南瓜去皮切片。

2. 将所有材料放入锅中，加8杯清水，以大火煮沸后改小火煮15分钟，加盐、鸡汁调味即可。

清炖蜂蜜木瓜

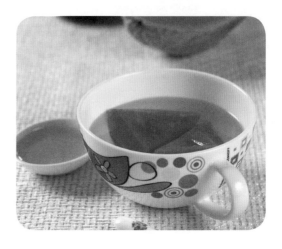

■ **材料** :木瓜300克，蜂蜜少许。

■ **做法** :

1. 将木瓜去皮、籽，切成块状。

2. 锅中加水，将木瓜块与蜂蜜一起煮20分钟即可。

辣椒生姜胡萝卜汁

■材料：胡萝卜、辣椒各 2 个，生姜 3 片，菠萝汁适量。

■做法：

1. 将胡萝卜洗净，切成片；辣椒洗净，切成 4 瓣，去掉中间的籽；生姜去皮，洗净，切成薄片。

2. 把胡萝卜片、辣椒瓣、生姜片一同放入榨汁机中榨汁，将榨出的汁注入准备好的玻璃杯中。

3. 为了使口味更好，可加入适量菠萝汁调味。

| 营养小课堂

这是一款保健饮品，孕妈妈经常饮用可很好地强身健体、预防感冒。

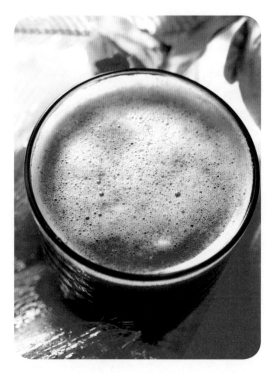

猴头菇炒芥蓝

■材料：猴头菇 200 克，芥蓝 250 克，姜 5 片，料酒 1 大匙，蚝油、酱油各 1 小匙，白糖少许，高汤 2 小碗，水淀粉 1/2 大匙，香油 1 小匙。

■做法：

1. 将猴头菇切成块状；姜切成末；取芥蓝菜心，将芥蓝菜叶尾部去除。

2. 猴头菇、芥蓝汆烫，加盐、油调味，把烫好的芥蓝铺在盘底围边。

3. 锅内加入 1 大匙植物油，把姜末爆香，下猴头菇，再加调料继续炒熟，把炒熟的猴头菇放在芥蓝菜上面即成。

| 营养小课堂

芥蓝中胡萝卜素、维生素 C 含量极高，可以为孕期偏食的孕妈妈们补充充足的营养。

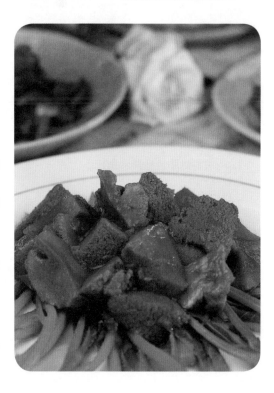

甘薯红枣汁

- **材料**：甘薯200克，红枣30克，蜂蜜20克。
- **做法**：

  1. 将甘薯洗净，削去外皮，切小丁；红枣洗净，去核，切片。

  2. 将甘薯和红枣片放入锅中，加入适量冷水，用大火煎煮，至水剩一半时加入蜂蜜调匀，改用小火煎10分钟。

  3. 煮好的汁液倒入大杯，放凉后即可饮用。

营养小课堂

甘薯含热量非常低，孕妈妈吃了之后不必担心会发胖，反而可起到减肥作用。

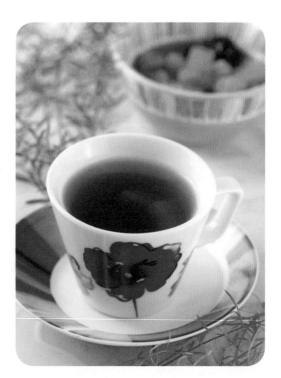

生菜沙拉

- **材料**：生菜1棵（约250克），苜蓿芽150克，苹果1/2个，猕猴桃1个，红甜椒丁、黄甜椒丁各适量，酸奶3大匙，牛奶2大匙。
- **做法**：

  1. 将生菜洗净，把菜心取出，叶片一片一片取下，再剪成圆形，放入冰水中泡一下。

  2. 将苹果洗净切丁；猕猴桃削皮、切丁，和红甜椒丁、黄甜椒丁混合。

  3. 苜蓿芽洗净、沥干；酸奶和牛奶混合成酸奶酱汁。

  4. 在生菜叶上放苜蓿芽、混合的蔬果各适量，淋上酸奶酱汁即可。

营养小课堂

苜蓿芽具有高纤维、低热量的特点，是孕妈妈控制体重的首选食材之一。

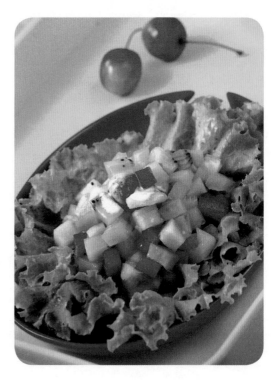

酸汤鱼

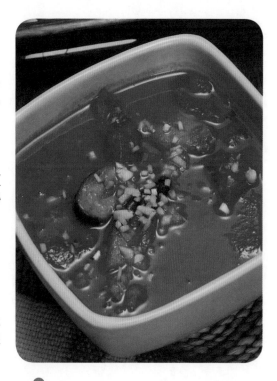

- **材料**：鳟鱼1条，土豆1个，西红柿2个，姜1小块，酸菜少许，葱花、姜末、白糖、盐各适量，鸡汤1大碗，干辣椒少许。
- **做法**：
  1. 把鳟鱼切段；土豆切片；西红柿切块；姜切片。
  2. 锅热油，先把西红柿块倒入炒软至出来漂亮的红色汁，然后把酸菜、土豆片、姜片、干辣椒放入炒一会儿，再倒入鸡汤。
  3. 锅中倒适量水烧开后放入鳟鱼，加点白糖和盐，煮15分钟，撒葱花和姜末即可。

营养小课堂

　　西红柿中含有丰富的番茄红素，其抗氧化能力是维生素C的20倍，可以说是抗氧化和防妊娠纹的超强武器，能够帮助孕妈妈有效缓解和抵御妊娠纹。

芥末三文鱼

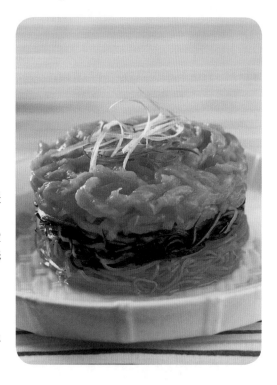

- **材料**：胡萝卜、黄瓜、三文鱼各100克，葱丝、盐、芥末油各少许，白醋2小匙。
- **做法**：
  1. 胡萝卜去皮切丝，黄瓜切丝，分别放入碗内。
  2. 三文鱼去皮洗净，沥干水分，切成丝。
  3. 将以上3种丝各加入适量调料拌匀。
  4. 选塑料空瓶一个，洗净，用剪刀横剪成约5厘米高的圆筒，立放圆盘中，依次将胡萝卜丝、黄瓜丝、三文鱼丝放瓶内，每放一层均要平整，才能放第2层和第3层。取下塑料筒，呈3层颜色分明的圆形柱状，最后以葱丝点缀即可。

营养小课堂

　　三文鱼肉及其鱼皮中富含的胶原蛋白能减慢机体细胞老化，帮助孕妈妈远离妊娠纹。

鲜虾青苹果姜汤

■材料：虾500克，青苹果1个，姜片少许，盐、胡椒粉、橙汁各适量，鱼露1大匙，柴鱼高汤8杯。

■做法：

　　1. 将大虾洗净后剥去外壳（外壳留用），挑除虾线；苹果洗净，去皮，切块；姜片洗净。

　　2. 锅中加入柴鱼高汤，煮沸后下入虾壳、姜片煮10分钟，去渣取汁，下入青苹果块及盐、胡椒粉、橙汁、鱼露煮沸，再下入鲜虾汆煮即可出锅。

▌营养小课堂

　　本汤是一款保健汤，可以帮助孕妈妈补肾益气、缓解各种疲劳，尤其对缓解运动后产生的疲劳感作用显著。

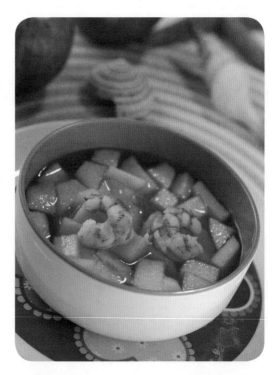

韭黄腰花

■材料：韭黄150克，猪腰1个，红椒丝、葱花、姜丝、蒜蓉各适量，鲜汤、水淀粉少许，盐、白糖、香油各适量。

■做法：

　　1. 韭黄洗净切段；猪腰剖开，去除白色腰臊，洗净，切十字花刀后横切成条，汆烫后沥干水分。

　　2. 将盐、白糖、水淀粉和香油放进碗里，再加少许鲜汤兑成芡汁备用。

　　3. 油锅放入猪腰片，滑油至五成熟，捞出沥油。

　　4. 锅中留少许余油，放入蒜蓉、葱花、姜丝、红椒丝、腰花、韭黄快速翻炒几下，再调入芡汁炒匀即可。

▌营养小课堂

　　猪腰含丰富的蛋白质、铁、锌等对人体十分有益的营养成分，孕妈妈经常食用可以补充精力，尤其对改善孕期精神疲惫及运动后产生的疲乏感更有效。

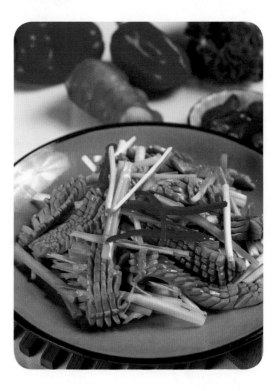

鲜香口蘑

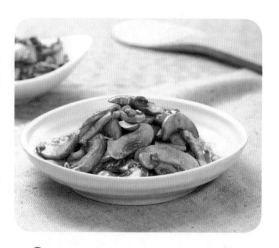

- **材料**：口蘑 500 克，葱末、蚝油、红烧汁、白糖、胡椒粉各少许。
- **做法**：

　1. 口蘑洗净，切片，入沸水中汆烫，捞出，沥干水分，备用。

　2. 油锅烧热，入口蘑片翻炒片刻，然后调入蚝油炒匀，加适量的水、红烧汁、白糖、胡椒粉，大火烧沸，然后转中火烧至收汁，撒入葱末炒匀即成。

韭菜炒虾仁

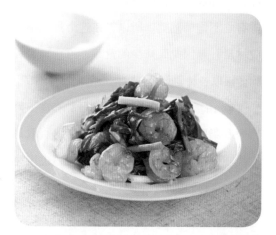

- **材料**：韭菜 100 克，虾仁 50 克，姜 5 克，葱 10 克，盐少许。
- **做法**：

　1. 韭菜洗净，切成 3 厘米长的段；虾仁洗净；姜切丝；葱切段。

　2. 锅置火上烧热，加入适量油，烧六成热时，下入姜片、葱段爆香，立即下入虾仁、韭菜炒断生，加盐调味即可。

绿豆玉米粥

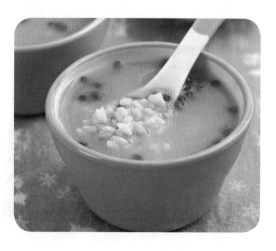

- **材料**：大米 100 克，绿豆、玉米粉各 3 大匙，白糖适量。
- **做法**：

　1. 绿豆洗净，泡透；大米洗净。

　2. 锅置火上，加适量水，放入大米、绿豆煮开后转小火熬煮约 30 分钟至黏稠。

　3. 玉米粉用清水调成稀糊状，倒入绿豆粥中，搅拌均匀继续煮，煮开后改用小火续煮约 8 分钟，盛出，放入白糖调匀即可。

孕8月 少食多餐，补足营养

在这个月，孕妈妈体形已发生重大变化，开始显得笨重、行动不便。同时，由于子宫愈发膨大，胃部自然会受到挤压，这将直接影响到孕妈妈的食欲，解决这个问题的办法就是少食多餐。

▌本月饮食要点

🍽 进入本月，由于子宫占据了大半个腹部，胃部被挤压，使进食量受到影响，孕妈妈常有吃不饱的感觉。所以，在这个月，孕妈妈应尽量补足因此而减少的营养，可一日多餐，均衡摄取各种营养素，防止胎宝宝发育不良。

☕ 由于本月胎宝宝开始在肝脏和皮下储存糖原及脂肪，所以孕妈妈除了要继续摄取足够的优质蛋白质、铁、钙等营养素外，也应注意碳水化合物的摄取。

🍽 孕妈妈的饮食不可毫无节制，应该注意控制体重在每个阶段的增加值，还要多吃有助于预防感染和增强抵抗力的食物，如海带、紫

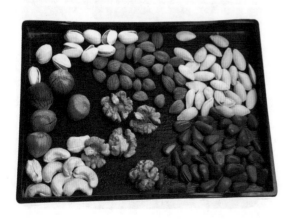

菜、坚果等食品。

▌饮食细节与禁忌

▶▶ 孕妈妈适量吃蒜可预防感冒

感冒根据发病的原因，可分为两类：流行性感冒和普通感冒。

流行性感冒是由流感病毒引起的，简称流感。流感是孕妈妈在整

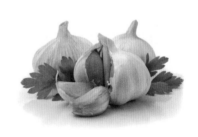

个孕期都应极力避免的，因为流感病毒可随血液侵入胎盘，从而对胎宝宝正常的生长发育造成威胁。如果孕妈妈在孕早期患流感，可导致畸胎；流感发生在孕中、晚期，可导致流产或早产等。

普通感冒是由细菌或病毒感染所致，并由伤风受凉引起的，主要表现为鼻咽部炎症。由于孕妈妈在孕期自身免疫功能降低，因而更容易患普通感冒，应该积极预防。

蒜性温味辛，醇香可口，具有较强的抗病毒、杀菌作用，可以防治感冒。但蒜属辛辣食物，孕妈妈不能多吃。

▸▸ 孕期皮肤瘙痒的饮食对策

绝大多数的孕妈妈都会有皮肤瘙痒的症状，引起孕期皮肤瘙痒的主要原因是孕妈妈体内缺水。因为怀孕后，孕妈妈对水分的需求量增加，导致体内水分缺失严重，从而易引发皮肤瘙痒。孕期应对皮肤瘙痒的对策有以下几种。

🍽 多吃蔬菜、水果，并保证每天的饮水量。

☕ 改善孕期饮食也可以缓解皮肤瘙痒症状。孕妈妈可以多食猪皮、芝麻、核桃等食物，少吃辣椒、胡椒等刺激性的食物，还要避免食用海鲜。

🍽 孕妈妈如有皮肤瘙痒，要避免精神过度紧张、烦躁和焦虑不安，还要避免搔抓，以防感染。病情严重的孕妈妈要及时到医院治疗。

▸▸ 预防早产的饮食妙招

进入孕8月后，孕妈妈需要提前预防出现早产。孕妈妈应科学合理地安排饮食，注意多摄取优质蛋白质。肉、蛋、奶、鱼和大豆类食品是优质蛋白质的最佳来源，其中，鱼类富含不饱和脂肪酸，是最佳的防早产食品。一项营养调查发现，孕妈妈每周吃一次鱼，早产的可能性仅为1.9%，而从不吃鱼的孕妈妈早产的可能

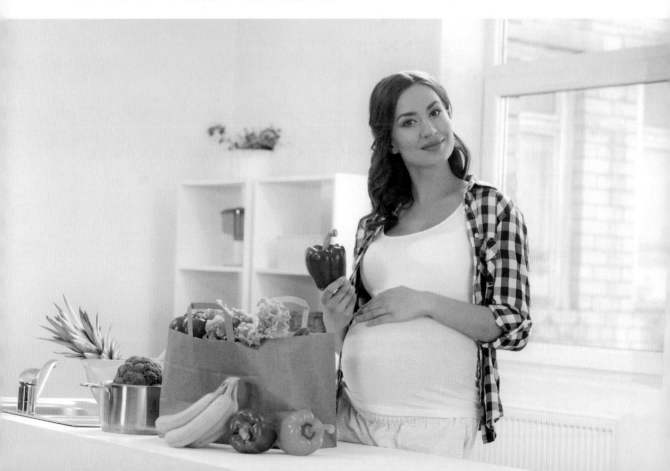

性为7.1%，差别非常大。

芹菜中膳食纤维较多，能增加肠蠕动，有助于预防孕妈妈便秘，有利于保胎；菠菜是最佳的保胎蔬菜，但含草酸多，会干扰人体对铁、锌等微量元素的吸收，但将菠菜放入开水中氽烫一下，能破坏掉大部分草酸，孕妈妈就可以放心食用了；莲子对预防早产、流产及孕妈妈的腰酸症状也很有效。

▶▶ 孕晚期饮食禁忌

忌高钙饮食

虽然此时钙需要量较多，但孕妈妈不能因此而盲目地大量补钙，尤其是不能过量加服钙片、维生素D等药物，以免造成钙过量吸收，患肾、输尿管结石，对胎宝宝也可能产生危害。

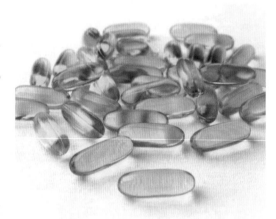

忌高脂肪饮食

进入孕晚期，如果孕妈妈饮食中脂肪含量过高，会增加胎宝宝肥胖的程度，易导致分娩时难产。而且，脂肪摄入多，会升高血脂，也会增加孕妈妈的心脏负担，可能在产前出现心慌、胸闷、气急等心脏功能不全的表现。

忌服温热补品

孕晚期时，由于孕妈妈体内代谢加快，胃酸分泌量减少，胃肠道功能减弱，会出现食欲不振、胃部胀气、便秘等现象，用中医的说法，统称为"内热"。如果孕妈妈再经常食用人参、阿胶、鹿

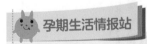孕期生活情报站

楼梯锻炼会导致早产

很多孕妈妈为了增加产力，顺利分娩，会选择在孕晚期做一些运动，如平地散步、孕妇操等，这些运动确实都对孕妈妈将来顺利分娩有益。但有些孕妈妈采取爬楼梯锻炼的方式来增加产力就不科学了，因为孕妈妈在爬楼梯时，腹中的胎宝宝会随着妈妈的脚步一高一低活动，容易给胎宝宝造成压力，从而导致早产。

茸、鹿胎膏、桂圆、荔枝等温热性的补药、补品，势必导致阴虚阳亢，气机失调，气盛阴耗，血热妄行，引起口干、口腔溃疡、鼻出血等症状，还可能加剧孕吐、水肿、便秘等症状，甚至发生见红、流产或死胎等。

忌食寒凉、湿热类食物

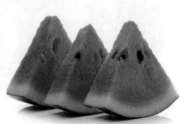

一些较为寒凉的食品，如绿豆汤、凉茶、西瓜等，孕妈妈应尽量少食用。此外，龙眼、芒果、羊肉等湿热的食物也应尽量少食用。

忌油、忌辣

此时孕妈妈多会出现便秘的情形，而食用

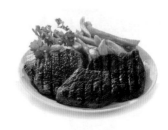

过油或过辣的食物，则可能会使便秘状况更加严重。所以，孕妈妈要控制食物中的油分和盐分，注意多补充水分、蔬果，有助于排便。

忌多食加工类食品

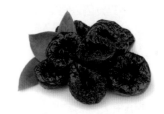

孕妈妈在孕晚期时易有食欲不振的情况，而吃酸梅等果品可以刺激食欲，但孕妈妈需注意，这些加工食品可能含有过多的食用色素及防腐剂，应避免多食。

▌一日营养方案

餐次	套餐方案
早餐	鸡丝粥1碗，煎鸡蛋1个，肉馅包子1个
加餐	牛奶1杯，饼干2片
午餐	鱼1小盘，炒猪腰1小盘，汤1碗，米饭适量
加餐	酸奶1杯，坚果适量
晚餐	炖牛肉1小碗，蔬菜炒肉2小盘，鱼肉粥1小碗，全麦面条适量

营养食谱推荐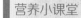

鱼蓉西红柿羹

- **材料**：鱼肉150克，西红柿2个，香菇2朵，芹菜梗20克，高汤适量，盐、香油、酱油各少许。
- **做法**：

  1. 鱼肉加盐、香油拌匀调味，搅拌成蓉状，备用。

  2. 将西红柿洗净，切成丁，备用；芹菜梗洗净，切成小丁；香菇泡发后切成丁。

  3. 将高汤倒入锅中煮沸，加入香菇丁、西红柿丁煮透，放入鱼蓉煮熟，加入盐、香油、酱油，撒芹菜丁即成。

营养小课堂

　　芹菜既可热炒，又能凉拌，烹调方便。另外，芹菜具有良好的降压作用，适合有高血压家族史的孕妈妈食用。

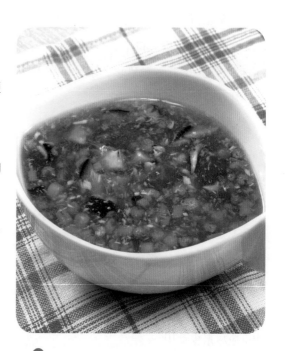

西洋参冬瓜鸭汤

- **材料**：水鸭1只，猪脊骨、冬瓜块各300克，猪瘦肉100克，姜片、西洋参、盐各适量。
- **做法**：

  1. 将水鸭剖好；猪脊骨、猪瘦肉剁块，洗净。

  2. 锅里烧水，待水沸时，将猪脊骨块、猪瘦肉块、整只水鸭迅速用沸水汆烫，捞出；水鸭切块。

  3. 将水鸭块、猪脊骨块、西洋参、猪瘦肉块、姜片、冬瓜块放入砂煲，加入适量水，煲2个小时后关火，放入盐调味即可。

营养小课堂

　　冬瓜含有丰富的钙、磷、钾和维生素等。常喝此汤可清热生津、消暑除烦，适宜体质偏热的孕妈妈在夏日食用。

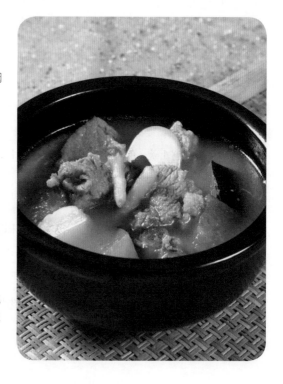

黑木耳炒牛柳

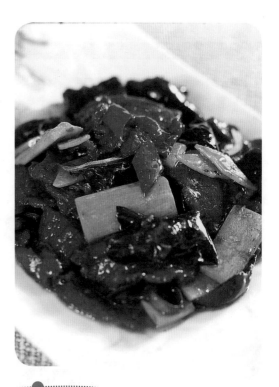

- **材料**：牛柳 150 克，鸡蛋 1 个（取蛋清），西葫芦片、黑木耳、葱花、姜片、红椒片、盐、酱油、白糖、干淀粉各适量。

- **做法**：

  1. 将牛柳切片，加酱油、蛋精、白糖、干淀粉拌匀上浆，入油中滑散，捞出沥油。

  2. 黑木耳用清水泡好，去老根。

  3. 锅内留余油，下入葱花、姜片、红椒片爆香，下入西葫芦片、牛柳片、黑木耳翻炒至熟，加盐调味即可。

营养小课堂

牛柳片不宜过大，否则不易炒熟。

炒牛柳片时油温不宜过高，以六成热为宜，且不能过熟，七成熟最好吃。

五柳鱼丝

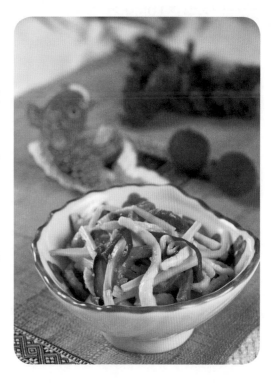

- **材料**：鲜活鲤鱼 1 条（约 750 克），冬笋 20 克，熟火腿、丝瓜各 15 克，香菇、泡红辣椒各 10 克，鸡蛋 1 个（取蛋清），葱、盐、料酒、水淀粉各适量。

- **做法**：

  1. 将鲜活鲤鱼去鳞、去鳃，剖腹去内脏洗净，剔去骨刺后将净肉切成粗丝，放入碗内加盐、料酒腌渍入味。

  2. 将熟火腿、冬笋、香菇、丝瓜、泡红辣椒（去蒂、籽）均切成细丝；蛋清加淀粉搅成糊。

  3. 油锅烧热，将腌渍入味的鱼丝用蛋糊上浆后滑散。

  4. 倒出多余的油，将鱼丝拨一边，下入做法 2 中的材料略炒，加入盐、料酒，翻炒，淋上少许植物油即可。

营养小课堂

鲤鱼有滋补健胃、利水消肿、清热解毒、止咳下气的功效，对孕期水肿有辅助疗效。

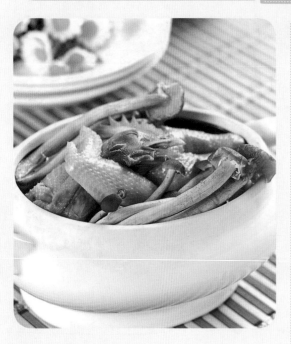

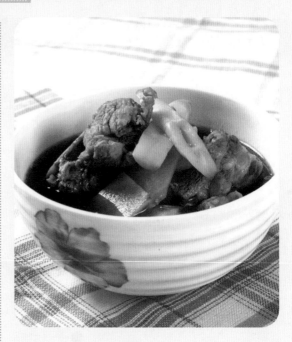

茶树菇母鸡汤

■ **材料**：母鸡1只，鲜茶树菇150克，姜片、葱段各适量，盐少许。

■ **做法**：

1. 母鸡宰杀好，洗净，入沸水中汆烫；鲜茶树菇去根，洗净。

2. 将汆烫过的母鸡放入砂锅中，加入姜片、葱段和清水，用大火煮沸后改小火煲1个小时。

3. 拣去姜片和葱段，加入茶树菇，以小火继续煲1个小时。

4. 最后加少许盐调味即可盛出。

营养小课堂

茶树菇盖肥柄嫩，鲜食脆嫩爽口，味道鲜美，干品具有奶油饼干的浓香味。用茶树菇来烹炒煲汤，清香浓郁，回味无穷。

竹笋炖排骨

■ **材料**：小排骨500克，竹笋50克，姜、高汤、盐、干淀粉、醋、酱油、白糖、水淀粉各适量。

■ **做法**：

1. 竹笋去皮，洗净，切片；姜去皮，切片，入沸水锅中汆烫，捞出；小排骨加盐腌渍，蘸上干淀粉，放入油锅中炸至金黄，捞出备用。

2. 锅中倒入高汤煮沸，放入小排骨、竹笋片、姜片，用大火煮沸后改小火煮30分钟，加入醋、酱油、白糖、盐、水淀粉调味勾芡即可出锅装盘。

营养小课堂

排骨能提供人体生理活动所必需的优质蛋白质、脂肪、维生素等，其富含的钙和铁可维护骨骼健康。

姜片炖南瓜

- **材料**：南瓜400克，姜10克，盐1/4小匙，冰糖4大匙。
- **做法**：

  1. 南瓜去籽，切小块。

  2. 姜切片，备用。

  3. 将南瓜块、姜片放入锅中爆香。

  4. 锅内加入适量水，再把盐、冰糖一起放入锅中，以中小火炖煮至南瓜块熟烂即可出锅食用。

营养小课堂

　　如果切开后的南瓜吃不完，最好去籽后再裹上保鲜膜，放入冰箱里，这样才能延长保存时间。

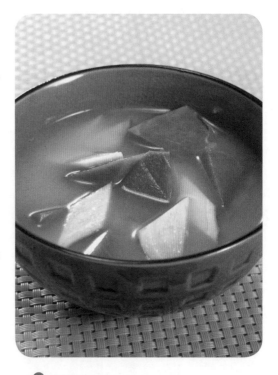

红焖豌豆茄丁

- **材料**：圆茄子1个，虾仁50克，红椒、豌豆、蒜末、葱末、姜末、盐、酱油、干淀粉各适量。
- **做法**：

  1. 将圆茄子去皮，切丁，入热油中稍炸，捞出沥油；将虾仁加盐、干淀粉腌渍上浆，入沸水中汆烫至熟，捞出沥干。

  2. 将红椒切菱形片；将豌豆放入沸水中汆烫。

  3. 锅内留底油，爆香葱末、蒜末、姜末，下入茄丁、豌豆、红椒片翻炒均匀，加酱油、盐调味，出锅装盘，放入虾仁即可。

营养小课堂

　　茄丁切的大小要与豌豆大小差不多。将茄丁稍炸至定型即可，炸制时间不要过长，以免茄丁焦煳。

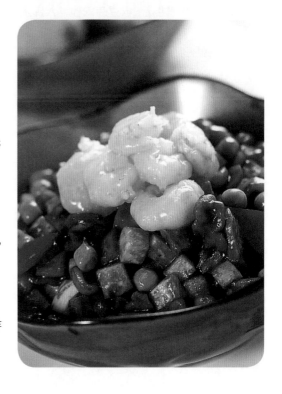

豆苗拌香菇

- **材料**：香菇 160 克，冬瓜丁 5 克，蒜、葱末、豆苗各适量，盐、香油各少许。
- **做法**：
  1. 香菇洗净切块，入沸水中氽烫至熟；豆苗入沸水中略氽烫。
  2. 油锅烧热，下入蒜、葱末炒香，再加入香菇块、盐、冬瓜丁炒匀，加入香油拌匀即可。

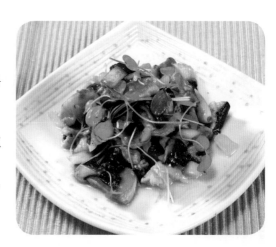

绿豆芽炒肉

- **材料**：猪肉 100 克，绿豆芽 50 克，胡萝卜、蘑菇、盐、白糖各适量。
- **做法**：
  1. 猪肉洗净，切丝；绿豆芽去根，入沸水中氽烫；胡萝卜、蘑菇均洗净，切片。
  2. 炒锅倒油烧热，先爆香猪肉丝，再加入其余材料快速翻炒至入味即可装盘。

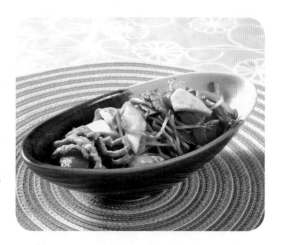

笋条炒里脊肉

- **材料**：里脊肉丝 150 克，笋干条 50 克，鸡蛋（取蛋清）、姜丝、净芹菜段、干淀粉、白糖、盐各适量。
- **做法**：
  1. 将里脊肉丝加盐、蛋清、干淀粉抓匀，入油锅滑散后捞出。
  2. 油锅烧热，爆香姜丝，加入笋干条、芹菜段、里脊肉丝翻炒均匀，加盐、白糖调味即可。

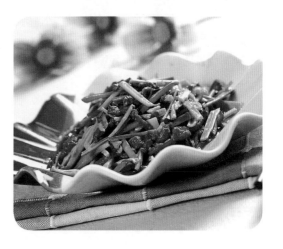

洋葱海鲜汤

■ **材料**：鲜鱿鱼、虾仁、蟹柳各 50 克，草菇 5 朵，鸡蛋 3 个，洋葱 2 个，盐、胡椒粉、料酒、高汤各适量。

■ **做法**：

1. 将鸡蛋打散，加入部分盐、胡椒粉、高汤搅匀，再上笼蒸熟，做成蛋羹。

2. 洋葱切粒，草菇切片，与鲜鱿鱼、虾仁、蟹柳一起用沸水汆烫至熟，放在蒸好的蛋羹上。

3. 将锅烧热，倒入剩余的高汤，加适量的盐、胡椒粉、料酒煮沸，浇在做法 2 中的材料上即可。

▍营养小课堂

洋葱含有环蒜氨酸，能降低血压和血液中的胆固醇，并预防血栓形成。孕妈妈食用此汤，可促进血液循环，对预防心因性的呼吸困难有益。

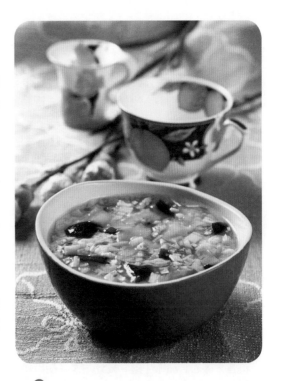

香菇栗子煲

■ **材料**：金针菇、栗子各 50 克，香菇 5 朵，胡萝卜 1/2 根，紫菜、茭白各 20 克，豆腐丝、竹笋各 30 克，海苔条 200 克，鸡蛋 2 个（取蛋清），老抽、胡椒粉、水淀粉、盐各适量。

■ **做法**：

1. 将胡萝卜洗净，与茭白、香菇均一半切片，一半切丝；竹笋切片。

2. 油锅放入金针菇、胡萝卜丝、豆腐丝、紫菜、茭白丝、香菇丝炒匀，加入盐调味，用水淀粉勾芡。

3. 用海苔条将炒好的材料卷好，用蛋清将封口糊住，将海苔卷切成长段，两头拍上水淀粉，放入油锅中炸至变硬。

4. 锅内留适量余油，放入香菇片、竹笋片、栗子、胡萝卜片、茭白片，加入老抽、盐、胡椒粉翻炒均匀；将海苔卷放入锅内一起翻炒，用水淀粉勾芡即可。

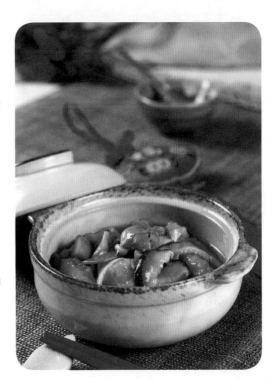

芹菜鳝鱼丝

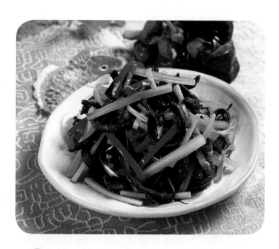

■ **材料**：鳝鱼 300 克，芹菜、红椒各 50 克，姜丝、葱丝、辣椒油、盐、料酒、胡椒粉、鸡精、豆瓣酱各适量。

■ **做法**：

　1. 将鳝鱼洗净，切成丝，加盐、料酒拌匀，腌渍 5 分钟；红椒去蒂及籽，切丝；芹菜去筋洗净后切丝。

　2. 锅内放油烧至六成热，放入鳝鱼丝稍炸捞出。

　3. 锅内留底油，放入豆瓣酱、红椒丝炒香，倒入鳝鱼丝、芹菜丝，加入葱丝、姜丝、辣椒油、鸡精、胡椒粉，继续炒至红椒丝呈棕红色即可。

枸杞子蒸鸡

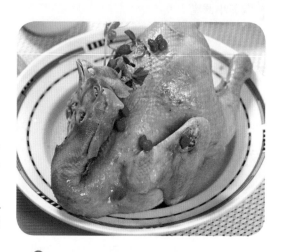

■ **材料**：净母鸡 1 只，枸杞子 15 克，葱、姜各适量，料酒 2 大匙，盐 1 小匙，高汤适量，胡椒粉少许。

■ **做法**：

　1. 将母鸡洗净，放入沸水锅中氽烫，捞出过一遍凉水，沥干水；葱、姜洗净，葱切段，姜切片；枸杞子洗净，备用。

　2. 将枸杞子装入鸡腹中，腹部朝上放入碗中，加入葱段、姜片、料酒、高汤、胡椒粉，上笼大火蒸 2 个小时左右，拣去姜片、葱段，加盐调味即可。

苦味茄墩

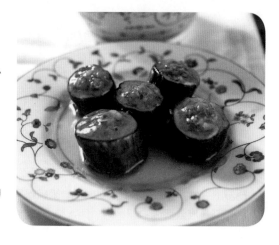

■ **材料**：茄子 2 个，猪肉馅 300 克，苦瓜 1 个，葱花少许，盐、白糖、高汤各适量，水淀粉少许。

■ **做法**：

　1. 茄子洗净、去蒂，切长段，将中间茄肉挖出。

　2. 苦瓜切末，与猪肉馅一同放入碗中，加部分盐、白糖，拌匀酿入茄子皮中，蒸 8 分钟后取出。

　3. 锅内加高汤，再加剩余调料，烧开后用水淀粉勾薄芡，淋在茄墩上，撒上葱花即可。

黑木耳豆芽炒肉丝

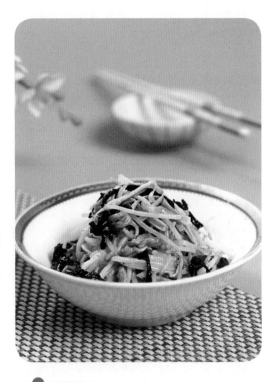

- **材料**：豆芽、水发黑木耳、瘦肉各100克，水发腐竹50克，生抽、水淀粉各1大匙，香油1小匙，姜1片，盐适量。
- **做法**：

  1. 将水发黑木耳择洗干净，切细丝；豆芽择洗干净，放进沸水锅中氽烫一下捞出；姜洗净切末；水发腐竹切成斜丝；瘦肉洗净切丝，用生抽和水淀粉抓匀。

  2. 锅内加油烧热，放入姜末爆香，倒入肉丝炒散，再放入豆芽和黑木耳丝煸炒，加少量水，放入盐和腐竹丝。

  3. 用小火慢烧3分钟，转大火收汁，然后用水淀粉勾芡，淋入香油即可。

营养小课堂

此道菜可以帮助孕妈妈补气养血，利水消肿。

清蒸冬瓜熟鸡

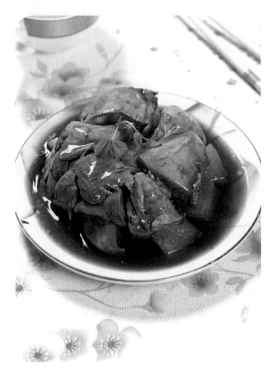

- **材料**：熟鸡肉250克，冬瓜250克，葱3段，姜1片，鸡汤2碗，酱油各1大匙，盐适量。
- **做法**：

  1. 将熟鸡肉去皮切成块，鸡肉皮朝下整齐地码入盘内，加入鸡汤、酱油、盐、葱段、姜片，上笼蒸透，取出，拣去葱段、姜片，然后把汤汁滗入碗内。

  2. 冬瓜洗净切块，放入沸水中氽烫，捞出后码在鸡块上，将盘内的冬瓜块、鸡肉块一起扣入汤盘内。

  3. 将锅置于火上，倒入碗内的汤汁，烧开撇去浮沫，盛入汤盆内即可。

营养小课堂

中医认为，冬瓜具有利水消肿、清热解毒的独特作用；鸡肉具有补益气血、滋养精气的作用。两者搭配食用，可以帮助孕妈妈预防贫血和水肿。

清蒸鳕鱼

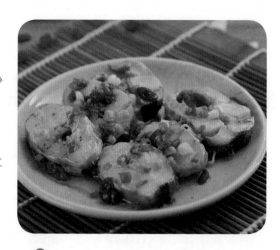

■材料：鳕鱼 500 克，葱段、葱末、姜片、枸杞子各少
许，盐、料酒各适量。

■做法：

1. 将鳕鱼加盐、料酒、姜片稍腌。

2. 将鳕鱼放入盘中，撒上姜片、葱段、枸杞子，上
锅蒸 8 分钟至熟。

3. 锅内加油烧热，淋在鳕鱼上，撒葱末点缀即可。

松仁菠菜

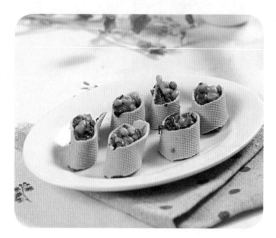

■材料：豆皮 3 张，菠菜 200 克，松仁 30 克，盐、香
油各 1 匙，白糖、生抽各 1/2 匙。

■做法：

1. 豆皮入水中清洗，除去豆腥味，沥水备用；菠菜
入开水中烫 30 秒后，捞出沥水，剁碎，加入松仁、盐、
白糖、生抽和香油拌匀。

2. 豆皮铺在干净的案板上，在靠近自己的一头均匀
铺上菠菜碎，慢慢卷起，最后斜刀切开，摆盘即可。

花生鸡丝粥

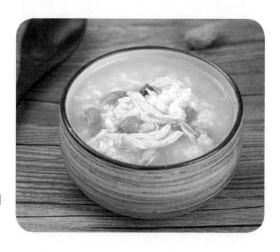

■材料：大米 100 克，花生 50 克，鸡腿 1 个，葱半根，
姜适量，盐 1 小匙。

■做法：

1. 大米浸泡 30 分钟；葱切段；姜切片。

2. 锅内倒适量水，烧沸后放入葱段、姜片和鸡腿，
煮至鸡腿熟烂，捞出放凉后去皮，将鸡肉撕成丝。

3. 另起锅烧水，水沸后倒入花生和大米，煮沸后倒
入鸡丝，转小火，待粥黏稠后，加盐调味即可。

蒜薹炒猪腰

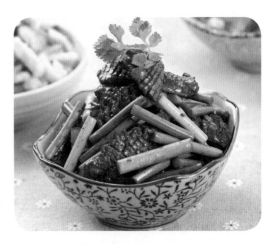

■ 材料：蒜薹 200 克，猪腰 300 克，葱末 1 小匙，香菜叶少许，盐 1 小匙，料酒半大匙，酱油 3 小匙，醋 2 小匙。

■ 做法：

1. 将蒜薹洗净，切段；猪腰去腰臊、筋膜，洗净切片，在一面划花刀，备用。

2. 油锅烧热，放入腰片，加少许水略炒，然后加入葱末、蒜薹翻炒片刻，加盐、料酒、酱油、醋炒至变色，盛盘后加香菜叶点缀即可。

香椿拌豆腐

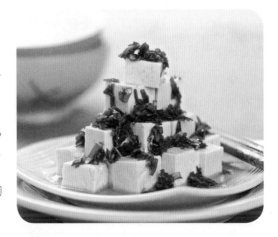

■ 材料：豆腐 300 克，香椿芽 200 克，盐、鸡精、白糖、橄榄油各适量。

■ 做法：

1. 香椿芽洗净，去除老梗，用厨房用纸吸干水分，备用。

2. 豆腐洗净，切小块，入热盐水中静置 8 分钟，捞出，沥干水分，摆入盘中。

3. 将做法 1 中的香椿芽剁碎，调入橄榄油和剩下的调料拌成淋酱，再淋在做法 2 中的豆腐块上即成。

雪菜黄鱼汤

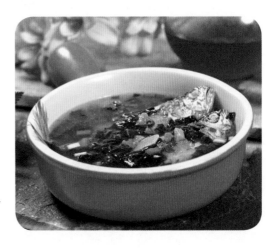

■ 材料：黄鱼 2 条，雪菜末、葱花、葱段、姜片、盐、高汤各适量。

■ 做法：

1. 油锅烧热，放入黄鱼煎至两面微黄，盛出滤油；锅里留底油放雪菜末煸炒后盛出。

2. 黄鱼重入锅内，加入高汤和适量清水，放入姜片、葱段，大火煮至汤色变白。除去姜片和葱段，加入煸好的雪菜末续煮 2 分钟；酌情加盐后撒葱花即可。

孕9月 继续补充营养，为分娩储备能量

孕9月是孕期的倒数第2个月，孕妈妈还需再辛苦一下，要努力保持以前的良好饮食方式和习惯，确保自己和胎宝宝都能获得充足的营养。

本月饮食要点

孕9月时，孕妈妈的胃部会感觉舒服一些，食量有所增加，但仍进食不多，所以不能充分吸收营养。这时可以适当加餐，每天5~6餐，注意营养均衡，并保证营养的总量。

本月仍需保证各类营养素的供给，如保证优质蛋白质的供给、适度摄入碳水化合物、避免食用热量较高的食物等。同时，应继续控制食盐的摄取量，以减轻水肿的不适；孕妈妈还要多吃动物肝脏、绿叶蔬菜等含铁丰富的食物。

本月孕妈妈可以吃一些淡水鱼，淡水鱼有促进乳汁分泌的作用，可以为胎宝宝准备好营养充足的初乳。

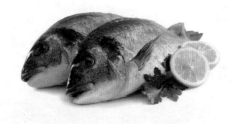

本月，孕妈妈除应保持良好饮食习惯外，还应特别注意饮食卫生，以避免饮食不洁造成的胃肠道感染，给分娩带来不利影响。

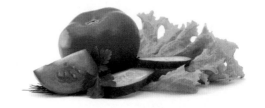

饮食细节与禁忌

▶▶ 孕晚期饮食要清淡

怀孕期间，由于孕妈妈下半身的血管受到子宫的压迫，从而影响了血液循环，尤其是双足、脚踝、小腿等部位，血液停滞增加，回流受阻，因而易出现水肿的症状。尤其是孕晚期，孕妈妈的下肢水肿情况往往会加剧。此时，孕妈妈的饮食应以少食多餐为原则，餐次每日可增至5餐以上；要注意不可过多地摄入盐分和水分，饮食应以清淡营养为主，以免加重

四肢水肿症状，引发妊娠期高血压疾病。

▶▶ 含锌食物有助于自然分娩

国外有研究表明，孕妈妈自然分娩时能否顺利快速与其孕晚期的饮食关系重大，营养是否均衡，特别是锌含量是否充足，直接影响到分娩的进程是否顺利。

这是因为孕妈妈分娩时，主要靠子宫肌有关酶的活性促进子宫收缩，使胎宝宝顺利娩出。如果孕妈妈体内缺锌，子宫收缩就会乏力，进而造成娩出胎宝宝乏力，轻者会延长产程，重者可能无法再自然分娩。此外，子宫肌肉收缩力弱，还有导致产后出血过多及并发其他妇科疾病的可能。

因此，孕妈妈在孕晚期要多进食一些含锌丰富的食物。常见的富含锌的食物有：猪肝、猪腰、瘦肉等肉类食物；鱼、紫菜、牡蛎、蛤蜊等海产品；大豆、绿豆、蚕豆等豆类食品；花生、核桃、栗子等硬壳果类。其中，牡蛎的

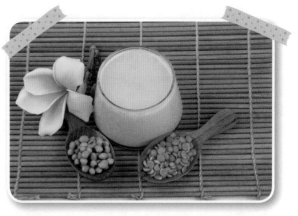

含锌量最高，居诸品之冠，堪称锌元素宝库。

▶▶ 富含钙、磷的食物可促进胎宝宝牙齿发育

研究发现，胎宝宝牙齿的钙化速度在孕晚期时最快，至宝宝出生时，全部乳牙均在牙床内形成，第一恒牙也已钙化。而在孕期，胎宝宝体内的钙、磷的摄入量，对其一生中的牙齿整齐、坚固与否起着决定作用。如果孕妈妈在膳食中不能根据胎宝宝发育的规律来合理搭配饮食，就可能造成饮食中钙、磷供给不足，进而会影响胎宝宝牙齿发育。

所以，为了促进胎宝宝牙齿发育，孕妈妈在孕晚期要多吃一些富含钙、磷的食物。在各种食物中，牛奶、蛋黄、海带、虾皮、银耳、大豆及其制品等食品富含钙；动物肝脏、奶类、蛋黄、

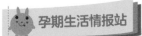

孕期生活情报站

巨大儿的综合预防措施

一般认为，如果宝宝出生时达到或超过4千克，就被称为巨大儿。生产巨大儿不仅会对母体造成伤害，对宝宝及成年后的健康也极为不利。因此，孕妈妈在孕期应适当补充营养，减少高热量、高脂肪、高糖分食品的摄入，保持自身体重和胎宝宝体重的匀速增长。此外，平时还应做一些适度的运动，如散步、孕妇操、瑜伽等。

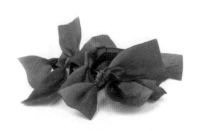

虾皮等食品富含磷。

▶▶ 孕妈妈不宜食用糯米甜酒

有的地方风俗中，认为糯米甜酒具有补母体、壮胎儿的作用，所以孕妈妈有吃糯米甜酒的习惯。

实际上，糯米甜酒也含有酒精，和饮酒一样，只是酒精浓度比普通酒低而已。但即使是微量酒精，也可随血液循环到达胎盘，而胎盘对酒精又没有阻拦能力，酒精就会通过胎盘进入胎宝宝体内，进而影响细胞的分裂过程，并影响胎宝宝的大脑或其他器官的发育，极易发生形成各种畸形儿的情况，如大头畸形、智力低下、心脏或四肢先天性畸形等。

对于孕妈妈来说，肝脏、肾脏等各种脏器的功能负担在孕期就已经很重了，而酒精主要就是通过肝脏降解后由肾脏排出体外的。所以，孕妈妈在孕期吃糯米甜酒，摄入酒精后，无疑会加重肝脏和肾脏的负担，对神经和心血管系统也有害无益。所以，孕妈妈不宜食用糯米甜酒。

▶▶ 孕晚期水肿，可以试试这些食物

到了孕晚期，很多孕妈妈都会出现水肿

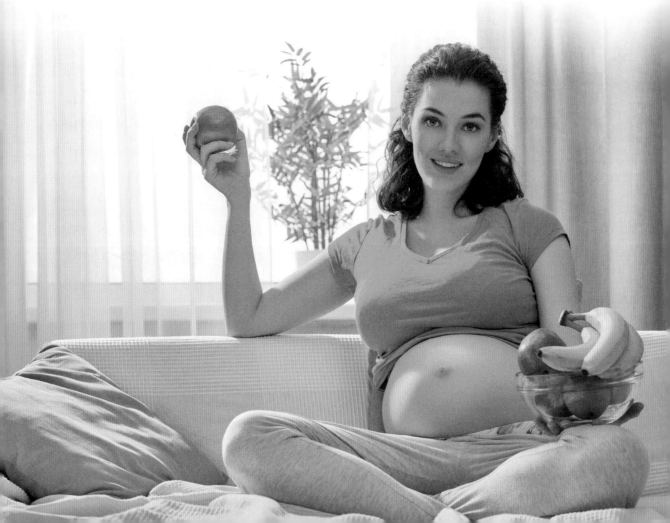

的症状。不过，孕妈妈也不用担心，许多食物都有一定的利尿作用，食用后可以排出体内多余的水分。有水肿症状的孕妈妈不妨尝试一下这些食物。

鲫鱼

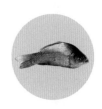

鲫鱼能益脾胃、安五脏、利水湿，有高蛋白、高钙、低脂肪、低钠的特点，孕妈妈经常吃鲫鱼，有利于合理调整体内水液的分布，并增加血液中蛋白质的含量，改善血液的渗透压，使组织中的水分回流进入血液循环中，从而达到消除水肿的目的。

鲤鱼

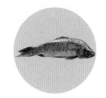

鲤鱼形态肥壮、肉质细嫩，有补益、利水的作用，鲤鱼中含有丰富的优质蛋白质，钠的含量也很低，孕妈妈常食鲤鱼，可以补益强壮、利水祛湿，有助于消除水肿。

冬瓜

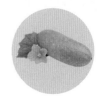

冬瓜含有丰富的营养素和无机盐，具有清热泻火、利水渗湿、清热解暑的作用，既可解毒化毒，又可利水消肿，孕妈妈经常食用冬瓜，有利于迅速消除水肿症状。

▌一日营养方案

餐次	套餐方案
早餐	豆浆1碗，煮鸡蛋1个，面条1碗
加餐	牛奶1杯，干果适量
午餐	鱼1小盘，牛肉类荤菜1小盘，鸡汤1小碗，米饭适量
加餐	酸奶1杯，含钙饼干适量
晚餐	肉菜1小盘，红烧海参1小盘，素菜1小盘，粥1小碗

营养食谱推荐

虎皮青椒

■ 材料：青椒 200 克，猪肉馅 500 克，醋、白糖、酱油、盐各适量。

■ 做法：

1. 猪肉馅中加入适量盐和水搅拌均匀，备用。

2. 将青椒洗净，去蒂及籽，中间添入拌好的猪肉馅，一切两半；醋、白糖、酱油调匀成味汁。

3. 锅烧热，放少许油，投入青椒，用小火煎至表皮出现斑点时再加油煸炒一下，烹入调好的味汁炒匀，盖上锅盖，大火烧熟即可出锅装盘。

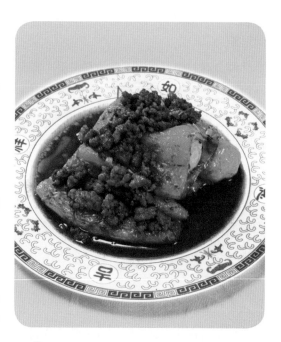

营养小课堂

多数人习惯将青椒剖为两半直接冲洗，这样存留在果蒂凹陷处的农药不易洗掉，因此青椒宜去蒂再清洗。

香甜蔬果球

■ 材料：香蕉 2 根，玉米粒 80 克，胡萝卜末 50 克，青豆、玉米粉、面包粉、白糖、面粉各适量。

■ 做法：

1. 将香蕉压碎成泥，玉米粒、青豆汆烫熟透，再加入胡萝卜末、玉米粉拌匀；面粉调成糊状。

2. 将拌好的香蕉泥做成一圆扁球状后，沾裹上一层面糊，然后再沾一层面包粉。

3. 全部完成后可将其放入热油锅中炸制，用中火炸至蔬果球呈金黄色后取出排盘，撒上白糖即可。

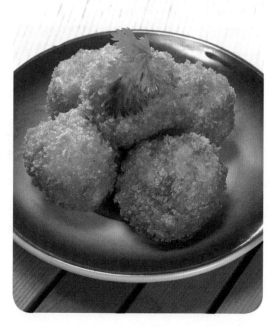

营养小课堂

香甜蔬果球中有 4 种食材，营养比较丰富。但此菜为油炸食物，孕妈妈不可多吃，尤其是有便秘症状的孕妈妈应慎食。

香甜鸡块

- **材料**：土鸡腿块 500 克，姜片、葱花、香油、盐、白糖各适量。
- **做法**：

  1. 炒锅倒入香油与姜片，以小火爆香，加入土鸡腿块，炒至熟透，再加入适量清水、盐，以大火煮沸后，转小火煮约 40 分钟。

  2. 起锅前加入白糖拌匀，撒葱花即可出锅。

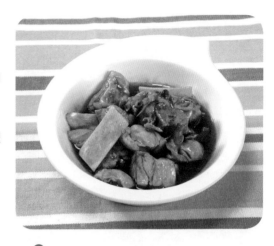

虾米拌萝卜丝

- **材料**：白萝卜 1 根，虾米 40 克，红椒片、葱、盐、白糖、醋各适量。
- **做法**：

  1. 将虾米泡好后入热油中稍炸至熟，捞出沥干；葱切小段。

  2. 将白萝卜切成丝，加盐稍腌。

  3. 将萝卜丝放盘中，撒上虾干、红椒片、葱段；将盐、白糖、醋调匀兑汁，淋在盘中即可。

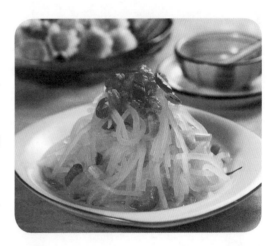

香菇猫耳汤

- **材料**：猫耳朵 100 克，香菇 3 朵，胡萝卜 1 根，豌豆 50 克，盐、醋、香油各适量。
- **做法**：

  1. 将香菇泡好切块；胡萝卜切菱形片；豌豆洗净泡发。

  2. 锅内加水烧开，下入猫耳朵、香菇块、胡萝卜片、豌豆煮熟，加入所有调味料即可。

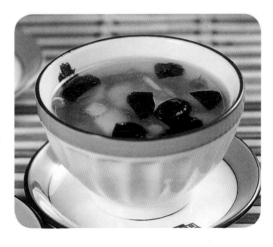

牛肉豆腐汤

■ **材料**：牛里脊肉片、豆腐条各200克，豆苗、干淀粉、盐各适量。

■ **做法**：

1. 豆腐条汆烫捞出。

2. 将牛里脊肉片用盐、干淀粉搅匀，再加点食用油拌匀，冷藏约2个小时。

3. 锅内加适量清水，以大火煮沸，放入牛里脊肉片汆烫捞出，备用。

4. 锅内加适量水、盐调味，下入豆腐条、牛里脊肉片烧沸，起锅装入汤碗中，加入豆苗点缀即成。

营养小课堂

　　豆腐含有8种人体必需氨基酸，牛肉也富含氨基酸，豆腐和牛肉搭配在一起，可大大提高豆腐中蛋白质的利用率。

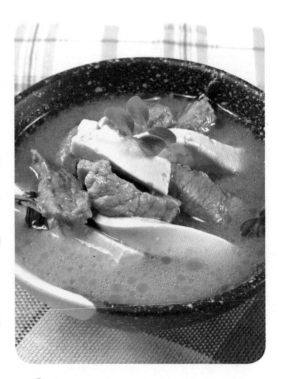

红烧牛肉煲

■ **材料**：牛肉500克，蒜6瓣，姜片、青椒丝、红椒丝、高汤、红糖、豆瓣酱各适量。

■ **做法**：

1. 牛肉洗净，切成块，放入沸水中汆烫去除血水，捞起沥干；姜片用刀背拍碎。

2. 油锅烧热，放入红糖，用小火煮化并呈焦黄色时，放入牛肉块，改中火炒均匀，再放入豆瓣酱炒匀后，一起放入砂锅中，加入高汤、蒜瓣、姜片、青椒丝、红椒丝，以大火煮沸后，改小火续煮至牛肉软烂即可。

营养小课堂

　　炖牛肉时加适量姜片、蒜，不仅味道鲜美，还可以增加温阳祛寒的作用，还对促进身体吸收B族维生素很有帮助。

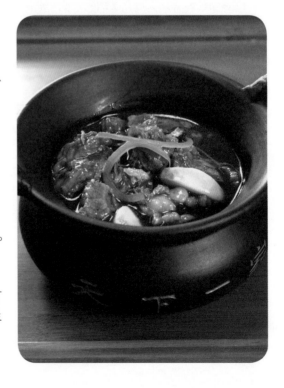

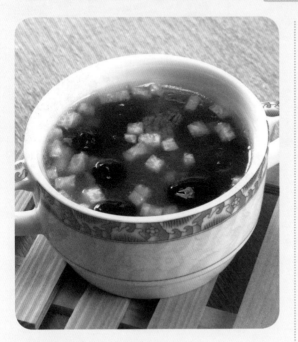

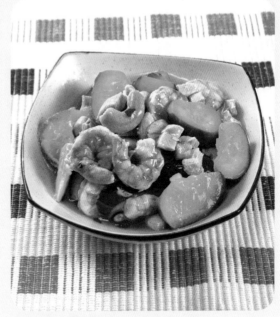

双色萝卜牛腩煲

■材料：牛腩 300 克，胡萝卜、白萝卜各 100 克，小西红柿 50 克，红枣 20 克，姜、盐各适量。

■做法：

1. 牛腩洗净后切成块，放入沸水中汆烫去除血水，捞起过凉水，沥干备用；胡萝卜、白萝卜分别洗净去皮，切丁；小西红柿洗净。

2. 姜用刀背拍碎；红枣洗净，泡发至软。

3. 将所有材料都放入砂锅中，加入没过材料的水，以大火煮沸后改小火焖煮 90 分钟，加入盐调味即可出锅。

┃营养小课堂

　　牛肉搭配萝卜、小西红柿及红枣，可为人体提供丰富的蛋白质和维生素，更具有补益气血的作用。

黄瓜鸡丁虾仁

■材料：去骨鸡胸肉 200 克，净虾仁、净黄瓜块、腰果、豆瓣酱、盐、干淀粉、水淀粉各适量。

■做法：

1. 鸡胸肉洗净切成丁，加盐、干淀粉抓拌均匀，腌渍约 10 分钟；虾仁洗净，用干淀粉抓拌均匀。

2. 锅置火上，倒油烧热，鸡丁入油锅炸至金黄后捞出，沥油；原锅下入虾仁炒熟，盛出。

3. 原锅留油，放豆瓣酱爆香，再放鸡丁、水淀粉、盐翻炒均匀，最后加黄瓜块、腰果、虾仁炒匀即可出锅。

┃营养小课堂

　　此菜入口清淡，鸡丁和虾仁滑而不腻，腰果的加入带来完美的口感，孕妈妈一定会喜欢。

银耳煲鲫鱼

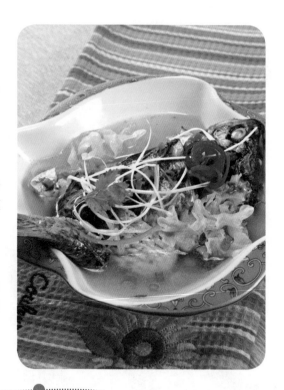

■ **材料**：鲫鱼1条，猪小排200克，银耳50克，姜末、香菜、葱花、青椒丝、红椒丝各少许，盐1小匙。

■ **做法**：

　1. 将鲫鱼剖去内脏，洗净；银耳泡发，备用。

　2. 猪瘦肉片入沸水中汆烫去除血水，捞出。

　3. 锅内放入姜末、猪小排、银耳、鲫鱼，并倒入清水煲2个小时，再加入盐调味，最后撒上香菜、葱花及青椒丝、红椒丝即可。

营养小课堂

　鲫鱼具有利水消肿的作用，对于孕妈妈出现的水肿现象有很好的调理作用。而且鲫鱼中还含有丰富的优质蛋白质，营养丰富。

咸蛋炒苦瓜

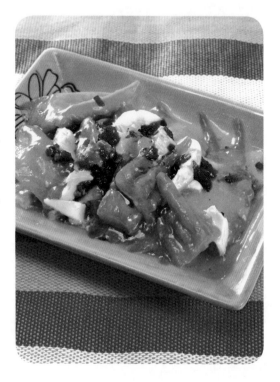

■ **材料**：苦瓜350克，咸蛋2个，葱末、蒜末、姜末、豆瓣酱、白糖、盐各适量。

■ **做法**：

　1. 苦瓜洗净，去头尾，剖开去籽，切片，放入沸水中略汆烫，捞出，冲凉水，沥干；咸蛋去壳，切小片，备用。

　2. 取锅烧热后倒入2大匙油，放入咸蛋片爆香，然后加入蒜末、葱末、姜末炒香。

　3. 放入豆瓣酱与苦瓜片拌炒均匀，最后加入白糖、盐拌炒至入味后即可盛出。

营养小课堂

　苦瓜的新鲜汁液含有苦瓜苷和类似胰岛素的物质，具有良好的降血糖作用，血糖过高的孕妈妈可试一试此法。

炒豌豆苗

■材料：豌豆苗 500 克，白萝卜 30 克，盐、高汤各适量。

■做法：

1. 先将豌豆苗择洗干净，沥干水分，备用。

2. 白萝卜去皮，洗净，切成细丝，加入少量盐腌渍出水分，挤干，备用。

3. 锅置火上，倒入适量油烧热，下入豌豆苗翻炒成熟，添少量高汤，放入白萝卜丝，加盐调味，起锅装盘即成。

营养小课堂

豌豆苗营养丰富，不仅含有丰富的钙质、B 族维生素、维生素 C 和胡萝卜素等，还含有多种人体必需氨基酸。

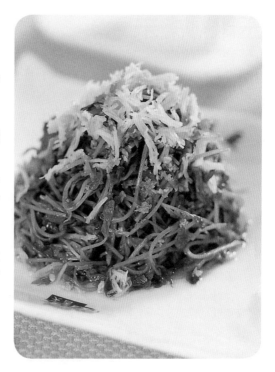

胡萝卜炒芥蓝

■材料：芥蓝 250 克，胡萝卜 150 克，蒜 2 瓣，姜 20 克，盐、白糖各 1/4 小匙。

■做法：

1. 芥蓝洗净，对切去尾叶；胡萝卜去皮，洗净切丝，备用。

2. 大蒜洗净，切片；姜去皮，洗净切丝，备用。

3. 锅置火上，放入 3 大匙油烧热，以中火爆香蒜片、姜丝。

4. 将火关小，再放入芥蓝、胡萝卜丝和白糖炒熟。

5. 最后加入盐稍稍拌炒一下即可盛出食用。

营养小课堂

爆香姜丝、蒜片后要将火关小，然后再放入芥蓝和胡萝卜，这样可以避免油温过高导致锅中起火。

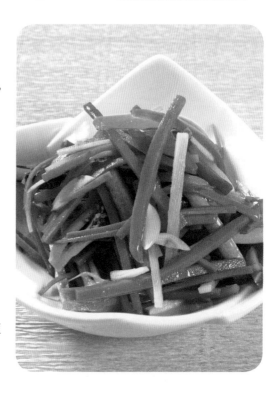

玉米炒肉末

■ **材料**：猪肉末 150 克，玉米粒 100 克，红椒、葱各 30 克，盐半小匙，白糖 1 小匙。

■ **做法**：

1. 葱洗净，切末；红椒去蒂、去籽，洗净，切细丝，备用。

2. 热锅，倒入适量植物油，放入葱末爆香。

3. 锅内加入猪肉末炒至变白，再加入玉米粒炒至熟，再加入所有调料炒匀，用红椒丝点缀即可。

营养小课堂

　　玉米中的维生素 B_6、烟酸等成分具有刺激胃肠蠕动、加速粪便排出的特性，有助于预防孕晚期出现的便秘症状。

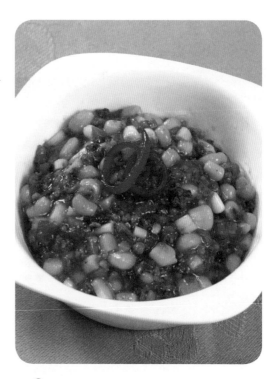

蒜苗爆鸭丝

■ **材料**：鸭肉 200 克，红椒、姜各 10 克，蒜苗 30 克，酱油、香油各 3 小匙，白糖 1 小匙，盐半小匙。

■ **做法**：

1. 鸭肉洗净，切成长丝；红椒去蒂、去籽，洗净，切细丝；姜、蒜苗均洗净切成长丝。

2. 锅置火上，放油烧至 150℃，放入鸭肉丝炒香。

3. 然后再放入红椒丝、姜丝炒出香味，加入蒜苗丝、酱油、白糖、盐、香油。

4. 炒至蒜苗断生并逸出香味，起锅装盘即可。

营养小课堂

　　鸭肉脂肪含量适中，脂肪酸主要是不饱和脂肪酸和低碳饱和脂肪酸，非常易于被人体消化吸收，所以很适合孕妈妈食用。

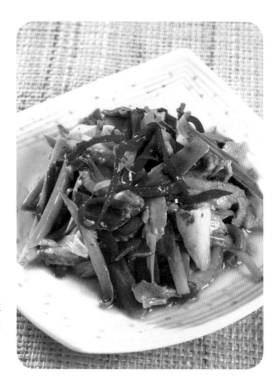

爽口木瓜丝

■**材料**：青木瓜 1/2 个，红椒 1 个，胡萝卜丝 30 克，芹菜末、香菜末各适量，盐 1/2 小匙，香油 1 大匙，醋、白糖各适量，鱼露少许。

■**做法**：

1. 木瓜去皮、籽，切丝，加少许盐腌拌后洗净沥干；红椒去蒂、籽，洗净切丝。

2. 木瓜丝、胡萝卜丝、红椒丝、芹菜末和香油、醋、白糖、鱼露、剩余的盐拌匀即可。

■ 营养小课堂

　　木瓜含有丰富的胡萝卜素、蛋白质、钙、蛋白酶、柠檬酶等，具有预防妊娠期高血压疾病、便秘和助消化、治胃病等功效。

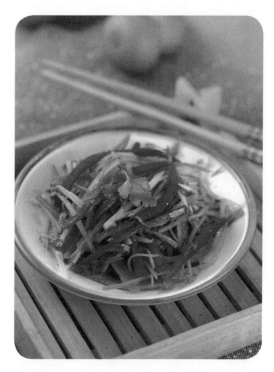

面包虾塔

■**材料**：吐司面包 10 片，鲜虾 100 克，糖醋汁适量，脆炸糊适量。

■**做法**：

1. 吐司面包去除四边的硬皮，切成方块，入七成热油煎香，沥油后摆在盘边。

2. 鲜虾去皮，挑去虾线，挂匀脆炸糊，入八成热油中过油炸熟，沥干油分后摆在吐司面包片上，淋入糖醋汁即可。

■ 营养小课堂

　　虾的营养丰富，肉质松软，易消化，对身体虚弱以及怀孕的女性来说，它是既健康又营养的食物，想吃西餐的孕妈妈不妨尝尝这道菜。

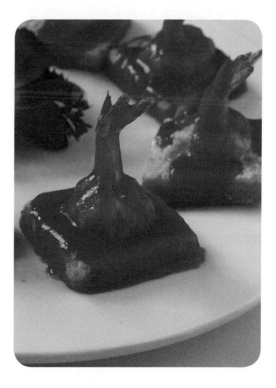

话梅橙汁浸草虾

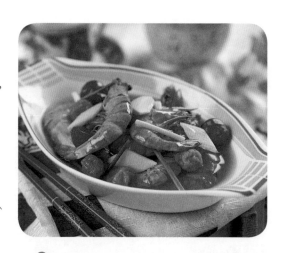

■材料：草虾 250 克，姜片、姜末、葱段、蒜末各适量，话梅少许，料酒、泡椒、生抽、橙汁、鸡精、白醋、白糖各适量。

■做法：

　1. 草虾去须足、泥肠，洗净后放入锅中，加入葱段、姜片、料酒煮熟；话梅取出果核，话梅肉备用。

　2. 将姜末、蒜末、话梅肉与泡椒、生抽、橙汁、鸡精、白醋、白糖搅匀，兑成汁。

　3. 将煮熟的草虾用做法 2 中的味汁浸泡入味即可。

凉拌银丝

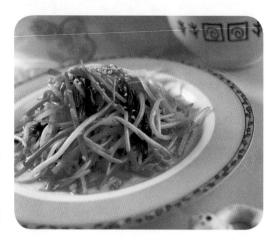

■材料：豆芽、菠菜各 200 克，胡萝卜半根，松仁适量，香油、酱油、醋、盐各适量。

■做法：

　1. 豆芽放入开水中加盐汆烫片刻，捞出沥干备用。

　2. 胡萝卜洗净用刨菜器刨丝，撒上少许盐稍微搓揉后静置一旁；菠菜放入加盐的开水中汆烫熟，捞出，放冷水中漂凉，沥干后切小段。

　3. 所有的调料混合均匀，拌入豆芽、胡萝卜丝和菠菜段，盛盘，撒上松仁即可。

香藕露

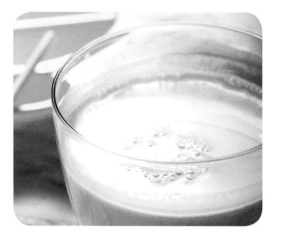

■材料：藕粉、糖藕各 30 克，鲜奶油 15 克，蜂蜜适量。

■做法：

　1. 将糖藕切小丁后蒸 10 分钟。

　2. 藕粉用冷开水调匀后，加入热水调成透明糊状，而后加入蜂蜜调味，淋入鲜奶油及蒸好的糖藕丁即可。

拌米豆腐

- **材料**：米豆腐 300 克，葱白、蒜、香菜叶各适量，红油 20 克，盐少许。
- **做法**：

    1. 将米豆腐用清水冲净，然后切成大小均匀的四方小块；葱白洗净，切成丝；蒜剥皮，切成蓉。

    2. 锅中加入清水烧沸，待水凉后下入米豆腐块浸泡片刻，然后装入碗中。

    3. 在装有米豆腐块的碗中放入红油、葱丝、蒜蓉以及盐，搅拌均匀，撒上香菜叶即可。

| 营养小课堂

米豆腐含有多种维生素，能预防和缓解便秘。有助于排毒，滋养皮肤，养颜美容，适合孕妈妈食用。

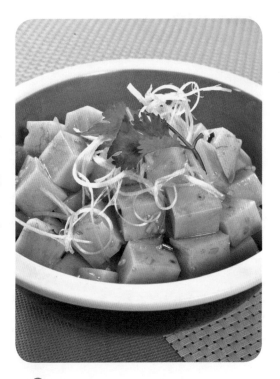

冬瓜海鲜卷

- **材料**：冬瓜 500 克，鲜虾 180 克，火腿、香菇、芹菜、胡萝卜各 25 克，水淀粉、盐、白糖各适量。
- **做法**：

    1. 将冬瓜洗净，切薄片；鲜虾洗净剁蓉；火腿、香菇、芹菜、胡萝卜均洗净切条备用。

    2. 将冬瓜片入沸水中汆烫至软，将虾蓉、胡萝卜条、芹菜条、香菇条分别在沸水中汆烫。

    3. 将除冬瓜片外的全部材料拌入盐、白糖，包入冬瓜片内卷成卷，刷上油，上笼蒸熟取出装盘，菜汤用水淀粉勾薄芡淋在表面即可。

| 营养小课堂

冬瓜含维生素 C 较多，且钾盐含量非常高，钠盐含量却比较低，可以利尿。孕后期有水肿的孕妈妈食之，可达到消肿而不伤正气的作用。

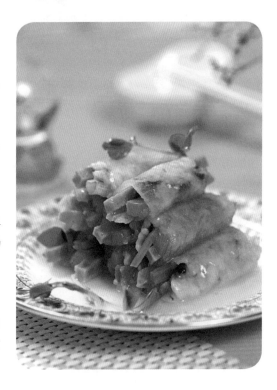

冬菇烧豆腐

■ **材料**：豆腐 200 克，水发冬菇、青豆各 100 克，酱油、料酒、盐、水淀粉、白糖、鸡精、香油各适量。

■ **做法**：

1. 豆腐切方块；青豆煮熟；冬菇洗净，撕碎。

2. 油锅烧热，放入豆腐煎至金黄色，加酱油、料酒、白糖、鸡精，用小火烧至入味后勾芡装盘。

3. 锅留底油烧热，下冬菇、青豆煸炒，加料酒、鸡精、盐，入味后用剩余水淀粉勾芡，淋少许香油，倒入豆腐中即成。

营养小课堂

这道菜含有丰富的蛋白质和多种微量元素，是孕妈妈防治感冒的保健食品之一。

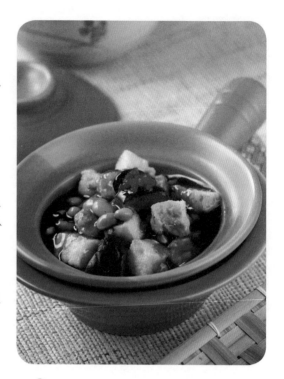

红烧海参

■ **材料**：海参 100 克，竹笋 80 克，胡萝卜 80 克，葱 1 根，高汤 150 毫升，盐、鸡精、白糖、老抽、蚝油、胡椒粉、水淀粉、香油各适量。

■ **做法**：

1. 海参洗净，切长条；葱切段；竹笋、胡萝卜均洗净，切小片。

2. 将海参、竹笋片、胡萝卜片一起放入开水中汆烫，取出后用冷水浇淋，沥干。

3. 锅中倒油烧热，以小火爆香葱段，后迅速加入竹笋片、胡萝卜片、海参条，加入高汤、盐、鸡精、白糖、老抽、蚝油、胡椒粉，以大火烧约 30 秒，加水淀粉勾芡，起锅前淋上香油拌匀即可。

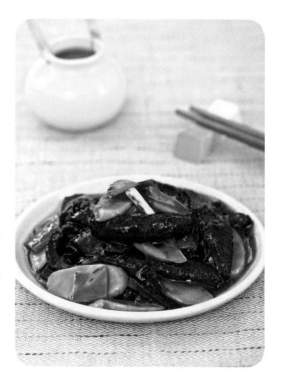

栗子炖羊肉

- ■ **材料**：羊里脊 100 克，栗子（鲜）30 克，枸杞子 20 克，姜 2 片，盐半小匙。
- ■ **做法**：
  1. 羊肉洗净，切块；栗子去皮，洗净。
  2. 将锅置于火上，加入适量清水，放入羊肉块，用大火煮开后，改用小火煮至半熟。
  3. 加入栗子、枸杞子，继续用小火煮 20 分钟，加入盐拌匀即可食用。

营养小课堂

这道菜不仅可以帮助孕妈妈补肾健脾，提高抗病能力，还可以缓和情绪，缓解疲劳，同时也有助于孕妈妈消除孕期水肿和胃部不适。

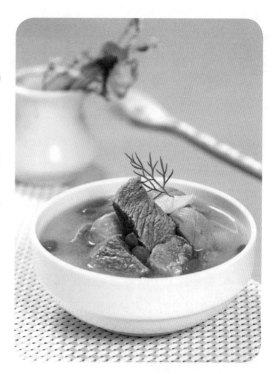

香菇烧白菜

- ■ **材料**：白菜 200 克，香菇（干）20 克，盐适量。
- ■ **做法**：
  1. 用适量温水浸泡香菇，去蒂洗净；白菜洗净，切成段。
  2. 将油熬热，放入白菜段炒至半熟，再放入盐、香菇，加入适量水，盖上锅盖烧烂即可。

营养小课堂

这道菜中的香菇与白菜搭配，可起到利水消肿、增强机体免疫力的作用，特别适合怀孕的妈妈在孕晚期食用。

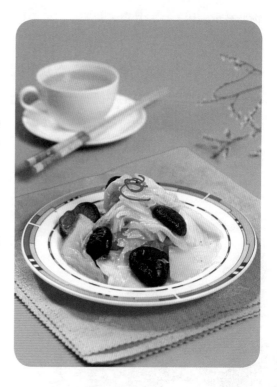

孕10月 有选择地摄入营养，为分娩储备能量

第10个月，孕妈妈进入了一个即将收获的"季节"，内心往往忐忑而又充满期待，这样的心情往往会影响孕妈妈的食欲，但若想顺利"摘下"饱满的"果实"，就要保证足够的营养，所以，越是临产，孕妈妈越不能忽略对营养的摄取。

▎本月饮食要点

🍽 本月，为了满足胎宝宝生长发育的需要，以及满足自身子宫和乳房的增大、血容量增多等"额外"需求，孕妈妈要以少食多餐为原则，且应吃一些容易消化的食物。同时，应多食用动物性食品等体积小、营养价值高的食物，减少食用土豆、甘薯等营养价值低而体积大的食物。

☕ 孕妈妈要多吃新鲜的蔬菜，以从中获取足够的维生素。孕10月的孕妈妈尤其要注意补充维生素B_1，如果孕妈妈体内缺乏维生素B_1，不仅会影响其身体状态，出现四肢无力、呕吐等症状，还会因此影响分娩时子宫的收缩，使产程延长，分娩困难。

一般来说，维生素B_1多存在于海鱼中，所以孕妈妈不妨在孕期最后一个月多吃一些海鱼。

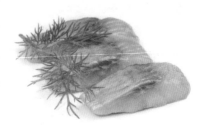

🍽 在这个月，孕妈妈应该限制脂肪和碳水化合物等热量的摄入，多吃富含蛋白质和糖类等能量较高的食物，为分娩储备足够的能量。

☕ 除非医生建议，否则孕妈妈不要再补充各类维生素制剂了，以免引起代谢紊乱。

▎饮食细节与禁忌

▶▶ 分娩前的饮食注意事项

应进食便于消化吸收的食物

多数孕妈妈，尤其是初次分娩的孕妈妈，在临近分娩时心情一般都比较紧张，因而会导致胃口不好，所以应进食便于消化吸收的食物，不宜吃油腻、蛋白质含量过高及其他不易消化的食物。

吃补充能量的食物

孕妈妈无论自然分娩还是剖宫产，都需要消耗大量的体能，所以在分娩前应吃一些可以快速补充能量的食物。巧克力、糖水等食物富含碳水化合物，平时不建议孕妈妈多食用，此时却能为孕妈妈迅速提供能量。

吃半流质食物

由于分娩过程中孕妈妈消耗水分较多，所以临产前可以吃些汤面、大米粥、鸡蛋羹等含水分较多的半流质食物。

▶▶ 不同产程的饮食原则

分娩是非常耗体力的活，期间饮食安排得当，才能补充身体需要，增进产力，促进产程发展，从而帮助孕妈妈顺利分娩。那分娩时的饮食原则是什么呢？究竟该怎么吃才合理呢？

第一产程饮食原则

少量多次进食。当孕妈妈出现有规律的子宫收缩，子宫颈口逐渐开全，并出现破水、阴道流血

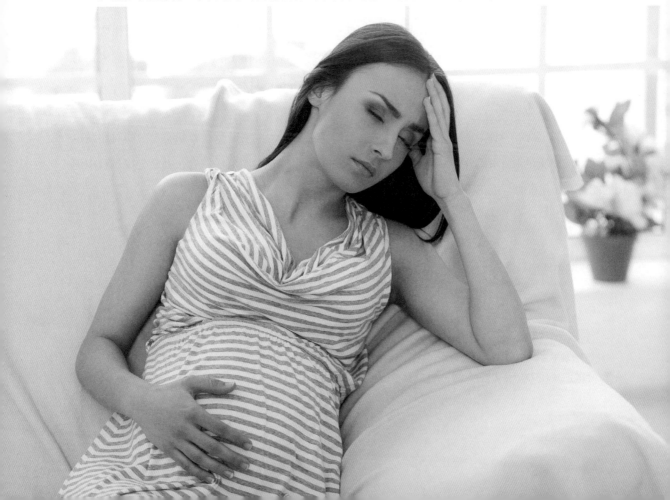

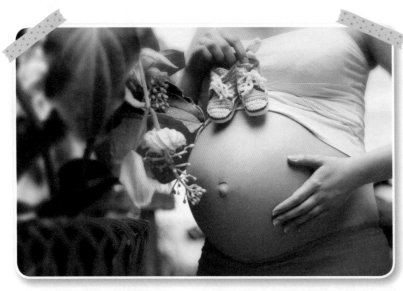

等情况时，即进入了第一产程。在第一产程中，由于时间比较长，为了确保有足够的精力完成分娩，孕妈妈应尽量进食，但不能填鸭式充饥。分娩过程中，应少量多次进食，摄取能够快速消化吸收的高糖或淀粉类食物，用以快速补充体力。例如，开始时以淀粉类食品为主，吃一些鸡蛋面、鸡蛋羹、蛋糕、面包、粥等细软、流质或半流质食物。每次进食要适量，尽量不要尝试以前没有接触过的食物。

第二产程饮食原则

随着宫口全开，胎膜破裂，胎头下降到阴道口，第二产程便到来了。此时，由于消耗增加，应尽量进食牛奶、甜粥、巧克力等高能量、易消化的食物。如果实在无法进食，也可通过输入葡萄糖、维生素来补充能量。另外，分娩时还要特别注意保证水分摄取量。

第三产程饮食原则

胎儿以头、肩、身体、脚的顺序娩出，然后助产士清理新生宝宝口鼻、剪断脐带。同时胎盘也随之娩出，分娩到此结束。分娩结束后2个小时内，新妈妈可以进食半流质饮食，补充分娩过程中消耗的能量。如鸡蛋面、蛋花汤等。

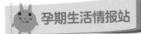
孕期生活情报站

产前吃巧克力可以助产

对于临产的孕妈妈来说，巧克力是助力孕妈妈分娩的最佳食品。这是因为巧克力不但营养丰富，还含有丰富的碳水化合物及较多的锌、维生素B_2、铁和钙等营养素，且能在短时间内产生大量的热量，并被人体消化吸收，供分娩时消耗。

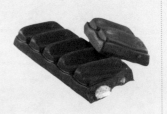

▶▶ 临产前不宜吃的食物

肥腻、油炸食品

在临产的这段时间里，孕妈妈由于宫缩的干扰及睡眠的不足，胃肠道分泌消化液的能力降低，胃肠蠕动功能也减弱，胃排空时间（即吃进的食物从胃排到肠里的时间）也由平时的4个小时增加至6个小时左右，极易引起积食。因此，孕妈妈这段时间最好不要吃不容易消化的油炸食物，也不要吃肥肉多、油性大的食物。

黄芪炖母鸡

黄芪补气健脾，与母鸡炖熟食用，有滋补益气的作用，对于气虚的人来说，是很好的补品。但是，黄芪炖母鸡对于孕妈妈，尤其是临产的孕妈妈，则不宜吃，否则容易引起过期妊娠，使胎宝宝过大而造成难产，而难产会导致产程过长，增加孕妈妈的痛苦。

孕妈妈食用黄芪炖母鸡，之所以会造成难产，主要是由于黄芪有补气、升提、固涩的作用，会严重干扰孕晚期胎宝宝在子宫内正常下降。另外，黄芪气壮筋骨、长肉补血，加上母鸡本身是高蛋白食品，两者滋补协同，会令胎宝宝骨肉发育过猛，从而易造成难产。

人参

有些孕妈妈会在产前吃人参或喝人参汤等，效果也不理想，因为人参或人参汤需经过较长的时间才能被身体消化吸收，并不能在短时间达到"助力"孕妈妈生产的效果。

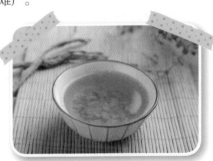

▌ 一日营养方案

餐次	套餐方案
早餐	豆浆1杯，煮鸡蛋1个，面条1碗
加餐	牛奶1杯，干果适量
午餐	清炒蔬菜1小盘，炖牛肉1小碗，汤1小碗，米饭适量
加餐	酸奶1杯，含钙饼干适量
晚餐	肉炒蔬菜1小盘，虾仁1小盘，鸡肉1小盘，米粥1小碗

菠萝炒木耳

■ **材料**：菠萝1/4个，黑木耳100克，姜、盐、白糖各适量。

■ **做法**：

1. 菠萝处理干净，切厚片；黑木耳泡发好，洗净，撕成小朵；姜洗净，切片。

2. 锅中放入1大匙油烧热，先爆香姜片，加入黑木耳朵拌炒，再加入菠萝片炒透，最后加盐、白糖调味即可。

营养小课堂

黑木耳以冷水浸泡为宜，也可在温水中放入黑木耳，然后再加入2匙干淀粉进行搅拌，可以去除黑木耳细小的杂质和残留的沙粒。

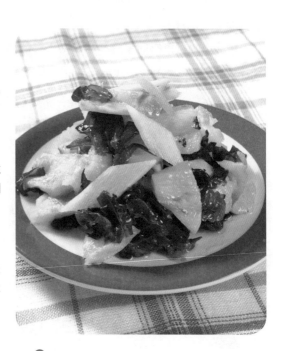

炒三鲜

■ **材料**：虾仁、鱿鱼、墨鱼各30克，小黄瓜片、胡萝卜片各100克，姜片、葱段、白糖、酱油、香油、水淀粉各适量。

■ **做法**：

1. 鱿鱼、墨鱼切片，在表面切花刀，与虾仁分别放入沸水中汆烫至熟，捞出沥干，备用；胡萝卜片、小黄瓜片分别汆烫后沥干。

2. 锅内热油，爆香葱段、姜片，加入其余材料（水淀粉除外）炒至八成熟，再加入水淀粉勾芡即可食用。

营养小课堂

在用鱿鱼、墨鱼、虾仁等海鲜烹饪菜肴时，要先放入沸水中汆烫，这样可以保证其煮熟的时间一致。

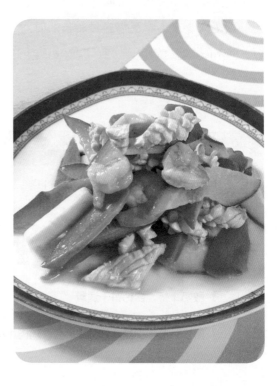

肉末西红柿汤

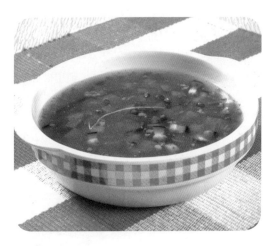

■材料：猪瘦肉末 30 克，西红柿丁 150 克，香菇丁、
　芹菜丁、葱花、盐、白糖、水淀粉各适量。

■做法：

　1. 将瘦肉末、香菇丁炒至肉末发白时，加西红柿丁
　合炒 2 分钟。

　2. 加芹菜丁炒匀，倒入水烧开，调入盐、白糖，用
　水淀粉勾芡搅匀，撒葱花即可。

栗子炒香菇

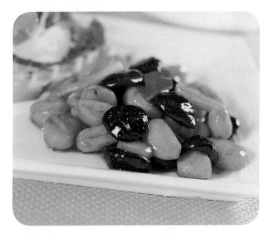

■材料：栗子肉 300 克，水发香菇 10 朵，葱段、红椒片、
　盐、老抽、白糖、白醋各适量。

■做法：

　1. 将老抽、白糖、白醋、盐倒入小碗内调成味汁。

　2. 锅中倒油烧热，下入栗子肉、香菇、红椒块、葱
　段翻炒至熟，加入味汁，烩至成熟、收汁即可。

浓汤卤蛋

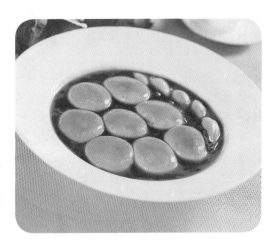

■材料：鸡蛋 8 个，油菜 150 克，清汤、白糖、盐、醋、
　老抽各适量。

■做法：

　1. 鸡蛋煮熟去壳；油菜放入沸水中氽烫一下，捞出。

　2. 油锅内加清汤、白糖、盐、醋、老抽调味，下入
　鸡蛋卤至入味。

　3. 将鸡蛋装入碗中，摆上油菜；将卤蛋原汁淋入鸡
　蛋上即可。

青椒炒牛肝菌

■材料：牛肝菌 100 克，青椒片、黄甜椒片、葱段、蒜片、盐各适量。

■做法：

1. 牛肝菌用盐水洗净，切块，入沸水中汆烫一下，捞出沥干水分。

2. 锅置火上，倒油烧热，下入葱段、蒜片煸炒至逸出香味，加入青椒片、黄甜椒片、牛肝菌块炒熟，最后加盐调味即可。

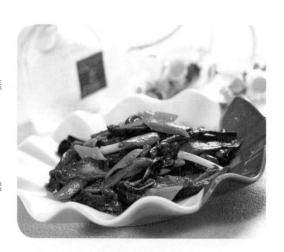

肉末豇豆

■材料：豇豆 300 克，猪肉末 50 克，红椒 1 个，葱末、姜末、盐、白糖各适量。

■做法：

1. 豇豆洗净，切末；红椒去蒂及籽，洗净后切成小丁，备用。

2. 爆香葱末、姜末，下入猪肉末翻炒至色白，加入豇豆末、红椒丁煸炒至熟，加其余材料调味即可。

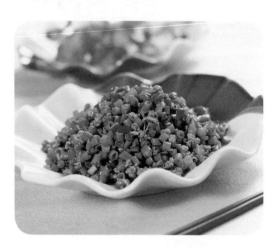

西芹百合炒银耳

■材料：西芹片 200 克，百合、银耳各 30 克，胡萝卜片 20 克，葱末、姜末、盐、白糖、水淀粉各适量。

■做法：

1. 将西芹片、百合、银耳、胡萝卜片分别汆烫后捞出。

2. 爆香葱末、姜末，加入做法 1 中的材料翻炒均匀，加盐、白糖调味，用水淀粉勾芡即可。

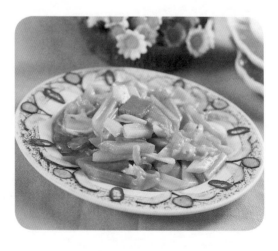

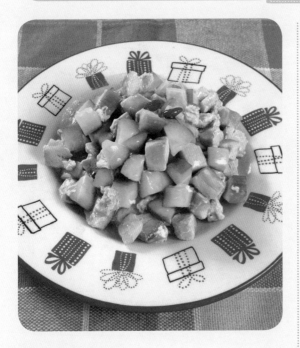

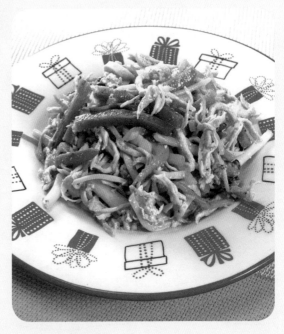

红绿彩鸡

■ **材料**：鸡胸肉200克，黄瓜80克，枸杞子15克，姜末、盐、鸡蛋（取蛋清）、干淀粉、高汤、水淀粉、香油各适量。

■ **做法**：

1. 枸杞子洗净；黄瓜洗净，切块；鸡胸肉洗净，切块，加入盐、鸡蛋清、干淀粉拌匀上浆。

2. 将高汤、水淀粉、香油、盐兑成芡汁。

3. 油锅烧热，放入鸡块划散，下入黄瓜块、枸杞子滑熟，滗去余油，放入姜末炒香，烹入芡汁，收汁亮油，起锅装盘。

> **营养小课堂**
>
> 鸡肉搭配黄瓜和枸杞子，不仅颜色好看、口感好，而且富含多种维生素、微量元素及人体必需的蛋白质，具有补益作用。

多彩鸡丝

■ **材料**：鸡胸肉丝200克，丝瓜丝、火腿丝、冬笋丝、水发香菇丝、鸡蛋（取蛋清）、葱段、盐、干淀粉、水淀粉各适量。

■ **做法**：

1. 鸡胸肉丝加入盐、干淀粉及鸡蛋清拌匀；冬笋丝汆烫；盐、水淀粉混合调匀成芡汁。

2. 油锅烧热，放入鸡胸肉丝滑散至熟，盛出。

3. 锅底留油，放入葱段、冬笋丝、水发香菇丝、火腿丝、丝瓜丝略炒，倒入鸡胸肉丝，烹入芡汁，收汁亮油即可。

> **营养小课堂**
>
> 冬笋能够吸附所吃食物中的油脂，与鸡肉、丝瓜、火腿、香菇搭配食用，可为孕妈妈补充大量营养。

虾豆炒鸭脯

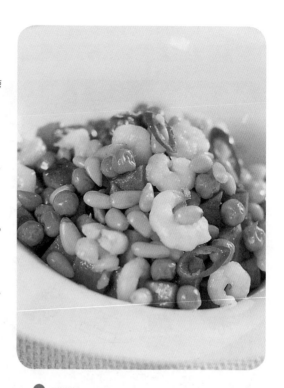

■**材料**：鸭脯半块，虾仁、松子、豌豆各50克，胡萝卜半根，红椒1个，盐适量。

■**做法**：

1. 将胡萝卜洗净，切成小丁；红椒洗净，切成圈；将鸭脯切成小块；虾仁、松子、豌豆分别洗净，沥干，备用。

2. 将虾仁入沸水锅中汆烫，捞出沥干，备用。

3. 油锅烧热，下入所有材料翻炒成熟，加盐调味即可。

营养小课堂

　　松子和虾仁都含不饱和脂肪酸；鸭肉的脂肪酸也主要是不饱和脂肪酸，三者搭配，适合孕妈妈食用。

青椒鸭丁

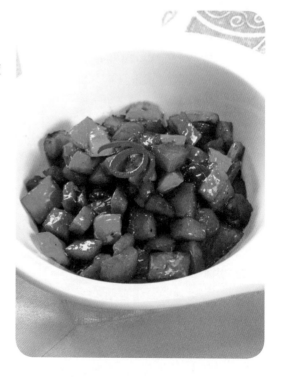

■**材料**：鸭脯肉丁200克，青椒丁、鸡蛋清、姜片、葱花、盐、干淀粉、白糖、酱油、高汤、水淀粉各适量。

■**做法**：

1. 鸭脯肉丁加入盐、干淀粉及蛋清拌匀；将盐、白糖、酱油、高汤、水淀粉兑成芡汁。

2. 油锅烧热，放入鸭肉丁滑散捞出备用。

3. 锅底留油，放入姜片、葱花、青椒丁炒至断生，下入鸭肉丁炒匀，烹入芡汁，收汁亮油，起锅盛盘即可。

营养小课堂

　　鸭肉富含B族维生素和维生素E，青椒富含维生素C，两者搭配，维生素含量更加丰富。

萝卜干炒青豆

■ **材料**：萝卜干 300 克，青豆 150 克，红椒 1 个，姜末、葱末、盐各适量。

■ **做法**：

1. 萝卜干洗净，沥干，切成小丁；红椒切菱形片。
2. 青豆洗净，入沸水中，加少量盐汆烫至软，捞出沥干。
3. 锅置火上，倒油烧热，下入葱末、姜末爆锅，下入萝卜干、青豆、红椒片翻炒成熟，加盐调味即可出锅。

营养小课堂

　　萝卜干中的 B 族维生素、铁含量很高，有"素人参"之美名，对人体健康有益。但萝卜干是腌渍食品，孕妈妈不可以经常食用。

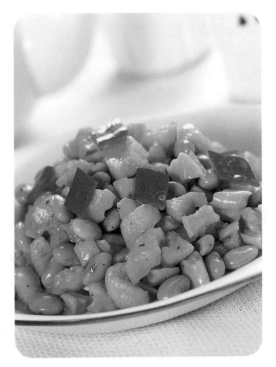

茭白拌肉片

■ **材料**：茭白 300 克，猪里脊肉 100 克，胡萝卜、姜各 50 克，黑芝麻 20 克，鸡蛋 1 个（取蛋清），盐、干淀粉各适量。

■ **做法**：

1. 茭白与胡萝卜、姜均洗净、去皮，切薄片，放入沸水中汆烫，捞出待凉，备用。
2. 猪里脊肉洗净，切片，用干淀粉抓拌，放入碗中加鸡蛋清略腌，放入热油锅中炒熟，捞出、放凉。
3. 将茭白片、胡萝卜片、姜片、猪里脊肉片和盐、黑芝麻放入碗中搅拌均匀即可。

营养小课堂

　　茭白含较多的碳水化合物、蛋白质、脂肪等基本营养元素，能为人体补充营养物质，具有健壮机体的作用。

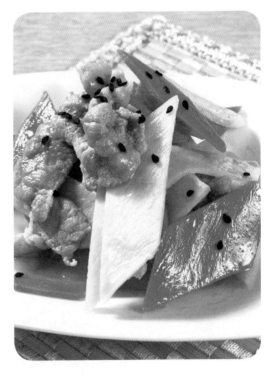

水果虾仁

■**材料**：虾仁300克，玉米粉30克，菠萝块、梨块、苹果块、沙拉酱各适量，盐少许。

■**做法**：

1. 虾仁洗净沥干，均匀沾上一层玉米粉，入沸水中汆烫后捞出。

2. 取一深盘，放入全部水果块，再放入做法1中的虾仁，再倒入适量沙拉酱搅匀即可。

营养小课堂

　　水果中的维生素非常丰富，而虾仁富含蛋白质，两者搭配食用，能为产前的孕妈妈补充多种营养。

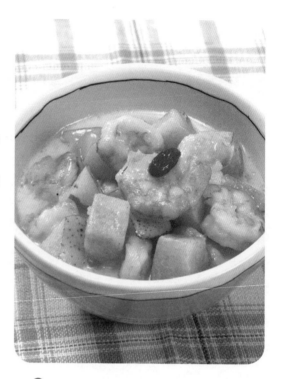

芹菜肚丝

■**材料**：猪肚半个，芹菜150克，红椒2个，酱油、白糖各适量，水淀粉1小匙。

■**做法**：

1. 猪肚洗净，放入加盐的沸水中汆烫一下，捞出切丝，沥干水分，备用；芹菜择掉部分叶片，然后切小段；红椒去蒂及籽，切丝，备用。

2. 锅置火上，倒油烧热，下入猪肚丝翻炒。

3. 稍后再放入芹菜段和红椒丝同炒至熟，加入酱油、白糖炒匀。

4. 出锅前用水淀粉勾芡即可。

营养小课堂

　　芹菜下锅不宜久炒，这样才能保持其色泽和营养成分。

　　猪肚要确保处理干净后再用来烹饪。

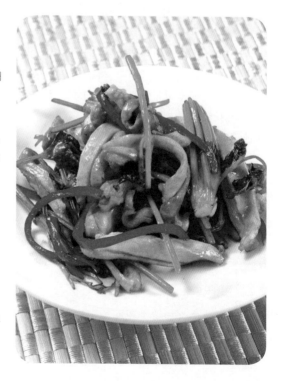

菠萝炒墨鱼

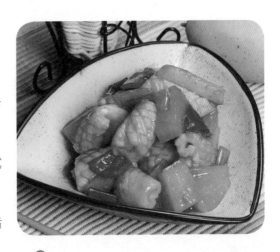

■ **材料** : 墨鱼肉 150 克，新鲜菠萝肉 100 克，青椒、红椒各 1 个，红葱头 2 个，番茄酱 2 大匙，醋、糖各 1 小匙，盐适量。

■ **做法** :

1. 墨鱼肉切花 ; 菠萝、青椒、红椒和红葱头各切成小片 ; 所有调料混合备用。

2. 墨鱼肉与菠萝肉一起汆烫 10 秒钟，取出沥干。

3. 用 1 大匙油爆香红葱头，加入青、红椒及调料后快炒数下，再加入菠萝肉与墨鱼肉炒匀即可。

美味三鲜

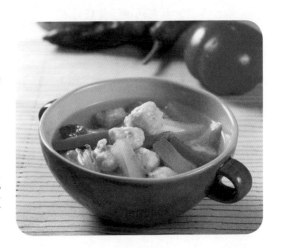

■ **材料** : 虾丸 250 克，冬瓜 300 克，海米 20 克，胡萝卜 50 克，娃娃菜 30 克，料酒、盐各适量。

■ **做法** :

1. 将冬瓜去皮、囊籽，用清水洗净，然后切成长条状，备用 ; 将海米洗净，用料酒浸泡 10 分钟。

2. 热锅下油，倒入虾丸、胡萝卜翻炒，再倒入冬瓜条、娃娃菜、海米，加盐和适量的水，加盖，大火焖 2 分钟后起锅装盘即可。

南瓜百合粥

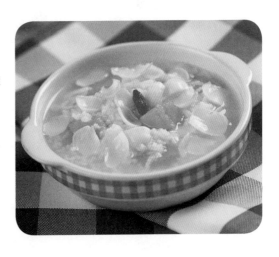

■ **材料** : 大米 100 克，南瓜 150 克，百合 80 克，新鲜枸杞数粒，盐 1 小匙。

■ **做法** :

1. 大米淘洗干净，浸泡 30 分钟 ; 南瓜切块 ; 百合切瓣，汆烫至熟透，捞出沥干水分备用。

2. 大米下入锅中，加水，大火烧沸，再下入南瓜块，转小火煮约 30 分钟。

3. 下入百合、枸杞子及盐，煮至汤汁黏稠即可。

豆芽炒豆腐皮

■材料：绿豆芽 250 克，豆腐皮 200 克，葱、姜、盐、香油各适量。

■做法：

1. 将绿豆芽洗净，沥干水分；豆腐皮切成约 4 厘米长的丝；葱、姜洗净，切丝。

2. 净锅置火上，加入油烧热，放入葱丝、姜丝煸出香味，再放入豆腐皮丝、绿豆芽，翻炒至绿豆芽熟软，最后入盐调味，并滴入香油即可。

营养小课堂

　　这道菜具有益气通便、保胎顺产、滑胎催生的功效。孕妈妈临产前食用，可使胎滑易产，缩短产程，是孕妈妈产前的保健佳品。

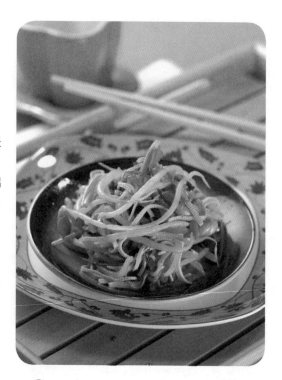

椰子蜜枣鸡汤

■材料：椰子 1 个，鸡 1/2 只，银耳 40 克，蜜枣 3 颗，杏仁 5 克，姜 2 片，盐适量。

■做法：

1. 鸡洗净，剁成小块；椰子去壳取肉，洗净。

2. 银耳用清水浸透，洗净；蜜枣、杏仁分别洗净。

3. 锅中加适量水，放入所有材料，放在火上煲约 2 个小时，放盐调味即可。

营养小课堂

　　椰汁及椰肉富含蛋白质、果糖、葡萄糖、维生素C、钾、钙、镁等，且性质平和。孕妈妈常食此菜，可有效防治营养缺乏，有利于分娩。

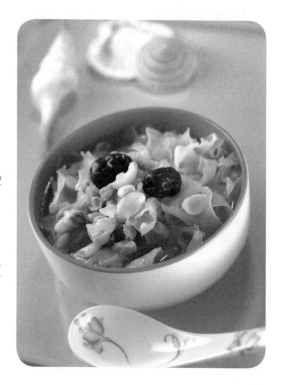

黑木耳莴笋拌鸡丝

- **材料**：鸡胸肉 200 克，黑木耳、莴笋各 50 克，青椒、红椒各少许，盐、香油各适量。
- **做法**：
  1. 鸡胸肉切丝，用沸水汆烫至熟。
  2. 莴笋、黑木耳、青椒、红椒洗净后分别切丝，用开水稍汆烫一下。
  3. 将全部材料用盐拌匀，淋少许香油即可。

营养小课堂

　　黑木耳是著名的润肺清污食品，莴笋则是预防便秘的蔬菜之一，用这两种材料与鸡胸肉丝相配，能充分发挥营养、排污、清火的三重功效，还有利于改善孕妈妈下肢静脉曲张症状。

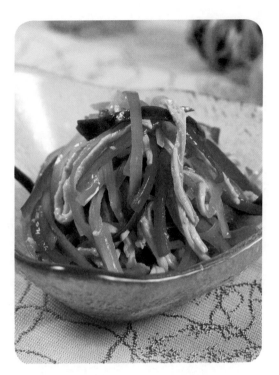

咖喱鲜虾煲

- **材料**：虾 400 克，粉丝 100 克，姜 2 片，蒜末 1 小匙，葱花适量，料酒、咖喱酱各 1 大匙，盐、香油、胡椒粉各少许，酱油 1 小匙，水淀粉适量。
- **做法**：
  1. 虾剪去须足，去泥肠后洗净抹干，加水淀粉拌匀，过油炸熟，捞出；粉丝泡软洗净，切段后沥干。
  2. 炒锅放油，爆香姜片，淋料酒，加适量水煮滚，放入粉丝煮软。
  3. 另起油锅，爆香蒜末及咖喱酱，放入虾略炒，加入盐、酱油、胡椒粉、香油、水淀粉炒匀，盛出放在粉丝上，撒上葱花煮滚即可。

营养小课堂

　　一般来说，烹调鸡肉、牛肉、羊肉多采用黄色咖喱，虾类等水产海鲜则常用红色、黄色或绿色咖喱。

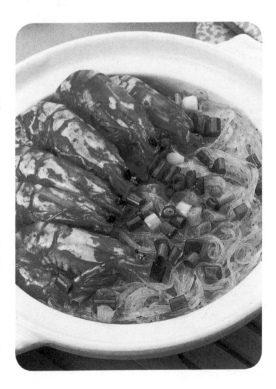

青椒炒猪肚

- **材料**：青椒 400 克，熟猪肚 150 克，蒜片、葱花、姜片、料酒、盐、高汤、醋、水淀粉各适量。
- **做法**：

  1. 猪肚、青椒均切成片；猪肚片下入加有醋的沸水锅中汆透捞出。

  2. 锅内放油烧热，下入蒜片、葱花、姜片炝香，下入青椒煸炒。

  3. 下入肚片、料酒、盐、高汤炒匀至熟，用水淀粉勾芡即可。

营养小课堂

　　猪肚中含有大量的钙、钾、钠、镁、铁等元素和维生素 A、维生素 E、蛋白质、脂肪等成分，对于孕妈妈而言，是一种很好的食材。

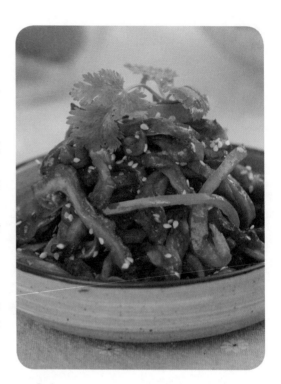

牛肉豆腐煲

- **材料**：牛肉 120 克，豆腐 200 克，洋葱 20 克，姜末、蒜苗、干淀粉、酱油、白糖、盐、水淀粉、香油各适量。
- **做法**：

  1. 牛肉切块，加入酱油、干淀粉抓匀，腌渍 5 分钟；豆腐切小块；洋葱切末；蒜苗切段，备用。

  2. 油锅烧热，放入牛肉块大火快炒约 30 秒至表面变白，捞出。

  3. 锅内余油炸豆腐块至外观呈金黄色，捞出。

  4. 余油爆香洋葱末、姜末，加入水、白糖、盐及豆腐块煮至滚沸后，加入蒜苗段及做法 2 中的牛肉块，用水淀粉勾芡，淋上香油即可。

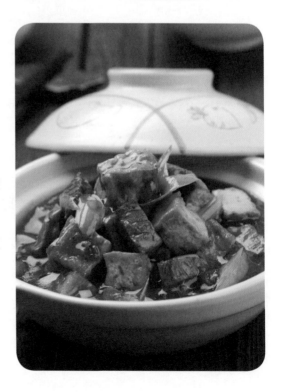

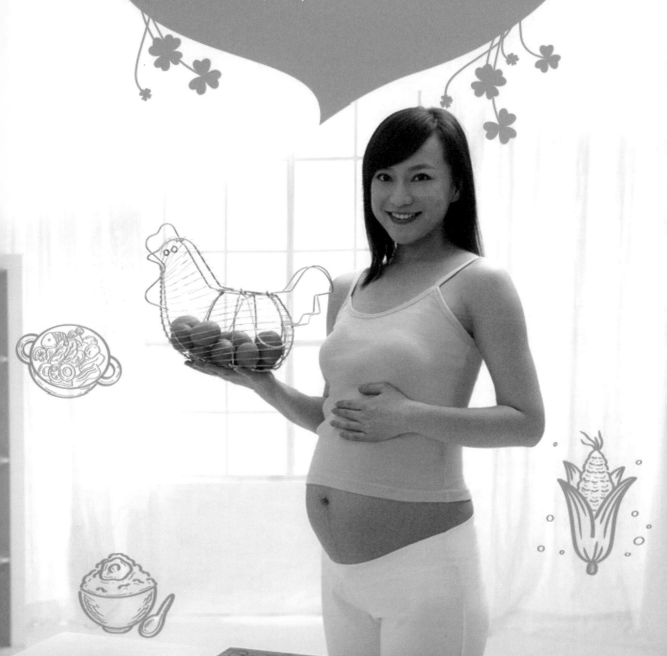

第四章

孕期焦点问题的
饮食调理

孕期呕吐

孕期呕吐，是指女性怀孕1~3个月期间，出现恶心、呕吐、眩晕、胸闷，甚至恶闻食味或食入即吐等症状。孕期呕吐一般会在短期内自行消失，但也有少数严重者造成水电解质紊乱及代谢障碍。

孕期呕吐的原因

女性在怀孕之后，孕妈妈体内会分泌大量的黄体素来稳定子宫，减少子宫平滑肌的收缩，但同时也会影响肠胃道平滑肌的蠕动，造成消化不良，从而出现反胃、呕酸水等孕吐现象。

此外，有些孕妈妈在怀孕之后，由于还不能适应孕期的生理变化，或是过度担心胎儿的生长发育，导致精神状况不佳、情绪不稳定，也会造成恶心、呕吐的现象。

孕期呕吐的调理方法

孕妈妈在孕吐较重时的饮食应以富于营养、清淡可口、容易消化为原则；少吃过于油腻、味道过重的食物，以免造成孕妈妈恶心或心悸；少喝咖啡、茶等，这些刺激性的饮料不仅对胎宝宝无益，还会增加孕妈妈的早孕反应。

此外，要尽可能避免空腹，如果食量小，建议少吃多餐。

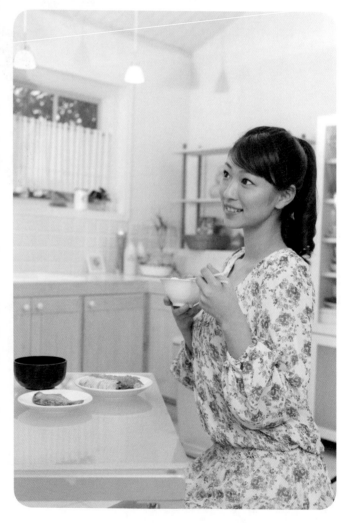

营养食谱推荐

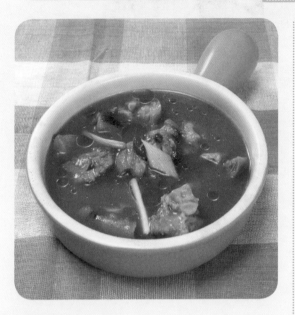

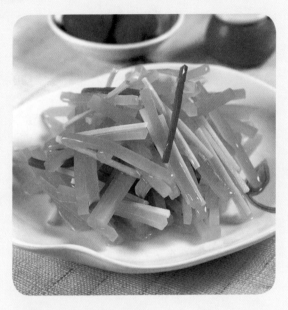

猪蹄煲姜

- **材料**：猪蹄 1 只，姜 300 克，葱段适量，盐、白糖、醋各 1/2 大匙，醪糟 3 大匙，酱油 6 大匙。
- **做法**：

  1. 姜洗净，用刀刮去皮，切成菱形片；猪蹄洗净，切块，放入沸水中，再加入葱段氽烫，捞出。

  2. 锅中放入水及所有调料煮开，再加入猪蹄块、姜片，用大火煮开后转小火，加盖焖煮 1 个小时至猪蹄软烂即可。

营养小课堂

　　这道菜中的关键材料老姜具有止吐和胃的功效，适用于孕吐反应强烈的孕妈妈。但是姜性温热，有便秘症状的孕妈妈还是尽量少吃为妙。也可以将老姜换成橙汁、苹果汁或柠檬汁。

嫩姜拌莴笋

- **材料**：莴笋 200 克，嫩姜、红椒丝各少许，盐、香油、白糖、醋、酱油各适量。
- **做法**：

  1. 莴笋削去皮，切条状；嫩姜去皮切丝。

  2. 将切好的莴笋条加盐拌匀腌浸 2 个小时，腌好后取出，洗净汆烫，沥干后再用白糖、醋腌浸一会儿，备用。

  3. 切好的姜丝放醋腌半个小时，最后将腌好的两种丝放在一起拌匀，淋上香油即可。

营养小课堂

　　这款菜品可以健胃止呕、增进食欲，孕吐反应强烈的孕妈妈可常食。

猕猴桃素虾球沙拉

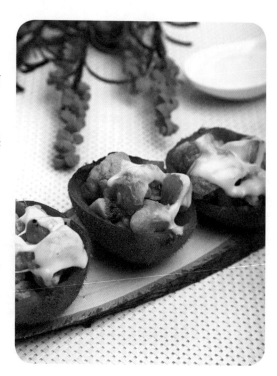

■ **材料**：猕猴桃4个，素虾仁100克（面筋），鸡蛋1个（打散），干酪粉1小匙，沙拉酱适量。

■ **做法**：

1. 猕猴桃对半切开，挖出果肉，做成盅；挖出的果肉切丁。

2. 素虾仁裹蛋液再粘干酪粉，入油锅炸至金黄色，捞出与猕猴桃肉装入猕猴桃盅内，淋上沙拉酱即可。

营养小课堂

　　猕猴桃味酸，能对孕妇起到开胃的作用。猕猴桃营养丰富，有孕吐反应的孕妇吃了之后，胃口能适当好些或者能减轻呕吐现象。而且猕猴桃里面的维生素C很多，可以帮助孕妇补充维生素。

鱼肚栗肉

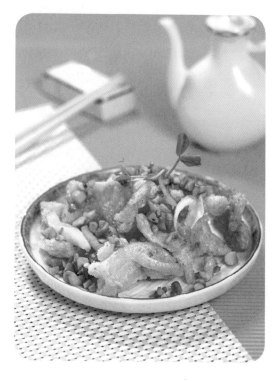

■ **材料**：栗子肉150克，鱼肚100克，葱末、姜末各少许，白糖、醋、盐、鸡精、黏面粉各适量。

■ **做法**：

1. 水发鱼肚洗净晾干，蘸匀面粉放油锅炸黄捞出；栗子肉切碎。

2. 油锅烧热，煸香葱末、姜末，放入栗子肉碎翻炒片刻。

3. 待栗子肉将熟时，倒入炸好的鱼肚，撒入盐、醋、鸡精、白糖炒匀即可。

孕期气喘

许多孕妈妈怀孕后都经常会有这样的感觉：还没走几步就气喘吁吁了。有些孕妈妈在孕晚期做事时，甚至讲话时，都会有气短、透不过气的感觉。尤其是对于一个初次怀孕的妈妈来说，遇到这样的情况，难免会担心自己的体力变得很差。

孕期气喘的原因

临床上，孕期气喘是一种孕期正常反应。这是因为孕妈妈随着孕周的增加，子宫日益增大，向上顶到膈，使呼吸肌的舒缩受限，从而影响肺活量，导致孕妈妈有呼吸短促甚至窒息的感觉。而身体为了适应这种生理上的改变，会采用浅而短的呼吸方式，以增加呼吸到肺脏的氧气量。因而，孕妈妈就会感到"喘"了。

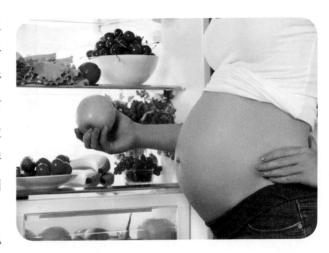

此外，如果孕妈妈有贫血症状，也会引起气喘。尤其是孕晚期的孕妈妈，体内的激素、循环系统又有所改变，食量变得更大，体重也慢慢增加了。尤其是血液总量及红细胞都会增加，但血液总量的增加程度却更大，因此会造成血液稀释，使得母体中的血红蛋白比孕前下降，产生生理性贫血。当孕妈妈有贫血症状时，身体都很虚弱，体力不好，就容易有呼吸困难、气喘的现象。

孕期气喘的调理方法

孕妈妈的气喘一般都发生在孕晚期，一般不必去找医生。可以尽可能地多休息，以减少体力负担，来缓解气喘症状。

同时，要避免在孕期增重过多，别吃太多高脂肪、高盐和高碳水化合物的食物；多吃富含铁的食物；确保摄入充足的维生素C，以提高所需的营养物质含量；增加蛋白质的摄取，如此一来，身体就会减少虚胖、水肿的概率。

红绿排骨汤

- ■ 材料：红豆 50 克，排骨 500 克，苦瓜 1 根，姜 2 片，盐适量。
- ■ 做法：

    1. 苦瓜剖开并去籽，洗净，切块；红豆清洗干净；排骨洗净，剁块，备用。

    2. 锅内烧水，水沸后放入排骨块汆烫一下，去除血污，再捞出洗净，备用。

    3. 苦瓜块、红豆、排骨块、姜片放入煲内，加水以大火煮沸后改中火煲 1 个小时，放入盐调味即可。

营养小课堂

　　排骨有补气益虚、强壮身体的作用，能够增强孕妈妈的体力，从而有效缓解孕期气喘症状。

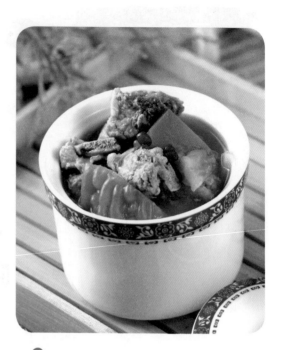

山药枸杞羊肉汤

- ■ 材料：羊肉 200 克，猪瘦肉 100 克，山药块 50 克，沙参、枸杞子、姜片、盐各适量。
- ■ 做法：

    1. 将羊肉、猪瘦肉均洗净，切块；枸杞子、沙参均洗净，备用。

    2. 锅内烧水，水沸后放入羊肉块、猪瘦肉块汆烫片刻，去除表面血污，再捞出洗净。

    3. 将全部材料一起放入煲中，加入适量清水，以大火煮沸后改小火煲约 90 分钟，最后放入盐调味即可出锅。

营养小课堂

　　羊肉热量很高，而且其中还富含铁，对于缺铁性贫血引起的气喘症状非常有效，贫血孕妈妈可以吃一些。

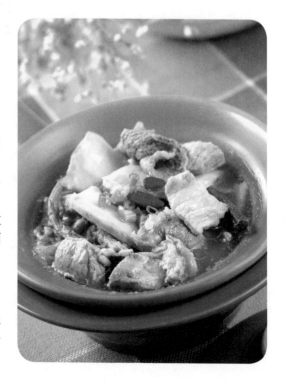

水果莲子羹

- **材料**：莲子200克，菠萝丁50克，樱桃、青豆、桂圆肉各25克，冰糖适量。
- **做法**：
  1. 将莲子去心，上笼蒸软后取出，装入碗中。
  2. 将水煮沸，放入冰糖，待冰糖溶化后，放入莲子、菠萝丁、樱桃、青豆、桂圆肉，待水再次煮沸即可食用。

营养小课堂

　　樱桃的含铁量位于各种水果之首，常食樱桃可补充体内对铁元素的需求，促进血红蛋白再生，防治缺铁性贫血，所以非常适合孕妈妈因贫血而出现气喘症状时食用。

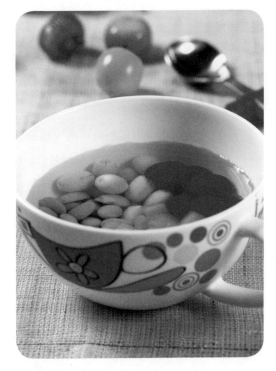

猪肝菠菜粥

- **材料**：猪肝200克，菠菜1棵，大米2杯，盐2小匙。
- **做法**：
  1. 大米淘洗干净，加适量水以大火煮沸，后转小火煮至米粒软熟。
  2. 猪肝洗净，切片；菠菜取叶，洗净，切段，下入加盐的沸水中氽烫片刻，捞出。
  3. 将猪肝片加入粥中煮熟，下菠菜煮沸，加盐调味即成。

营养小课堂

　　猪肝和菠菜都富含铁元素，二者搭配煮粥，具有较好的补血作用，因贫血而出现气喘症状的孕妈妈可以适量食用。

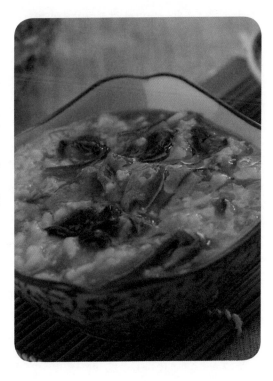

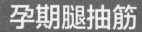

孕期腿抽筋

多数孕妈妈在孕中期都有可能发现腿部经常有抽筋的情形，特别是夜间，更容易发生这种现象。一般来说，孕妈妈的腿部发生抽筋，是腓肠肌（俗称小腿肚）发生了痛性收缩的原因。

孕期腿抽筋的原因

孕期发生小腿抽筋是女性怀孕后的一种正常生理现象，引发小腿抽筋的诱因主要有以下几种。

睡姿不当：如果孕妈妈常在夜晚时分发生腿部抽筋，很有可能是因为夜晚不当的睡眠姿势维持过久所致。

血运不畅：孕妈妈子宫在孕期时一天天变大，压迫到下腔静脉，进而会导致下肢的血运不畅。另外，也有许多上班族孕妈妈由于久坐、久站，也容易造成局部血液循环不畅，因而易发生腿部抽筋。

钙摄取不足：孕中期时，孕妈妈对包括钙质在内的许多微量元素需求量越来越大，因而需要每天补充足量的钙。如果膳食中钙及维生素D含量不足，会加重钙的缺乏，而人体夜间血钙水平比日间低，所以也会发生小腿抽筋现象。

孕期腿抽筋的调理方法

用饮食来进补，是孕妈妈补钙的有效途径。从怀孕的第5个月开始，孕妈妈就应在饮食中有意增加富含钙的食物。

在进食高钙食品时，孕妈妈也不要忘记饮食中要适当增加蛋白质的摄取量，避免吃脂肪含量过高的食物。因为蛋白质有利于食物中钙的吸收，而脂肪则会在人体内转变为脂肪酸，并与钙结合，形成难溶性化合物而无法被人体吸收。

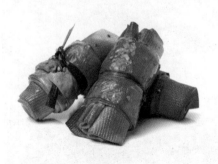

同时，孕妈妈还要摄入一些富含维生素D的食品，也有利于钙的吸收。

营养食谱推荐

火腿鸡蛋奶汤

■**材料**：鸡蛋、火腿丝、豌豆苗各 50 克，葱段适量，盐、
白糖、高汤、水淀粉、料酒、牛奶各适量。

■**做法**：

1. 鸡蛋入锅中煮至熟，去壳后放入碗中；其余材料
都备齐。

2. 锅置火上，加入油烧热，爆香葱段，放入牛奶、
高汤、火腿丝、豌豆苗、料酒、盐煮沸，用水淀粉勾芡，
倒入鸡蛋碗中即可。

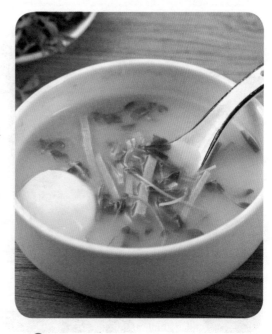

五花肉烧豆皮

■**材料**：五花肉 300 克，干豆腐皮 200 克，盐、白糖、
老抽各适量。

■**做法**：

1. 五花肉洗净，切块；干豆腐皮用清水泡发后洗净，
切成条，打成结，备用。

2. 锅置火上，倒油烧热，下入五花肉块炒香，加入
适量清水，再加入白糖、老抽，烧开后下入豆腐皮结，
转小火烧至成熟，最后加盐进行调味即可装盘食用。

营养小课堂

豆腐皮中的无机盐含量非常丰富，铁、钙等含量
尤其高，而且还富含多种氨基酸，可满足孕妈妈的营
养需求。

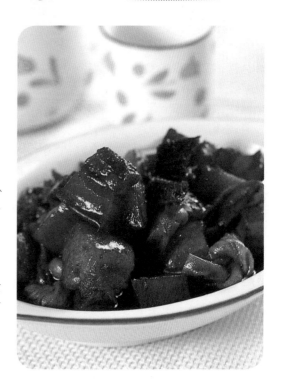

营养食谱推荐

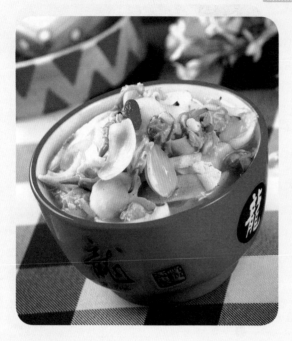

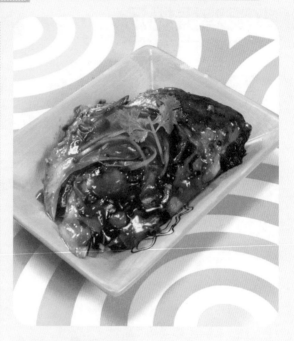

蛤蜊汤

■ **材料**：蛤蜊肉 200 克，玉竹、百合、山药、姜片、枸杞子、盐各适量。

■ **做法**：

1. 蛤蜊肉用热水浸泡、洗净，放入蒸碗中，将浸泡水沉淀，取上层清汤倒入碗中，蒸碗放蒸锅内蒸 30 分钟。

2. 除盐外的材料均洗净；山药切片。

3. 油锅烧热，放入姜片、水及蛤蜊肉，再放入剩余材料煮沸后改小火煮熟，加盐调味，撒上枸杞子即可。

营养小课堂

食用蛤蜊和贝类食物后，人们常有一种清爽宜人的感觉，有助于解除烦恼症状。

蛤蜊高蛋白、高铁、高钙，适合孕期食用。

干烧海鱼头

■ **材料**：海鱼头半个（三文鱼、马加鱼等海鱼头均可），肉末 100 克，姜末、葱末、青椒丝、豆瓣酱、糖、醋、水淀粉、酱油各适量。

■ **做法**：

1. 海鱼头洗净，对半剖开，处理干净后沥干水分。

2. 将鱼头两面煎至上色后盛出。

3. 锅中留底油并放入姜末、葱末和肉末炒香，再加入剩余材料（青椒丝除外）和水烧开，放入鱼头，改小火烧 20 分钟。

4. 待汤汁收干时撒下青椒丝即可盛出食用。

营养小课堂

烹制海鱼头时也可以用淡水鲢鱼头来代替，海鱼头肉质紧实，淡水鲇鱼头肉质细嫩，二者各有特色。

孕期腹胀

大概在怀孕30周前后，很多孕妈妈都会感觉腹胀，孕妈妈发生腹胀的高峰期也大多在孕8月时。而有些认为自己"没有腹胀"的孕妈妈也只是腹胀的感觉不明显而已。

孕期腹胀的原因

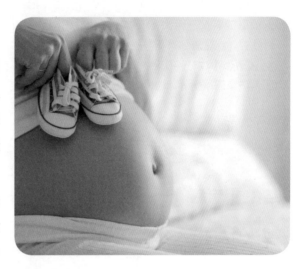

孕激素变化是引起孕期腹胀的最大原因。妊娠期，孕妈妈体内孕激素的增加，可以抑制子宫肌肉的收缩以防止流产，但同时也会使人体的肠道蠕动减慢，造成便秘，进而引起腹胀等不适。当便秘情况严重时，腹胀的情形也就会更加明显。

此外，孕妈妈饮食上发生的重大变化也是造成孕期腹胀的重要原因。比如，孕妈妈进食量大，会造成食物堆积在胃肠内不易消化；孕妈妈因为口味变化，摄取较多容易产气的食物，也会导致胀气；孕妈妈摄入过多高蛋白、高脂肪食物，会造成粪便容易在肠道内滞留，引起便秘而使腹胀感更加严重。

孕期腹胀的调理方法

出现孕期腹胀现象后，孕妈妈每天应饮用足量的水，以促进排便；采用少量多餐的进食方式，以减轻肠胃的消化负担。

具体饮食上应少吃大豆、甘薯、芋头、栗子、土豆等产气的食物，适量吃些富含膳食纤维的蔬菜、水果和粗粮，如茭白、韭菜、芹菜、丝瓜、莲藕、萝卜、苹果、香蕉、猕猴桃等，来促进胃肠蠕动。

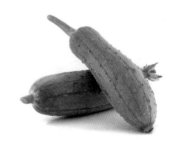

营养食谱推荐

去火冬瓜粥

■材料：冬瓜 100 克，红豆 20 克，绿豆、大米、冰糖各适量。

■做法：

1. 将冬瓜洗净，去皮，取出瓤，切成小块备用。

2. 大米、绿豆和红豆分别洗净，均放入砂锅中，加入适量的清水，用大火将水煮开，之后调至小火，将红豆、绿豆煮到开花为止。

3. 放入冬瓜块，将火稍微调大，待粥再一次煮开，加入适量的冰糖调味即可。

营养小课堂

冬瓜不含脂肪，热量低，有利于预防孕期发胖。

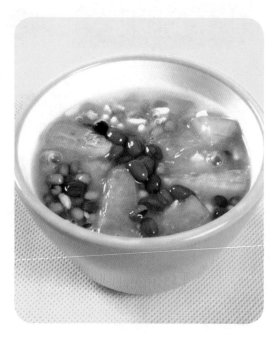

糯米莲藕

■材料：莲藕 1 节，糯米、红曲米、香菜、冰糖、白糖各适量。

■做法：

1. 莲藕洗净，去皮，切开，将莲藕中的孔冲洗干净；糯米放入清水中浸泡。

2. 将浸泡好的糯米灌进莲藕孔中，灌至七分满，盖上切下的部分，用牙签插住固定好。

3. 高压锅内放入适量清水后，再放入红曲米略煮，接着将灌好糯米的莲藕放入锅中。

4. 然后放入冰糖、白糖煮 30 分钟左右，关火后捞出莲藕，凉凉，切片，装盘，摆放好香菜即可。

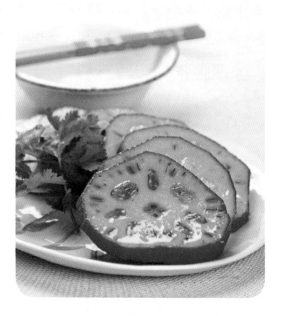

牛蒡萝卜汤

■**材料**：牛蒡适量，白萝卜、胡萝卜各 100 克，毛豆 50 克，排骨 70 克，盐适量。

■**做法**：

1. 胡萝卜、白萝卜均去皮，切块；牛蒡去皮，切片；毛豆泡水洗净备用。

2. 排骨洗净，放入滚水中煮开，捞除浮沫及油脂后，加入其他材料煮熟，最后加盐调味，即可盛出。

营养小课堂

萝卜所含的消化酶可以促进消化液的分泌，帮助孕妈妈维持消化道机能，缓解腹胀，调整体质并促进新陈代谢。

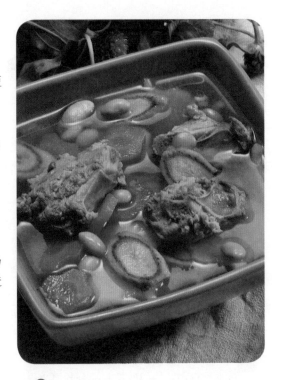

芹菜炒胡萝卜

■**材料**：芹菜 250 克，水发香菇、胡萝卜各 120 克，黄瓜片 50 克，樱桃 5 颗（去核），红椒 1 个，盐、香菇精、香油各少许。

■**做法**：

1. 红椒去蒂及籽，洗净后切长条；胡萝卜、芹菜、香菇均洗净，切条，备用。

2. 将黄瓜片铺在盘中作为装饰，并用樱桃点缀。

3. 将芹菜条、香菇条、胡萝卜条、红椒条入锅略炸一下，捞出；锅内留少量油，再将上述材料回锅，加入所有调料拌炒均匀即可。

营养小课堂

芹菜中富含膳食纤维，孕妈妈食用可以预防便秘，还能吸收肠道中的有害物质，促进毒素排出。

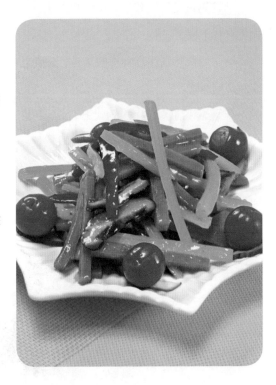

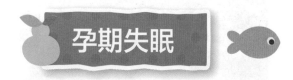

孕期失眠

怀孕期间，随着胎宝宝不断长大及产期一天天临近，孕妈妈经常会遇到失眠的困扰，往往不能睡个踏实觉，又不能随便用药来缓解失眠症状，真是苦不堪言。此时，睡个好觉，保持充沛的体力，对孕妈妈来说尤其重要。

▌孕期失眠的原因

怀孕以后，激素水平的变化，使孕妈妈变得比以前更加敏感，所以容易失眠。

随着子宫的增大，孕妈妈腹部日渐隆起，睡眠姿势大都会变得与以前不同，这也会让孕妈妈因感到不适而影响睡眠。此外，有的孕妈妈因为缺钙而导致夜间小腿抽筋，也会影响睡眠。

▌孕期失眠的调理方法

日常饮食中孕妈妈要控制盐分的摄入，尤其是晚饭时到入睡前不要过多饮水。

孕妈妈每天早饭和午饭应多吃点儿，也可少食多餐；晚饭一定要少吃，也不要喝太多的汤，这样更有利于夜间睡眠。

孕妈妈要特别注意食物的选择，避免长期大量摄取易引起过敏的食物，以免引起迟发性过敏反应而影响睡眠。

孕妈妈睡前喝杯牛奶或食用适量燕麦粥，也有利于入睡。

孕妈妈如果持续睡眠不足的时间较长，可以在医生指导下服用补钙制剂，平时也应多吃牛奶或奶制品、鱼类、虾类、海藻类、豆类等富含钙食物。

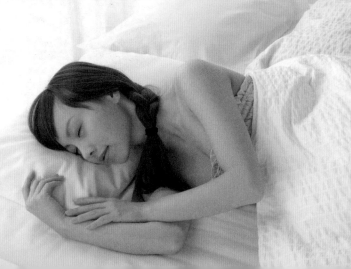

营养食谱推荐

红枣茯苓粥

■ **材料**：大米 1 杯，红枣 2 颗，茯苓、鸡肉丝各适量，盐少许。

■ **做法**：

1. 大米洗净，浸泡 30 分钟；红枣放入水中浸泡，捞出后洗净，去核；茯苓洗净，备用。

2. 将大米连同泡米的水放入锅中，大火烧开，改小火熬煮成粥。

3. 然后再将红枣、茯苓及鸡肉丝放入锅中一同熬煮。

4. 起锅前放入适量盐调味即可。

营养小课堂

　　茯苓味甘、淡，性平，具有利水渗湿、益脾和胃、宁心安神的作用，但虚寒或气虚的孕妈妈不要多吃。

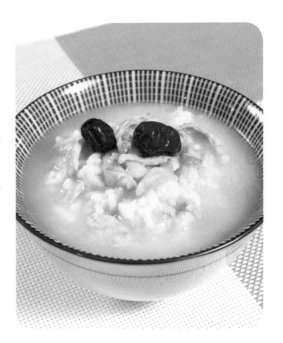

双米山药粥

■ **材料**：大米 100 克，小米 50 克，山药 40 克，红枣 10 颗，枸杞子 3 克，白糖适量。

■ **做法**：

1. 将大米和小米分别淘洗干净，用清水浸泡 15 分钟；红枣去核。

2. 山药洗净，去皮，切成小块；枸杞子洗净后略用清水泡发。

3. 将红枣和山药块放入用白糖调成的糖水中腌渍 30 分钟。

4. 将小米、大米、山药块、红枣、枸杞子一起入锅，加适量清水熬煮至大米、小米烂熟即成。

营养小课堂

　　用红枣做粥时，最好剖成几块，这样有利于熬出枣中的有益成分。

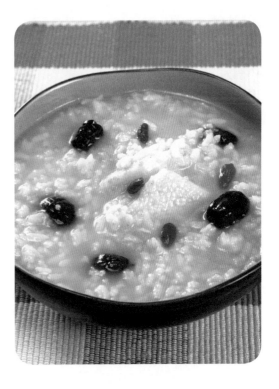

枣仁粥

- ■**材料**：酸枣仁60克，大米400克。
- ■**做法**：

   1. 将酸枣仁炒熟后，放入锅中煎熬片刻，取汁去渣备用。

   2. 将大米淘洗干净，放入锅中，再倒入酸枣仁汁，将粥煮烂即可。

营养小课堂

　　酸枣仁有养阴、补心、安神的功效，适用于心脾两虚的心烦、失眠等症。

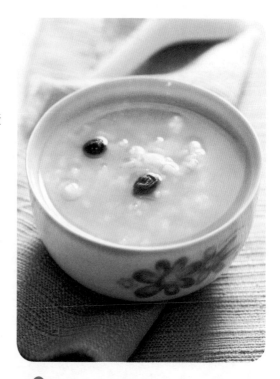

牡蛎瘦肉汤

- ■**材料**：花生仁30克，牡蛎250克，猪瘦肉200克，姜适量，盐适量。
- ■**做法**：

   1. 花生仁洗净后浸泡；牡蛎取肉，洗净，汆烫；猪瘦肉洗净切片，汆烫，备用；姜洗净，切片。

   2. 油锅烧热，下入姜片，将牡蛎肉爆炒至微黄，加入适量清水，用大火煮沸。

   3. 放入花生仁和瘦肉片，滚沸后，改用小火煮熟，加盐调味即可。

营养小课堂

　　牡蛎可安神，潜阳补阴，此汤有助于缓解惊悸失眠，眩晕耳鸣。孕妈妈常食可促进睡眠，改善失眠多梦等不适。

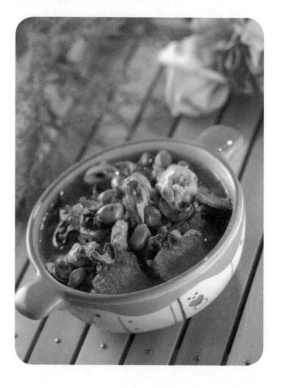

莴笋肉片

- **■材料**：莴笋 300 克，瘦猪肉 150 克，鸡蛋清、葱段、姜片、酱油、料酒、盐、醋、淀粉各适量。
- **■做法**：

　1. 莴笋去皮，洗净，切薄片；瘦猪肉洗净，切片，用盐、酱油、料酒和蛋清一起搅拌，再用适量淀粉抓匀上浆。

　2. 油锅烧热，爆香葱段和姜片，再加入瘦猪肉片翻炒，放入莴笋片、料酒、酱油、醋、盐一起翻炒，待熟时加少许水淀粉勾芡，翻炒均匀即可。

营养小课堂

　　莴笋所含的碘具有镇定安神的作用，经常适量食用，有助于孕妈妈松弛紧张情绪，改善失眠的症状。

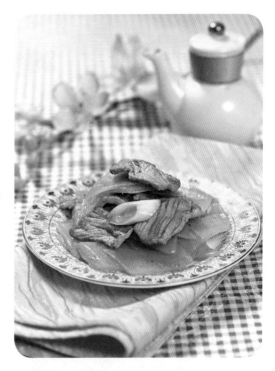

香油双腰

- **■材料**：鸡腰 150 克，猪腰 1 副，生姜 8 片，枸杞子少许，盐、料酒、鸡精各 1 小匙，香油 1 大匙。
- **■做法**：

　1. 猪腰、鸡腰分别洗净，均切片，再下入开水中汆烫至熟，捞出后，沥干；枸杞子放入水中浸泡，洗净，备用。

　2. 油锅烧热，爆香姜片，放入料酒烧开，再加入鸡腰片、猪腰片、香油、枸杞子炒至入味，最后放少量盐调味即可。

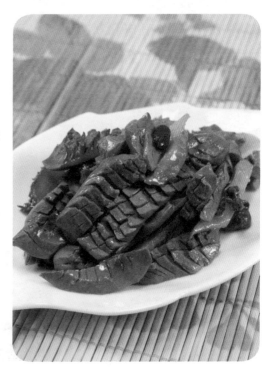

孕期贫血

很多孕妈妈在孕期都会出现贫血的情况，而孕期贫血，又以缺铁性贫血最为常见。孕妈妈一旦发生贫血，常有以下表现：偶尔头晕；面色苍白；指甲变薄且易折断；经常感觉疲劳，即使活动不多也会感到浑身乏力；偶尔感觉呼吸困难；心悸、胸痛等。

▌孕期贫血的原因

在孕早期，很多孕妈妈由于早孕反应严重，经常呕吐，没有胃口进食，以致营养跟不上，造血功能也跟着变差，再加上胎宝宝在孕妈妈腹中一天天长大，需要的养分越来越多，吸收了孕妈妈体内相当一部分造血元素——铁。所以，孕妈妈特别容易出现缺铁性贫血。

▌孕期贫血的调理方法

患上孕期贫血，孕妈妈应在饮食中增加铁的摄入，多吃富含铁的食物，如蛋黄、瘦肉、动物肝脏以及干果等。需要注意的是，动物性食物中的铁比植物性食物中的铁更易于吸收。一般来说，在植物性食物中，铁必须转化为二价铁后才容易被人体吸收。所以，孕妈妈最好通过动物性食物与植物性食物的合理搭配，来补充自身体内缺乏的铁。

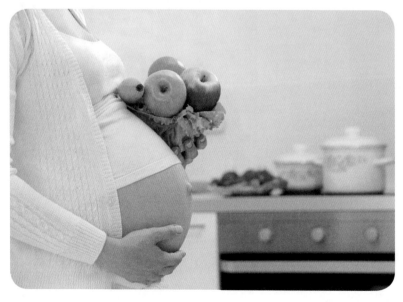

另外，维生素C有助于铁质的吸收。孕妈妈在摄取高铁食物时，可以搭配脐橙等富含维生素C的食物，以提高铁质的吸收率，同时还能平衡各种膳食营养，维护身体健康。

除饮食调节外，如有必要，孕妈妈也可以在医生指导下额外补充铁制剂。

散花木耳

- **材料**：水发黑木耳400克，青椒、红椒各100克，盐半小匙，水淀粉2小匙，香油少许。
- **做法**：
  1. 黑木耳去蒂，洗净；青椒、红椒均去蒂及籽，切成斜片。
  2. 锅置火上，倒入适量油烧热，下入青椒片、红辣椒片炒香，加入黑木耳翻炒均匀，加盐，用水淀粉勾芡，滴入香油，装盘即可。

营养小课堂

如果黑木耳泡多了，可以把多余的黑木耳捞起，沥干，装在保鲜袋中并放进冰箱冷藏室内，低温保存即可。

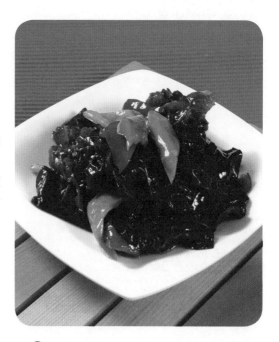

砂锅炖排骨

- **材料**：排骨块200克，芹菜100克，香菇、栗子、土豆、芥蓝各适量，姜块、葱段、盐各少许。
- **做法**：
  1. 排骨块入沸水中，加姜块氽烫，捞出，沥干水分。
  2. 芹菜切段；栗子去皮；土豆切片；芥蓝切段；香菇用清水泡好，备用。
  3. 将所有材料（盐除外）放入装有适量水的砂锅中。
  4. 大火烧开后转小火炖熟，加盐调味即可。

营养小课堂

排骨中含铁丰富，是孕妈妈补充铁质的良好来源，能有效预防并缓解缺铁性贫血，孕妈妈可经常食用。

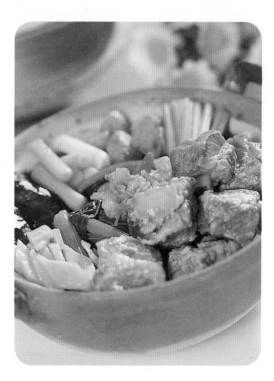

梅汁莲藕

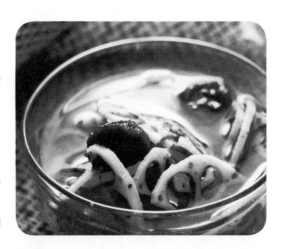

■材料 : 莲藕 80 克, 红辣椒 1 小根, 白糖 2 大匙, 紫苏梅 3 粒, 醋、梅汁各适量。

■做法 :

1. 莲藕去皮, 切薄片, 置冷水中备用; 红辣椒洗干净切丝。

2. 莲藕片用热水汆烫, 然后浸泡于冷开水中约 30 分钟, 捞起后沥干。

3. 加入白糖、梅汁、红辣椒、醋、紫苏梅, 腌浸约 30 分钟后即可食用。

玉米炒鸡蛋

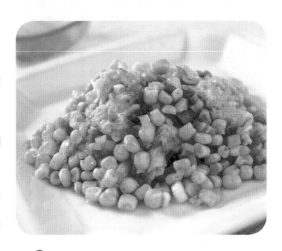

■材料 : 玉米粒 100 克, 鸡蛋 3 个, 火腿 4 片, 葱花适量, 盐 1 小匙, 水淀粉 1 大匙。

■做法 :

1. 玉米粒洗净沥干; 火腿洗净切丁; 鸡蛋打散, 加入半小匙盐、半大匙水淀粉搅匀。

2. 油锅烧热, 放入蛋液炒至凝固时盛出。

3. 另起油锅, 放入葱花炒香, 放入玉米粒和火腿丁炒香, 加入鸡蛋、水和剩余调料炒匀, 盛入盘内即可。

美味红豆炖奶

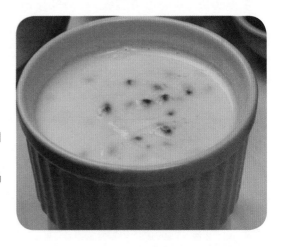

■材料 : 红豆 200 克, 鲜奶 400 毫升, 白糖 1 小匙。

■做法 :

1. 提前将红豆煮烂, 放入冰箱备用。

2. 鲜奶煮滚后, 加入白糖调味, 冷却后把表面凝固的奶皮揭起备用。

3. 将鲜奶再回锅煮 1 次, 冷却至表面结成薄薄的奶皮, 其上再放第 1 次揭起的奶皮及红豆即可。

肝片炒黄瓜

■材料：黄瓜 100 克，猪肝 150 克，水发黑木耳、葱末、姜末、蒜末各适量，酱油、盐、白糖、水淀粉各适量。

■做法：

1. 先将猪肝洗净切成薄片，用适量水淀粉、盐拌匀；黄瓜洗净切成片；黑木耳择洗净后切块。

2. 油锅烧热，放入肝片，并用筷子轻轻搅散，八成熟时捞出沥油。

3. 把锅放回火上，倒入油，待热后放入葱末、姜末、蒜末和黄瓜片、黑木耳块稍微炒几下，将猪肝倒入，放适量酱油、盐、白糖等，用剩余水淀粉勾芡，翻炒几下即可。

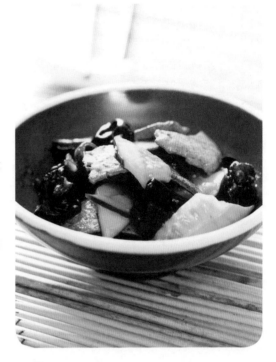

牛肉酿白菜

■材料：牛肉泥 100 克，大白菜 200 克，韭菜粒、火腿粒各 10 克，姜末 5 克，盐、白糖、高汤、干淀粉各适量。

■做法：

1. 大白菜帮切块，放入沸水中氽烫，捞起，拍干淀粉。

2. 牛肉泥、韭菜粒、姜末、火腿粒，调入部分盐、鸡精、干淀粉搅成馅，酿在大白菜帮上，蒸约 8 分钟，取出摆盘。

3. 另热油锅，注入高汤，调入盐、白糖烧开，浇在大白菜帮上即可。

营养小课堂

　　牛肉含铁量较高，具有较强的补血功效，适合患有贫血症状的孕妈妈食用。

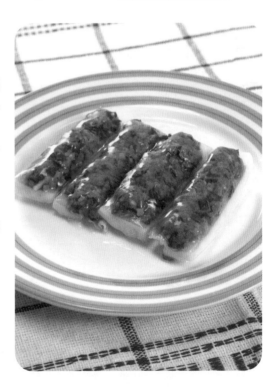

菠菜汁烧老南瓜

■**材料**：菠菜 100 克，老南瓜 1 个，盐、白糖各适量。

■**做法**：

1. 菠菜择洗干净，放入搅拌机搅打成蓉，过滤取汁；老南瓜洗净，去除瓜瓤，不去皮，切块，备用。

2. 热锅，倒入菠菜汁，并加入适量清水及白糖，用大火煮沸后下入老南瓜块再次煮沸，转小火煮至南瓜熟透、入味，加盐调味即可。

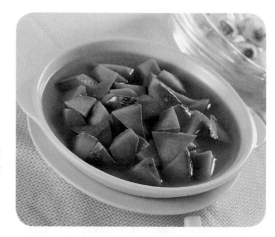

红枣蒸南瓜

■**材料**：老南瓜 400 克，红枣适量，白糖适量。

■**做法**：

1. 南瓜削去硬皮，去瓤，切成薄厚均匀的片；红枣用清水泡 30 分钟左右，然后用清水洗净，备用。

2. 南瓜片加入白糖搅拌均匀，装盘，均匀地撒上红枣，再入笼以中火蒸约 30 分钟，至南瓜熟烂即可。

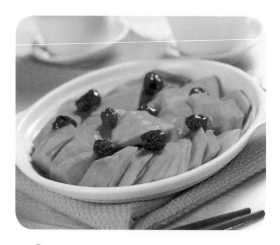

黑木耳炒黄花菜

■**材料**：干黑木耳 20 克，干黄花菜 80 克，葱 1 小段，素鲜汤 100 克，水淀粉 1 大匙，盐适量。

■**做法**：

1. 黑木耳泡发后去蒂洗净，撕成小朵；干黄花菜泡发，洗净，沥干水分；葱洗净，切小段备用。

2. 油锅烧热，加入葱段爆香后放入黑木耳、黄花菜煸炒均匀。加入素鲜汤，烧至黄花菜熟后加入盐，用水淀粉进行勾芡后即可出锅。

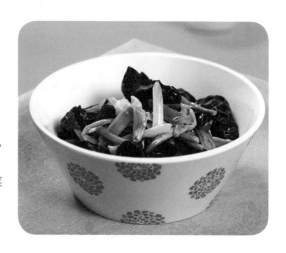

孕期便秘

几乎每个孕妈妈都会遇到便秘这个尴尬的烦恼。孕妈妈便秘，不仅会腹胀难受，影响情绪和食欲，还容易引发痔疮。所以，孕妈妈发生便秘时，不可掉以轻心，应积极应对。

▍孕期便秘的原因

孕妈妈便秘，除了跟胎宝宝不断生长，挤压直肠，影响直肠蠕动有关，孕妈妈情绪过度紧张、膳食过于精细、缺乏运动、水分摄入不足等因素，也会让孕妈妈发生便秘。

▍孕期便秘的调理方法

注意多饮水：清晨喝杯温开水，有助于清洁肠道并刺激肠道蠕动，使大便变软，从而易于排出。

少食多餐：可以帮助孕妈妈缓解胃胀感，且有助于改善消化不良症状，促进排便。

多吃促进排便的食物：梨、菠菜、海带、黄瓜、苹果、香蕉、芹菜、韭菜、白菜、甘薯等，可以促进肠道肌肉蠕动，软化粪便，从而起到润滑肠道的作用，帮助孕妈妈排便。

多吃富含膳食纤维的食物：过于精细的饮食会造成排便困难，因此孕期要适当吃些富含膳食纤维的蔬菜、水果和粗粮。

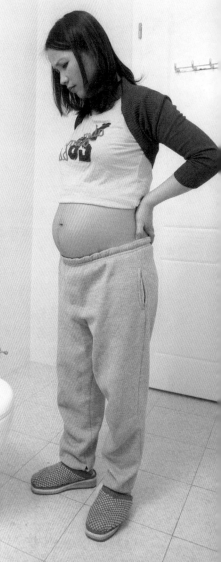

营养食谱推荐

白汁双球

■**材料**：芋头、甘薯各 500 克，葱末、清汤、牛奶、盐各适量。

■**做法**：

1. 芋头及甘薯分别去皮，洗净，上锅蒸熟后，打成泥，用小匙挖成圆球。

2. 锅内加清汤烧沸，调入牛奶，下入芋头球和甘薯球煨至成熟，加盐调味，撒入葱末即可装盘。

营养小课堂

这道菜适合作为饭后甜点来享用，盐可以少加或不加。如果想要汤汁更稠一些，可以加入椰奶。

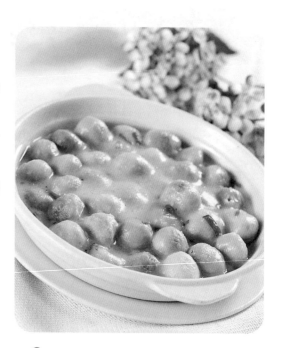

鲜香玉米羹

■**材料**：玉米粒 400 克，鸡肉 25 克，鸡蛋 2 个（取蛋清），鸡高汤 1 大匙，葱花、水淀粉、盐各适量。

■**做法**：

1. 鸡肉洗净，切成细末；玉米粒洗净，捞出沥干水分；蛋清加少许盐用筷子搅拌均匀，备用。

2. 油锅烧热，倒入鸡高汤、玉米粒、鸡肉末煮沸。

3. 倒入蛋清，用筷子慢慢搅动，加盐调味。

4. 用水淀粉勾芡后撒入葱花，装入汤碗内即成。

营养小课堂

玉米不仅膳食纤维丰富，还含有 7 种抗衰剂，尤其是谷胱甘肽与硒，具有抗氧化作用，被称作具有生物活性的长寿因子。

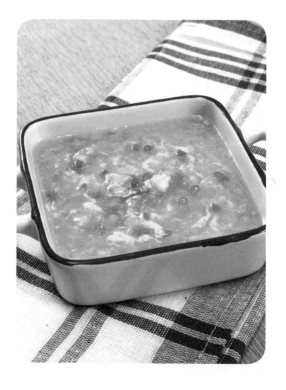

青木瓜沙拉

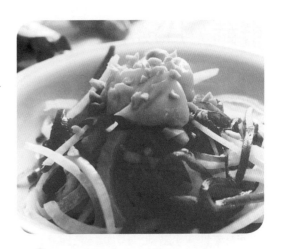

- **材料**：青木瓜、洋葱、胡萝卜、花生米各适量，沙拉、白糖少许。
- **做法**：
  1. 青木瓜、洋葱、胡萝卜都清洗干净，切成细丝。
  2. 花生米略炒，切碎备用。
  3. 将原料放在一起，拌入沙拉、白糖调味即可。

蜜汁红薯

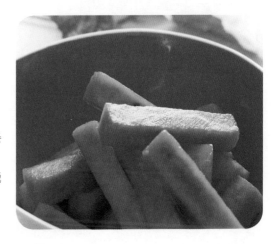

- **材料**：红薯 1～2 个，蜂蜜、冰糖适量。
- **做法**：
  1. 先将红薯洗净去皮，切去两头后切成条。
  2. 锅内加水，把冰糖放入熬成汁，然后放入红薯条和蜂蜜。待烧开后撇去浮沫，用小火焖熟。
  3. 等到汤汁黏稠时先把红薯条夹出摆入盘中，再浇上原汁即可。

甘薯益气汤

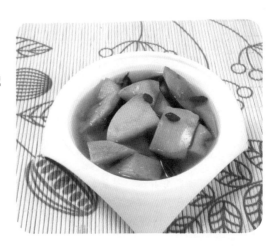

- **材料**：甘薯 200 克，苹果 1 个，海带丝 10 克，枸杞子 6 克，芹菜适量，盐 1 小匙。
- **做法**：
  1. 苹果、甘薯切块；取芹菜梗切末。
  2. 将甘薯块、苹果块放入电饭锅内，加入 2 格水，按下开关。待开关跳起后焖 5 分钟，加入海带丝、枸杞子，再次按下开关。
  3. 等开关再次跳起后，加入芹菜梗末、盐调匀即可。

鲜菇笋片汤

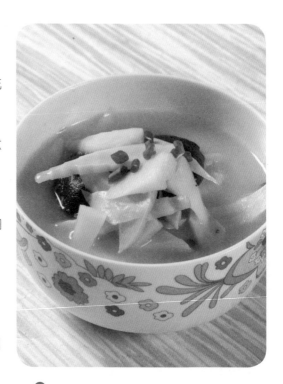

- **材料**：竹笋1根，杏鲍菇150克，干香菇适量，葱花少许，盐适量。
- **做法**：

   1. 竹笋去壳，切成两半，放入锅中并加入5杯水煮20分钟，取出切薄片。

   2. 杏鲍菇放入煮竹笋的水中煮约2分钟，捞出，切片；香菇泡软。

   3. 把香菇、笋片和杏鲍菇交错排入碗中，撒上盐和半杯煮竹笋的汤，上锅蒸约15分钟取出。

   4. 煮竹笋的汤加热煮沸后加盐调味，倒入做法3中，撒葱花即可。

营养小课堂

　　竹笋含有大量膳食纤维，能促进肠壁蠕动，通利消化道，帮助大便排泄，从而有效地改善孕期便秘。

栗子烧白菜

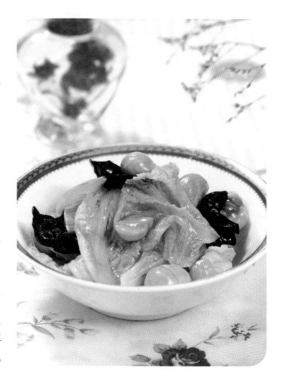

- **材料**：嫩白菜500克，去皮熟栗子50克，水发黑木耳、笋片各25克，淀粉、白糖、盐、高汤各适量。
- **做法**：

   1. 将白菜用刀轻拍一下，切成方块；栗子切成两半；将笋片洗净，备用。

   2. 锅置火上，倒油烧热，将白菜块下入炸软捞出，控净油，放入汤锅内浸一下，除去浮油。

   3. 将净锅置于火上，添入高汤，将白菜块、栗子、笋片、白糖、盐放入锅内，烧至汁浓菜烂，用淀粉勾芡，翻炒均匀装入盘内即可。

营养小课堂

　　白菜富含膳食纤维，孕妈妈经常吃些白菜，可以促进机体新陈代谢，将体内的毒素和代谢废物排出体外；还可起到润肠通便的作用，有助于防治孕期便秘。

甜脆银耳盅

- **材料**：银耳20克，红樱桃3颗，白糖4小匙，香油适量。
- **做法**：

  1. 将银耳用温水泡发，除去根及杂质，洗净，撕成小朵；红樱桃用清水投洗一遍，切成小片。

  2. 将锅置于火上，加适量清水，放入银耳、白糖，大火烧开，再改用小火炖至银耳软烂。

  3. 取几个小碗洗净，擦干水，抹上香油，放入樱桃片，倒入熬好的银耳汤，冷却后放入冰箱，食用时取出即可。

营养小课堂

这道菜有补脾开胃、益气清肠、清热润燥的作用。孕妈妈经常适量食用此菜，有助于肠胃的蠕动，可改善便秘症状。

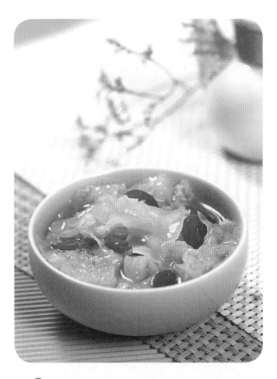

绿豆芽烧鲫鱼

- **材料**：鲫鱼1条，绿豆芽25克，熟五花肉50克，葱段、姜片、盐、料酒、酱油、醋、水淀粉、清汤各适量。
- **做法**：

  1. 鲫鱼收拾干净，两面切十字花刀，抹上盐、酱油腌渍10分钟，再下入七成热的油锅中炸透捞出；熟五花肉切片，放盐稍腌；绿豆芽洗净。

  2. 油锅烧热，下入葱段、姜片煸出香味，下入肉片翻炒，加料酒、酱油、清汤，下入炸好的鲫鱼，加盐、醋烧透入味。

  3. 放入绿豆芽略烧至熟，用水淀粉勾芡，即可出锅。

营养小课堂

鲫鱼富含优质蛋白质和钙、磷、铁、维生素等；绿豆芽富含纤维素。二者搭配成菜，营养丰富，孕妈妈经常食用，可缓解和预防便秘。

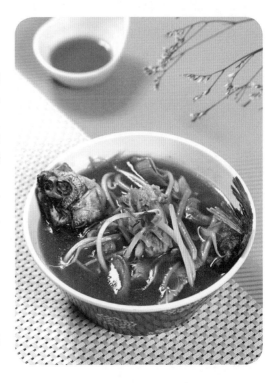

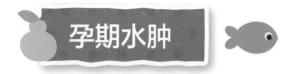

孕期水肿

随着胎宝宝一天天增长，很多孕妈妈会发现自己的脚开始长胖，手指头开始变粗，甚至连戒指也无法戴在原来的手指上了，这些都是水肿的表现。水肿是孕期的正常生理现象，据统计，约有75%的孕妈妈在怀孕期间或多或少都会有水肿的情况发生。

▎ 孕期水肿的原因

孕期水肿主要是由于孕妈妈的内分泌发生改变，致使体内组织中水分及盐分滞留造成的。另一方面，也与子宫不断增大，压迫盆腔血管，使下肢血液回流受影响有关。

▎ 孕期水肿的调理方法

孕妈妈发生水肿时不要吃难消化和易胀气的食物，如油炸的糯米糕、白薯、洋葱、韭菜等，以免引起腹胀，使血液回流不畅，加重水肿；也要少吃过咸和过甜的食物——过咸的食物容易使水钠潴留，过甜的食物容易积甘助湿，导致水肿加重。

此外，妊娠水肿期间，饮水过多也容易积水助湿，加重水肿。冬瓜、西瓜等瓜果含有丰富的钾和果糖，具有利尿作用，可以减少体内的水分，孕妈妈可以适量食用。

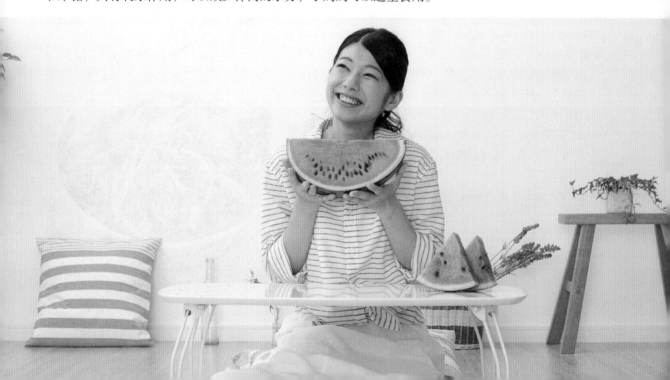

绿豆冬瓜汤

■ 材料：绿豆 200 克，冬瓜半个，白糖适量。

■ 做法：

1. 绿豆淘洗净。

2. 冬瓜洗净，削去外皮，去除其中的冬瓜籽，切块，备用。

3. 将绿豆、冬瓜块盛入锅中，加适量水以大火煮开，转小火煮至绿豆成花状，撒白糖即成。

营养小课堂

绿豆不宜煮得过烂，以免使有机酸和维生素遭到破坏，降低其清热解毒的作用。烹饪前，可提前将绿豆泡 4 ~ 5 个小时。

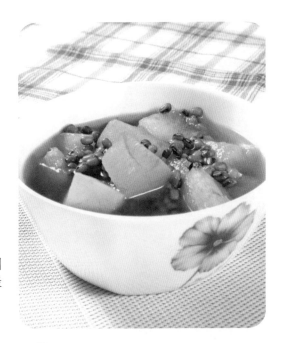

苦瓜鲈鱼汤

■ 材料：鲈鱼 1 条，苦瓜 100 克，姜 3 片，冬瓜 50 克，葱丝、盐各适量。

■ 做法：

1. 将鲈鱼去除鱼鳞及内脏，洗净，切厚块。

2. 苦瓜对半切开，去籽并洗净，切片；姜洗净，切丝；冬瓜洗净，切块。

3. 锅中倒入适量水烧沸，放入鱼块、苦瓜片、冬瓜块及姜丝，以小火焖煮至软烂。

4. 加入盐，最后撒上葱丝即可盛出食用。

营养小课堂

此菜适宜于贫血头晕、孕期水肿、胎动不安者食用。

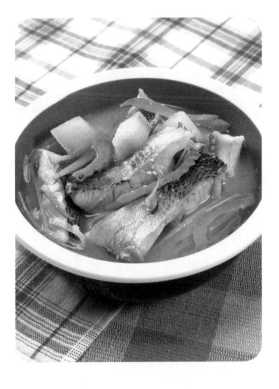

鲤鱼豆腐汤

■**材料**：鲤鱼500克，豆腐200克，莴笋半根，枸杞子15克，姜片适量，盐少许。

■**做法**：

1. 将鲤鱼处理干净，切大块；豆腐切成片状；莴笋去皮，洗净切片。

2. 锅内倒油烧热，下入鲤鱼块，煎至变色，注入足量清水，下入枸杞子、豆腐片、姜片，用大火煮约10分钟。

3. 改为中火，加入莴笋片煮10分钟，加少许盐调味即可。

营养小课堂

鲤鱼味甘、性平，具有健脾养胃、利尿消肿、通乳安胎的功效。中医常用鲤鱼来消除水肿。

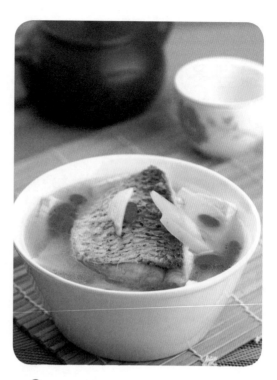

火腿煮白菜

■**材料**：火腿20克，大白菜100克，香菇10克，姜5克，盐5克，鸡精2克，白糖1克。

■**做法**：

1. 火腿切菱形片，大白菜切长条；香菇洗净切小块；姜去皮后切片。

2. 锅内加水，待水开时，投入大白菜，用中火煮约3分钟捞起过凉水。

3. 另起锅入油烧热，放入姜片爆香，注入清汤烧开，加大白菜条、火腿片、香菇块，调入所有调料煮透。

营养小课堂

白菜具有增强人体免疫力、解毒利尿、加强新陈代谢的作用，尤其适用于患有妊娠水肿的孕妈妈，可快速且有效地消除水肿。

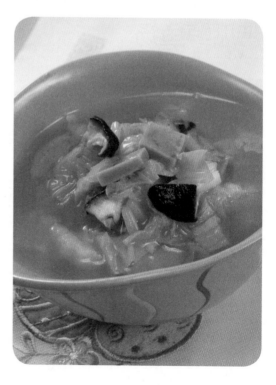

火腿烧冬瓜

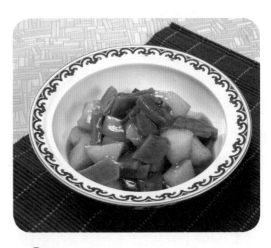

- **材料**：火腿片 15 克，冬瓜块 300 克，姜末 10 克，葱 5 克，盐 5 克，鸡精、蚝油各 2 克，清汤适量，水淀粉少许。
- **做法**：

　　1. 炒锅加水，待水开时，投入冬瓜块，用中火煮出香味，倒出，备用。

　　2. 另起锅热油，放入姜末、火腿片炒香，加入冬瓜块，注入清汤，调入盐、鸡精、蚝油，用水淀粉勾芡煮沸后关火，撒上葱花即可。

烩豆腐皮丝

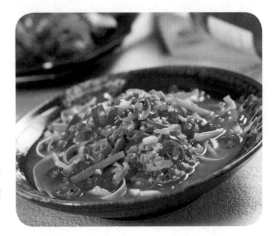

- **材料**：豆腐皮 300 克，芹菜 50 克，红椒 3 个，清汤适量，盐、料酒、白糖、酱油各少许。
- **做法**：

　　1. 将豆腐皮切成丝，加清汤煮开，捞出冲凉，沥干；将芹菜去叶取茎，切成段；将红椒洗净后切圈。

　　2. 锅置火上倒油烧热，放入红椒圈、豆腐皮丝、芹菜丝炒香，添入清汤，加盐、料酒、白糖、酱油调味煮沸后关火即可。

清炖鸽子汤

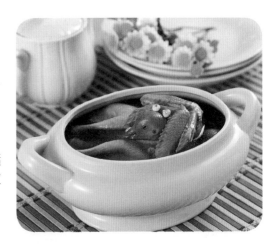

- **材料**：鸽子 1 只，薏米 25 克，葱段、姜片、高汤、盐、鸡精、白糖、料酒各适量。
- **做法**：

　　1. 将鸽子放入冷水锅中，中火煮去血水，捞出沥干。

　　2. 将鸽子、薏米、葱段、姜片放入炖盅内，倒入适量清水，注入高汤，用大火烧沸，盖上盖后转小火慢炖，炖至鸽子酥烂，撇去浮沫，加入盐、鸡精、白糖调味即可。

青蒜炒鱼片

■ **材料**：鲤鱼1条，青蒜100克，鸡蛋1个（打散），豆豉、郫县豆瓣、甜面酱、盐、料酒、葱姜汁、酱油、白糖、干淀粉各适量。

■ **做法**：

1. 鲤鱼去鳃、鳞，洗净，取鱼肉切成鱼片，用盐、料酒、葱姜汁腌渍入味；豆豉、郫县豆瓣剁碎；青蒜洗净后切段备用。

2. 将鸡蛋液和干淀粉搅拌成糊，给鲤鱼片均匀挂浆。

3. 锅内放油烧至六成热，下入鲤鱼片炸至金黄色，捞出沥油。

4. 锅内留余油，放入豆豉、郫县豆瓣、甜面酱煸香，放入炸好的鱼片和青蒜段，加入盐、白糖、酱油翻炒至鲤鱼肉入味即可。

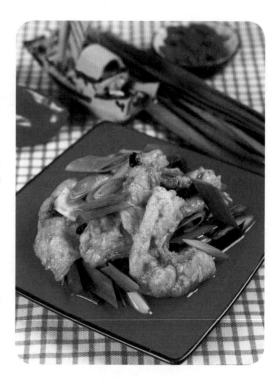

冬瓜红豆汤

■ **材料**：冬瓜、猪脊骨各500克，红豆、瘦猪肉各200克，姜适量，盐适量，鸡精2小匙。

■ **做法**：

1. 将冬瓜洗净、连皮切大块；猪脊骨、瘦猪肉切成大块，汆烫，去除血水；姜去皮，红豆洗净，浸泡2个小时。

2. 将猪脊骨、瘦猪肉、冬瓜、红豆、姜放入砂锅中，加入清水，煲2个小时后调入盐、鸡精即可。

营养小课堂

红豆"专利下身之水而不能利上身之湿"，但与冬瓜同煮后，汤汁却是缓解全身水肿症状的食疗佳品。故这道汤具有利水祛湿的作用，可帮孕妈妈消除水肿。

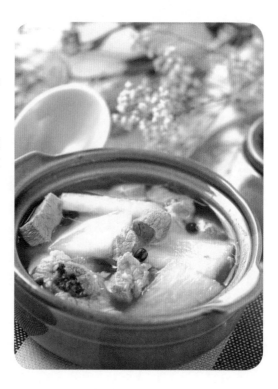

爆炒腰花

- **材料**：猪腰 200 克，笋片适量，葱丝、蒜片各少许，酱油、盐、鸡精、高汤、水淀粉各适量。
- **做法**：

  1. 将猪腰劈成两半，撇去腰臊，切成麦穗形花刀，改刀成 4 块；将酱油、鸡精、盐、水淀粉、葱丝、蒜片、高汤兑成汁。

  2. 将改刀的腰花用急火热油炸一下，马上倒在盛有笋片的漏勺里，备用。

  3. 将所有材料及兑好的汁，倒入锅内翻炒几下即可。

营养小课堂

　　猪腰有滋肾利水的作用，适宜有水肿症状的孕妈妈食用。但在吃猪腰时一定要处理掉猪腰上白色纤维膜内的浅褐色腺体。

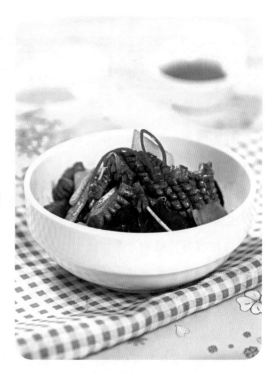

红枣黑豆炖鲤鱼

- **材料**：鲤鱼 1 条，红枣 8 个，黑豆 30 克，葱段、姜片各适量，盐、料酒各少许。
- **做法**：

  1. 将鲤鱼宰杀，去除内脏，洗净，切成段；红枣洗净，去核；黑豆淘洗干净，用清水浸泡一晚上。

  2. 锅中放入适量清水和鲤鱼段，用大火煮沸，再加入黑豆、红枣、葱段、姜片、盐和料酒，改用小火煮熟即可。

营养小课堂

　　这道菜以鲤鱼为主，配以红枣和黑豆，可利水消肿、补虚养血。在孕后期，这是一道应对体虚水肿和孕期水肿的食疗佳品。

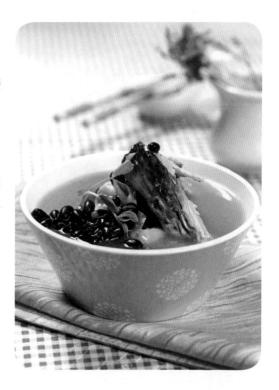

妊娠期高血压疾病

妊娠期高血压疾病是孕期所特有的疾病，表现为怀孕20周后出现的以水肿、高血压、蛋白尿三大症状为主的一种疾病。妊娠期高血压容易导致胎盘毛细血管病变，进而影响胎盘功能，严重时还会造成胎宝宝发育迟缓，所以孕妈妈一定要重视。

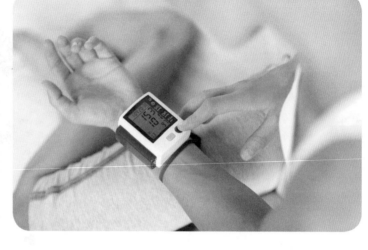

妊娠期高血压疾病发生的原因

一般认为，内分泌系统改变；精神过度紧张；寒冷季节或气温变化过大；体型过于肥胖；有慢性高血压病、肾炎、糖尿病等疾病；家族中有高血压疾病史等，都可能导致孕妈妈患上妊娠期高血压疾病。

另外，孕妈妈膳食营养素摄入不平衡，热量、动物脂肪摄入过高，而蛋白质、各种维生素、矿物质摄入量不足或缺乏，也会导致妊娠期高血压疾病。

妊娠期高血压疾病的调理方法

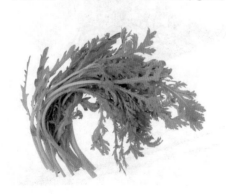

为缓解和改善妊娠期高血压疾病症状，孕妈妈在平时要多吃具有降压作用的食物，如蒜、芹菜、荸荠、菠菜、茼蒿菜、胡萝卜、茭白、黑木耳、西瓜、海带、海参、海蜇等。控制盐的摄入，少吃腌渍品、熏干制品、咸菜、酱菜以及肉、鱼、蔬菜的罐头制品等。

此外，还要控制体重增长，少吃糖果、点心、油炸食品和高脂食品。

豆腐拌西芹

- **材料**：西芹 4 根，豆腐 1 块，盐少许。
- **做法**：
  1. 将西芹洗干净之后，切成长细条状。
  2. 在碗里将豆腐磨成豆腐泥，加入盐拌匀。
  3. 将豆腐泥淋在西芹上即可。

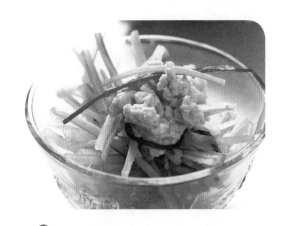

双瓜汤

- **材料**：冬瓜 150 克，黄瓜 50 克，香菜末、葱末、姜丝各适量，盐、醋、水淀粉各少许。
- **做法**：
  1. 先把冬瓜、黄瓜洗净后切成段。
  2. 油锅烧热，煸炒葱末、姜丝、冬瓜段和黄瓜段，添水烧开后，可据个人口味加上醋、盐和少许水、水淀粉。
  3. 最后将香菜末放入提味即可。

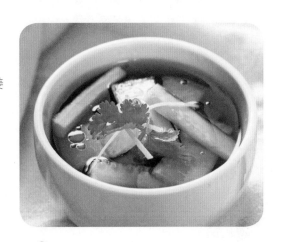

冬瓜盅

- **材料**：冬瓜 1 个，鸡肫 2 个，里脊肉 200 克，香菇 8 朵，姜、笋、虾仁、胡萝卜、盐、高汤、料酒各适量。
- **做法**：
  1. 将冬瓜切开，挖去籽瓤，备用。
  2. 虾仁清洗干净；笋、里脊肉、香菇、胡萝卜、鸡肫分别切丁；姜切末。
  3. 将以上材料加高汤在锅中煮滚，倒入冬瓜盅内，以大火蒸约 40 分钟，加盐并淋上料酒即可。

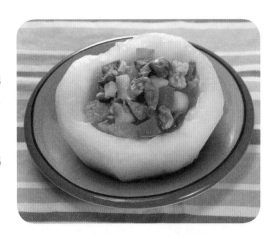

地三鲜汤

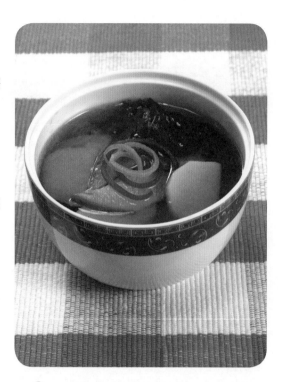

■ **材料**：土豆1个，小黄瓜1根，干黑木耳1大匙，酱油1大匙，盐、香油各适量。

■ **做法**：

1. 土豆削皮、切片；黄瓜洗净切片；黑木耳泡发，撕成小朵。

2. 锅中加入5杯水，放入黑木耳朵、土豆片煮至沸腾，再加入黄瓜片，待再次煮沸后即可加入所有调料调味，至黄瓜片略变色关火即可。

> **营养小课堂**
>
> 土豆富含钾，而钾具有很明显的降血压功效，患有妊娠期高血压疾病的孕妈妈不妨多吃一些土豆，可起到降压、补钾的效果。

干贝萝卜

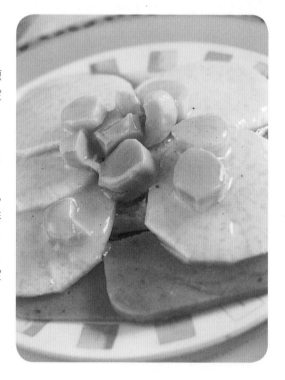

■ **材料**：干贝20克，白萝卜500克，火腿100克，葱段适量，料酒、冰糖各适量，鸡汤300克，盐、水淀粉各少许。

■ **做法**：

1. 干贝洗净后加入料酒和水，上笼蒸熟；火腿切片；白萝卜去皮，切片。

2. 锅内油烧热，大火下白萝卜片，炸至发软，捞出沥油。

3. 碗底中间放干贝，旁边围火腿片，再将萝卜片排放于汤碗中，加入鸡汤、蒸干贝的水及冰糖、盐、葱段，上笼用大火蒸约45分钟后取出。先将原汁沥入锅中，另取一汤盘，将碗翻身扣在盘中，锅中原汁加水淀粉调稀勾芡，倒入盘中，淋入少许熟油即可。

营养食谱推荐

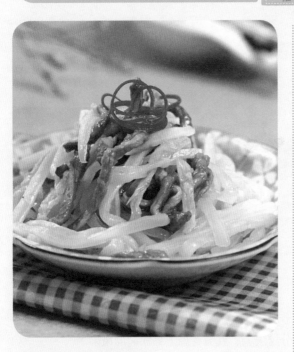

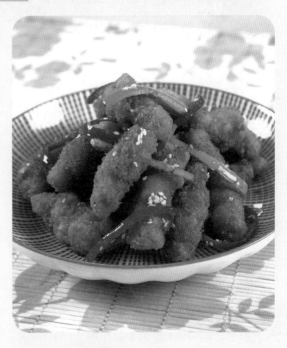

肉丝炒白菜

■ **材料**：猪瘦肉 50 克，白菜 200 克，葱花、姜末各少许，酱油、盐、淀粉各适量。

■ **做法**：

1. 将猪瘦肉洗净，切成丝，用酱油、淀粉调汁，将肉丝拌好；白菜择洗干净，放在开水锅里汆烫一下，凉凉后切成长丝。

2. 锅置火上，放油烧热，用葱花、姜末炝锅后，放入肉丝煸炒，然后放入白菜丝继续翻炒，出锅前撒上少许盐调味即可。

> 营养小课堂

猪肉营养丰富，白菜可清热利水有平肝凉血的作用，可降低胆固醇。另外，由于该菜富含粗纤维，故是降血压佳品。

双椒鱼棒

■ **材料**：鲤鱼（切粗丝）400 克，面包糠 100 克，青椒丝、红椒丝、熟白芝麻、鸡蛋、姜汁、葱汁、干淀粉、盐、香油各适量。

■ **做法**：

1. 鲤鱼丝加入姜汁、葱汁去腥味。

2. 鸡蛋打散；鱼丝放入蛋液、干淀粉中调匀，取出后蘸上面包糠，入油锅中炸脆，捞出沥油。

3. 锅中留油少许，下青椒丝、红椒丝炒香，加入炸脆的鱼丝略炒，撒入盐、熟黑芝麻，加香油，炒匀装盘即成。

> 营养小课堂

鲤鱼本身的腥味比较重，所以最好在烹饪前放在葱汁、姜汁中腌渍一会儿，以去除腥味。

妊娠糖尿病

妊娠糖尿病包括妊娠合并糖尿病和妊娠糖尿病，是指孕期才出现或发现的糖尿病。患糖尿病的孕妈妈易受感染，且糖尿病有遗传易感性，所以此类孕妈妈所生的胎宝宝，患此病的可能性也较大。

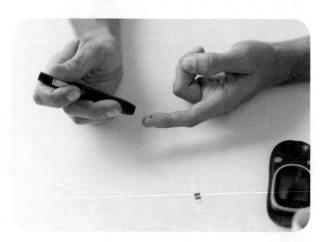

▍ 妊娠糖尿病发生的原因

怀孕之后，妈妈体能的内分泌系统会发生很大变化，激素的分泌水平会变得很高。胎盘生乳素、甲状腺激素、甾类激素等虽对胎儿有利，却对胰岛素有拮抗作用，如果孕妈妈内分泌失调，就会有患上糖尿病的风险。

女性在怀孕后吃得太好，活动又少，控制不住体重，也容易患上糖尿病；本身就肥胖的女性更是如此。

▍ 妊娠糖尿病的调理方法

患有妊娠糖尿病的孕妈妈，应少吃多餐，避免暴饮暴食导致血糖升高，还要防止饿肚子导致酮体过多继而中毒。

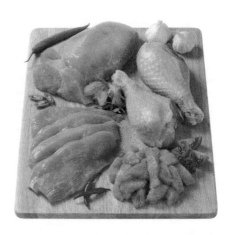

为了能通过饮食调控血糖，孕妈妈要少吃一些糖分过高的食物，多摄入优质蛋白，如虾肉、鸡肉等。一日三餐千万不能单纯用水果代替，就算胃口不好，也尽量吃一些主食。

玉米咸蛋豆腐羹

- **材料**：玉米粒 50 克，豆腐 1 块，咸蛋黄 2 个，青豆、枸杞子各适量，盐少许。
- **做法**：
  1. 玉米粒洗净，沥干；豆腐切成丁；咸蛋黄上笼蒸熟。
  2. 油锅烧热，下入咸蛋黄炒香，加水烧沸，下入玉米粒、豆腐丁、青豆煮，待豆腐丁烧至入味、玉米粒煮熟时，加盐调味，出锅前撒入枸杞子即可。

营养小课堂

　　玉米熟吃营养更佳，因为尽管玉米在烹调时损失了部分维生素 C，却能产生营养价值更高的抗氧化剂。

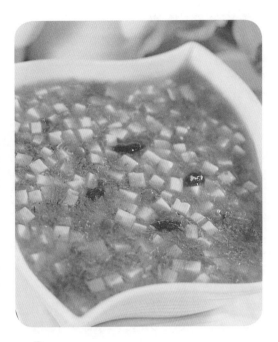

滑蛋牛肉粥

- **材料**：大米 100 克，小米 50 克，牛肉 200 克，鸡蛋 3 个，葱、高汤、酱油、干淀粉、盐、香油各适量。
- **做法**：
  1. 大米、小米均洗净，浸泡约 30 分钟，加高汤熬煮。
  2. 牛肉切片，拌入酱油、干淀粉腌约 10 分钟；葱洗净切末；鸡蛋打散，备用。
  3. 粥将要煮好时，放入牛肉片继续煮熟。
  4. 再淋入鸡蛋液，加盐、香油即可出锅食用。

营养小课堂

　　牛肉以现买现吃为佳，保存时应放入冰箱冷冻，且不要超过 3 天。一旦解冻就全部食用，不宜再冷冻。

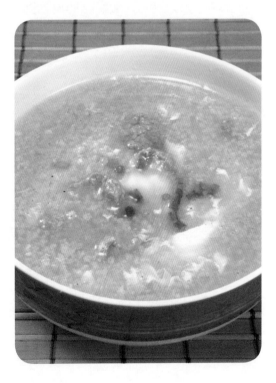

青豆炒虾仁

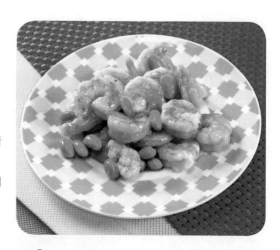

■材料：虾仁 300 克，青豆 100 克，鸡蛋（取蛋清）、水淀粉、盐、鸡汤、香油、干淀粉各适量。

■做法：

　1. 虾仁洗净，加蛋清、干淀粉、盐拌匀，过油；青豆汆烫后捞出；鸡汤、水淀粉兑成汁。

　2. 下入青豆，加盐、虾仁翻炒，淋入兑好的汁，加香油调味即可。

西芹腰果炒牛肉

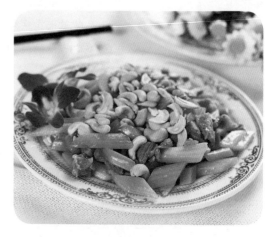

■材料：西芹段、腰果、牛肉块各 100 克，胡萝卜半根，葱末、蒜末、姜末、米醋、盐、水淀粉各适量，高汤 1 碗。

■做法：

　1. 西芹段汆烫后捞出；腰果入油中略炸。

　2. 爆香葱末、姜末、蒜末，下入牛肉块、高汤及其他材料炒匀，用水淀粉勾芡，撒上腰果即可。

西兰花魔芋煲

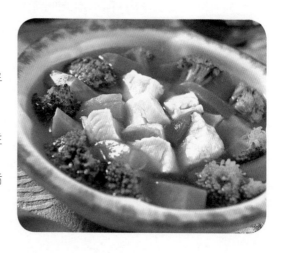

■材料：西兰花 300 克，芹菜 1 棵，三文鱼、魔芋各半块，胡萝卜半根，姜 4 片，盐、柠檬汁各适量。

■做法：

　1. 所有材料切成适当大小的块；水锅煮开，放西兰花块、胡萝卜块、魔芋块、芹菜段和姜片。

　2. 煮开后，再放三文鱼块，煮熟后加盐调味，最后淋柠檬汁即可。

煮豆腐

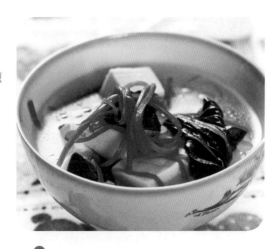

- **材料**：嫩豆腐 1 小块，胡萝卜 1 根，苋菜 50 克，葱花少许，高汤适量，盐少许。
- **做法**：

  1. 将嫩豆腐切成小方块；胡萝卜切成细丝。

  2. 将除葱花外的所有材料放入锅中与高汤一起煮，开锅后加盐调味。

  3. 起锅后加入葱花即可。

里脊肉炒芦笋

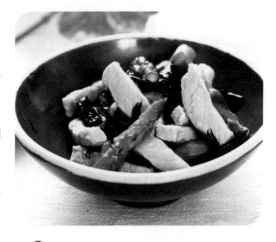

- **材料**：嫩里脊肉 150 克，青芦笋 3 根，大蒜 4 瓣，水发黑木耳适量，盐半小匙，水淀粉少许。
- **做法**：

  1. 黑木耳洗净，切丝；里脊肉切成细条状，粗细和芦笋相当。

  2. 把里脊肉和芦笋都切成小段，每小段约 3 厘米长。

  3. 油锅烧热，先把蒜片爆香，再放入里脊肉、芦笋和黑木耳炒匀。

  4. 加入盐炒熟，用水淀粉勾芡即可。

五菇汤

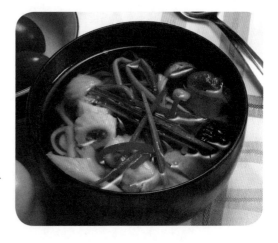

- **材料**：金针菇、干香菇、草菇、蘑菇、平菇各适量，魔芋丸 5 粒，葱 1/2 根，红椒、盐、香油各少许。
- **做法**：

  1. 魔芋丸洗净，放入沸水中汆烫，捞出；葱洗净，红椒去蒂及籽，均切丝。

  2. 所有菇类材料洗净，放入锅中加水煮熟，再加入其他材料，起锅前淋入香油和盐调匀即可。

肉丝芹菜

■ **材料**：猪肉 50 克，芹菜 500 克，葱花、姜末各适量，酱油、料酒、淀粉、盐各适量，鸡精少许。

■ **做法**：

1. 将芹菜择去叶，洗净，切长段，放入开水锅中氽烫一下；猪肉洗净切成丝，放入大碗内，用淀粉、酱油、料酒拌好。

2. 油锅烧热，放入葱花、姜末炝锅，下入猪肉丝，炒至肉丝八成熟时放入芹菜段，略炒片刻，加入酱油、盐，用大火快炒至熟，再放入鸡精炒匀即可。

■ **营养小课堂**

　　这道菜含钙、磷较多，脂肪含量较少，且芹菜含降压、调脂和控制血糖作用的生物活性物质，非常适合妊娠期糖尿病患者食用。

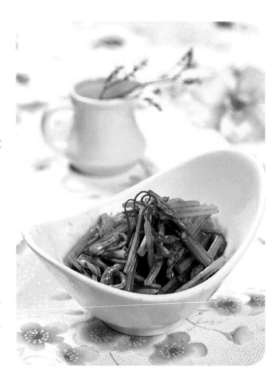

脆爽苦瓜肉丝

■ **材料**：苦瓜 1 条，瘦猪肉 100 克，青椒 2 个，盐少许，料酒、酱油、干淀粉各适量。

■ **做法**：

1. 苦瓜去籽，斜切片；青椒去蒂，切丝备用。

2. 瘦猪肉切丝，拿干淀粉稍稍抓拌一下。

3. 炒锅烧热，倒油，烧至五成热，将猪肉丝下入锅中滑油，捞出沥干备用。

4. 锅底留油，大火烧热，放入苦瓜片煸炒片刻，撒少许水，然后放入青椒丝、肉丝以及盐、酱油、料酒，炒匀后盛出装盘即可。

■ **营养小课堂**

　　苦瓜中含类似胰岛素作用的物质，有明显的降血糖作用，能促进摄入的碳水化合物分解，改善体内的脂肪平衡，是孕晚期糖尿病孕妈妈的理想食物。

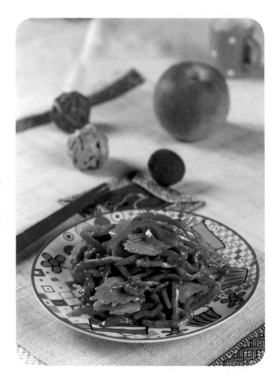

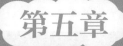

第五章

★ ★

产褥期正确进补，让宝宝的"粮仓"不断粮

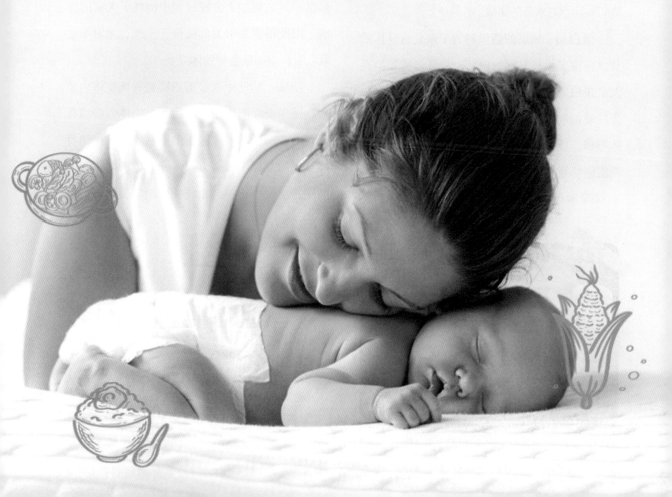

产后饮食营养指南

新妈妈产后面临着身体恢复与哺乳宝宝的任务，身体需要消耗大量的能量。因此，新妈妈做好饮食调养尤其重要。

月子里必备的八大营养素

水：新妈妈在产后往往容易出汗，致使身体损失大量的水分，再加上产后出血、产后恶露以及分泌乳汁的需要，新妈妈体内的水分严重不足，甚至会严重缺乏。因此新妈妈在月子期间要注意对水分的摄取。

蛋白质：哺乳的新妈妈为了恢复自身体质及供应宝宝生长发育的需要，每日都需要消耗大量蛋白质及必需氨基酸，所以要保证饮食中蛋白质的质与量都足够。此外，有些新妈妈身体瘦弱，产后气血亏虚，加上器官复原和脏腑功能康复等需求，也需要补养优质蛋白质。

碳水化合物：碳水化合物是新妈妈必备

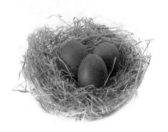

的营养素，因为如果新妈妈摄入的碳水化合物过少，就会导致体内的热量不足，再加上分娩过程中消耗了大量的体能，因此很容易引发低血糖、头晕、无力等症状，更严重的还会导致休克。

脂肪：脂肪中的必需脂肪酸有调整体内激素、减少炎症的作用。产后新妈妈体内必须有充足的必需脂肪酸才能帮助子宫收缩，加快身体器官的复原。另一方面，脂肪中的必需脂肪酸还是宝宝中枢神经系统发育的重要物质，可

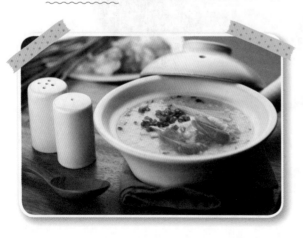

月子常识知多少

鸡蛋虽好，但不宜吃太多

鸡蛋虽好，但也并非多多益善。鸡蛋吃得过多会增加人体的肠胃负担，不利于消化吸收；而且还会使体内的胆固醇含量大大增加，对心脑血管都会造成潜在的威胁；另外，鸡蛋吃得过多还会增加蛋白质的排泄负担。一般产后每天吃2~3个鸡蛋就足够了。

以通过乳汁作用于宝宝。

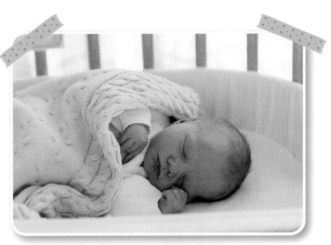

钙：哺乳的新妈妈如果膳食中钙供应不足，易患骨质疏松症，会出现肌肉无力、牙齿松动、骨质软化变形等症状。此外，钙是促进宝宝生长发育的重要元素，因此哺乳期的新妈妈更应补充钙质，以满足宝宝的需要。

铁：在分娩过程中，新妈妈流失了大量血液，身体会出现缺铁现象，再加上产后哺乳分泌出的乳汁也会损耗部分铁，所以新妈妈在月子期要注意及时摄入铁元素。

锌：锌有提高免疫力、促进伤口愈合的作用，新妈妈摄入足够的锌有助于产后伤口的愈合。另外，锌对宝宝的生长发育具有重要的作用，乳汁中缺锌会影响宝宝的智力发育。

维生素：除维生素A外，新妈妈对其余各种维生素的摄入量均应大幅增加，既可以维持自身健康，也能促进乳汁分泌，保证宝宝能够获得足量、质高的乳汁。

月子里常用的滋补品

鸡蛋：富含优质蛋白质，还含有脂肪、铁、卵磷脂等多种营养素。对于哺乳的新妈妈来说，鸡蛋是一种经济实惠的营养品，不但有强健身体的作用，还有利于乳汁的分泌，同时能维护神经系统的正常功能。

小米：含有较多的维生素B_1和维生素B_2，其营养价值优于面粉和大米，同时还含有丰富的膳食纤维。研究发现，同等重量时，小米含有的铁比大米高1倍，维生素B_1、维生素B_2、膳食纤维含量也都比大米高出数倍或数十倍。所以，小米的丰富营养可帮助产后的新妈妈恢复体力，刺激胃肠蠕动，从而增进食欲、防治便秘等。

鸡肉：鸡肉中蛋白质的比例合理，消化率高。鸡肉有温补的作用，新妈妈经常食用能够强壮身体，增强免疫力，尤其是老母鸡，肉多、钙质多，是新妈妈的进补佳品。此外，鸡肉还可促进乳汁的分泌，适合产后乳汁不足的新妈妈食用。

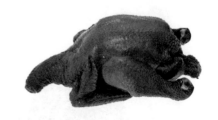

海带：不仅是一种味美价廉的滋补品，还富含丰富的褐藻胶、碘、粗蛋白、多种维生素和钾、

钙、铁等多种无机盐，这些都是新妈妈在分娩后非常需要的营养素。而且，海带利水消肿、能促进收缩子宫，可以帮助子宫剥离面减少出血。

红糖：铁含量高，且含多种无机盐，可以帮助新妈妈补血活血，对新妈妈产后失血尤为有益。此外，红糖还可以帮助新妈妈完成子宫收缩，并有促进恶露排出的作用。

红枣：对新妈妈来说，红枣可以补益脾胃，有改善肠胃的功能。它还能补气血，增强体力，改善新妈妈产后浑身无力和贫血等症状。另外，红枣还可以促进皮肤细胞代谢，防止色素沉着，使皮肤白皙细腻。

黄豆：黄豆有润燥利水、健脾宽中的功效。其所含的不饱和脂肪酸、皂苷、黄豆苷、生物碱能防治多种心脑血管疾病。对于新妈妈来说，吃黄豆可以健脾补虚，提高身体抵抗力，还可以起到补血养血的作用。

黑芝麻：蛋白质、脂肪、铁含量丰富，有利于提高和改进新妈妈的膳食营养质量，还有利于新妈妈补养气血、促进乳汁分泌，可用于新妈妈产后血虚、乳汁不足等状况。

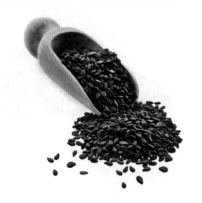

牛奶：牛奶含有丰富的营养物质，对新妈妈有很好的调养补益作用，还能使新妈妈皮肤变得更光滑且富有弹性。新妈妈在分娩过程中体内的钙质会大量流失，喝牛奶可以极好地补充钙质。

鸡汤、鱼汤等汤类：味道鲜美，能刺激胃液的分泌，增进食欲，且富含人体易吸收的蛋白质、维生素、无机盐，可以帮助哺乳的新妈妈分泌乳汁。由于孕妈妈产后体虚出汗和分泌乳汁

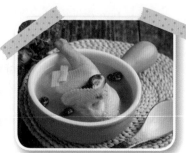

的需要，需水量要高于一般人，适当多喝些汤十分有益。但要注意的是，新妈妈喝汤时应撇净浮油，以免摄入过多脂肪。

月子里新妈妈饮食注意事项

▶ 少吃油腻、味重的食物

新妈妈要做到不偏食、饮食均衡，同时最好根据医生的要求进食，产后最初几天最好食用流质或半流质食物。同时不要多吃油腻味重的食品，以免加重胃肠负担，引起腹胀、腹泻等症状，烹调时宜采用蒸、炖、焖、煮等方法，少采用煎、炸的方法。

▶ 慎食辣椒

辣椒助内热，很容易让新妈妈上火，出现口舌生疮、大便秘结、恶露不净、心烦气躁、

心跳加快等问题。而且还会通过哺乳使宝宝内热加重，出现上火的症状。所以，在产后尤其是产后5～7天内，新妈妈的饮食宜清淡，尽量远离辣椒等辛辣食物。

▶▶ 少吃盐

产后由于皮质激素分泌的增加，新妈妈体内会有水分和钠盐滞留，造成身体水肿，此时如果摄入的盐量过多，会加重肾脏的排泄负担，使那些来不及排泄的水分和钠盐潴留在体内，从而加重新妈妈水肿现象，还会增加患心血管疾病的风险，所以新妈妈在月子里一定要尽量少吃盐，以保证身体健康。

▶▶ 宜荤素搭配

新妈妈在月子期的饮食品种要丰富，不可只吃素菜或荤菜，而应荤素搭配，同时应经常吃些粗粮和杂粮，这可以有效改善产后便秘等症状。

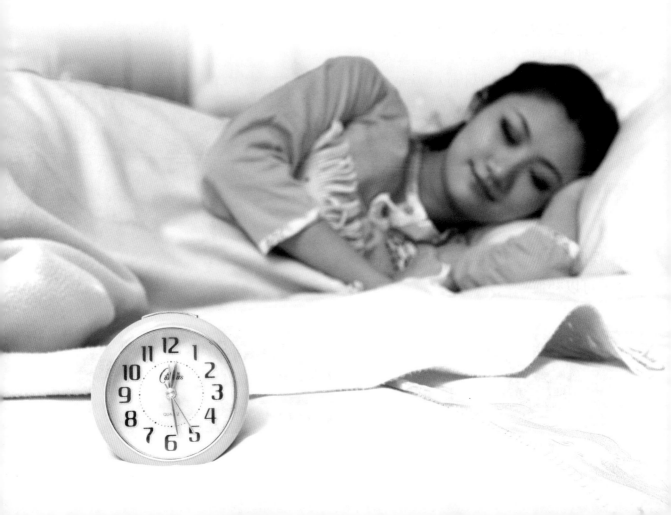

坐月子常见的饮食误区

▶▶ 误区一：新妈妈产后不能吃水果

新妈妈产后3～4天不要吃寒性特别大的水果，如梨、西瓜等，否则可能会引起产后腹痛。但在接下来的日子，新妈妈则应每天吃2～3种水果，因为水果中含各种维生素和无机盐，可以为新妈妈补充各种营养，促进乳汁分泌。有的新妈妈在吃水果时用微波炉先加热再食用，这种吃法是不科学的，因为水果里的维生素经加热或久置后很容易氧化，会使营养成分损失。

▶▶ 误区二：火腿多吃一些没有问题

新妈妈不宜吃火腿，因为火腿是经人工制成的腌渍品，在制作过程中加入了大量亚硝酸盐类物质，而这种物质是致癌物，人体摄入过多，不但不能代谢，还会蓄积在体内产生危害。尤其对于新妈妈来说，如果吃火腿过多，亚硝酸盐物质会进入乳汁，随后进入宝宝体内，给宝宝的健康带来潜在危害。

▶▶ 误区三：产后出血多，大量吃桂圆就可以补血

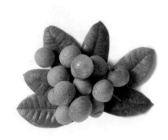

桂圆性热，是活血食物，新妈妈产后过多食用，不但不能起到补血的作用，反而容易增加出血量。此外，桂圆也是一种高糖食物，如果新妈妈食用后不及时刷牙，很容易引起蛀牙。一般来说，新妈妈可以在产后2周以后，或者恶露干净后吃桂圆较合适。

▶▶ 误区四：新妈妈产后要大补

新妈妈产后确实需要及时滋补，却不可滋补过度，否则不仅是一种浪费，还会损害身体健康。此外，如果新妈妈滋补过量，还易导致肥胖，且因此而增加了患高血压病、冠心病、糖尿病的风险。还有一点很重要，那就是滋补过量还会使新妈妈的奶水脂肪含量增高，从而造成宝宝肥胖或导致宝宝出现长期慢性腹泻，影响宝宝的健康成长发育。

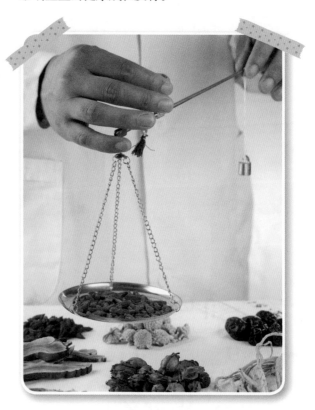

剖宫产新妈妈如何安排饮食

如果新妈妈是经剖宫产手术生下宝宝，那么身体上的伤口将比正常分娩的新妈妈更难自愈。所以，为了帮助这些新妈妈恢复健康，更需重视健康、合理地安排饮食。

一般来说，剖宫产新妈妈在产后6个小时内应平卧禁食，这样做可以减少腹胀，此后才可以翻身、侧卧并进食，但饮食要尽量食用一些清淡、易消化的流质饮食，如鸡蛋羹、蛋花汤、小米汤、萝卜汤等。

值得一提的是，萝卜可行气导滞，剖宫产新妈妈术后喝点儿萝卜汤，有助于胃肠道恢复正常的蠕动功能。

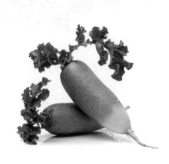

另外，由于剖宫产新妈妈产后气血亏虚、体质虚弱、胃肠消化功能较差，所以日常饮食要多吃富含营养的食品，但不宜太油腻。此外，这类新妈妈也要多吃新鲜的蔬菜和水果，做到搭配合理、营养均衡。特别要注意的是，剖宫产新妈妈饮食中需补充优质的蛋白质，有利于伤口愈合。

剖宫产新妈妈术后进食禁忌

进食量不宜过大：由于新妈妈在做剖宫产手术时，肠管受到刺激，从而导致胃肠道正常功能被抑制，肠蠕动就会相对减慢。所以，这些新妈妈产后如果进食过多，就会进一步加重肠道负担，时间一长，就会造成便秘、产气增多、腹压增高，非常不利于产后康复。所以，剖宫产新妈妈在术后6个小时内不要进食任何食物，此后也要少进食，且最好以流质食物为主，逐渐过渡到半流质食物，最后再食用适合新妈妈的普通食物。

产气多的食物不宜吃：大豆、豆制品、甘薯等食物，都属于产气多的食物，剖宫产新妈妈食用这些食物后，易在腹内发酵，并在肠道内产生大量气体，从而引发产后腹胀。

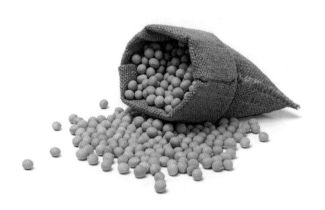

月子常识知多少

新妈妈产后不要马上喝催乳汤

新妈妈从分娩后到泌乳这段时间，有一个中间期，此时的重要任务就是要让乳腺管全部畅通。如果乳腺管没有全部畅通，而新妈妈为了早泌乳而喝了许多催乳汤，那么乳汁就会堵在乳腺管内，造成产后新妈妈发烧。所以，新妈妈产后一定要让宝宝先吮吸妈妈的乳房，刺激乳腺管使其畅通，再喝些鲫鱼汤、黄鳝汤等清淡少油的催乳汤。

分娩当天，恢复体力

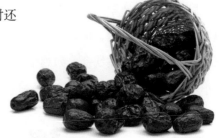

　　刚刚生产完的新妈妈，如果有胃口的话可以马上进食。但因为此时新妈妈体内的气血大量损耗，而且因为生产过程中出汗较多，所以最好进食一些营养丰富、容易消化的流质食物，以免对胃肠造成比较大的负担，同时还能为身体补充水分。稀粥、蛋花汤、鸡蛋羹、挂面、馄饨等都是比较好的选择。

　　如果新妈妈在分娩过程中失血比较严重，还可以在产后第1餐中适时补充铁，比如加入红枣等，以起到补血作用。

营养食谱推荐

红枣小米羹

■材料：小米 100 克，红枣 3 颗，红糖适量。
■做法：

　1. 将小米淘洗干净；红枣用清水泡胀，洗净后捞出，备用。

　2. 锅中倒入适量清水，下入小米、红枣用大火煮熟。

　3. 放入红糖煮沸，待小米烂熟时即可熄火盛出。

营养小课堂

　　小米中含有丰富的氨基酸，有滋阴养血的功效。小米粥上面浮的一层细腻的黏稠物，形如油脂，俗称"米油"，有"代参汤"之美称，对女性产后极为有益，可补充营养，缓解体力消耗。

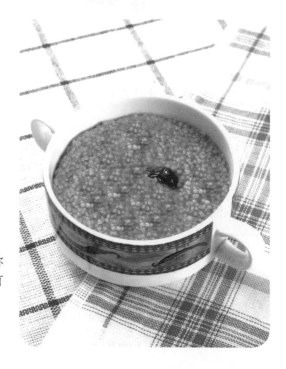

高汤香羹

- ■材料：大米50克，香肠2根，葱末1小匙，盐、高汤各适量。
- ■做法：

    1. 将香肠切丁，备用。

    2. 锅置火上，倒入少量植物油烧热，爆香香肠丁，盛出备用。

    3. 将米淘洗干净、沥干水分后，加炒好的香肠丁及盐拌匀，与高汤同放入锅中煮熟。起锅后，再撒上葱末即可。

营养小课堂

　　香肠要尽量选择纯瘦肉的，如果其中肥肉过多，会导致这款粥过于油腻，对新妈妈的胃肠不利。

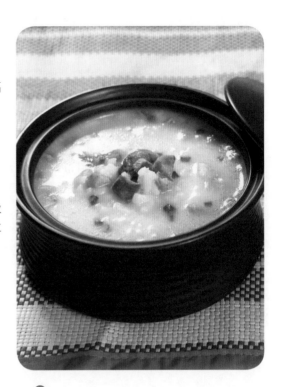

西红柿羹

- ■材料：西红柿500克，盐、水淀粉各适量。
- ■做法：

    1. 将西红柿洗净，入沸水中汆烫后去皮，切成块状。

    2. 炒锅中倒植物油烧至五成热，加入西红柿块，用中火炒至融化成西红柿酱，再加入适量水，煮至汤稠汁浓。

    3. 加入盐调味，用水淀粉勾薄芡，搅匀即可。

营养小课堂

　　西红柿在加入沸水中汆烫之前，可以用刀在其顶部划一个十字，这样更容易去皮。

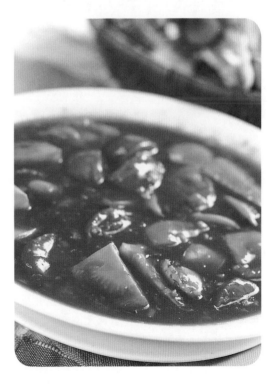

牛奶鸡丝汤面

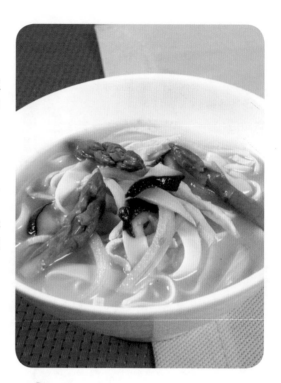

■ 材料：面条100克，鸡胸肉80克，洋葱20克，水发香菇3朵，芦笋3根，鸡汤1碗，牛奶半杯，盐1小匙。

■ 做法：

1. 将洋葱切丝；香菇切片，备用；芦笋洗净，切段。

2. 鸡胸肉洗净，放入沸水中汆烫至熟，撕成细丝；芦笋段用开水汆烫一下，备用。

3. 锅中入油，炒香洋葱丝、香菇片，倒入鸡汤、牛奶煮滚，加入芦笋段、面条和鸡丝煮至面条熟，放盐调味即可。

营养小课堂

如果家里没有备用的鸡汤，可以直接用清水代替，但要相应地多加一点盐等带咸味调料。

鸡蓉小米粥

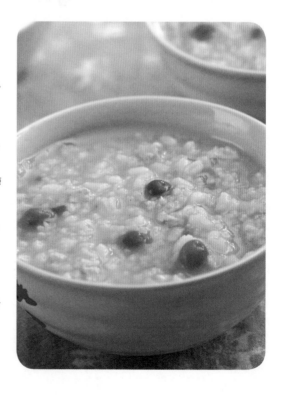

■ 材料：小米30克，大米50克，鸡脯肉80克，荷兰豆仁、胡萝卜末、盐、鸡汤各适量。

■ 做法：

1. 将大米用清水浸泡约30分钟，备用；鸡脯肉洗净，剁成泥状，备用。

2. 将小米与大米放入锅内，续入鸡汤或清水、胡萝卜末，沸腾后转小火煮约20分钟。

3. 待米煮熟后，加入鸡肉泥、荷兰豆仁稍煮，起锅前，调入少许盐即可。

营养小课堂

小米具有促进肠道蠕动的功能，能够帮助新妈妈的肠胃快速吸收营养，尽快恢复体力。

营养食谱推荐

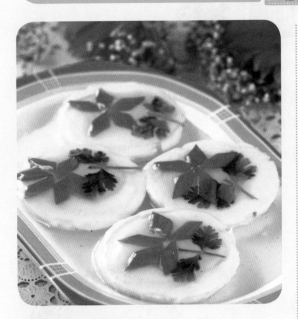

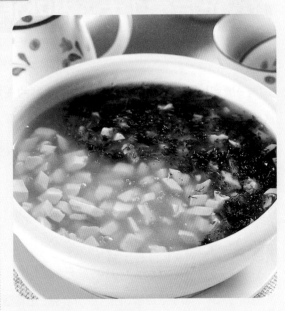

美味蛋羹

■ **材料**：鸡蛋 4 个，香菜叶少许，胡萝卜适量，盐少许，水淀粉 1 大匙。

■ **做法**：

1. 将胡萝卜去皮，切成小菱形片。

2. 将鸡蛋打入 4 个小圆碟内，把香菜叶、胡萝卜片摆在鸡蛋黄上，入锅蒸熟，取出摆入碟内。

3. 锅置火上，放少许油，加入适量清水、盐烧开，用水淀粉勾芡，最后将芡汁淋在鸡蛋上即可。

营养小课堂

蒸蛋羹时最好用中火或小火。鸡蛋不要冷水上锅蒸，最好等蒸锅中的水煮沸后再放入蒸碗，这样可以让做出来的鸡蛋口感更滑嫩。

双色太极羹

■ **材料**：南豆腐 100 克，油菜 100 克，盐少许，水淀粉适量。

■ **做法**：

1. 将南豆腐洗净切丁，放入沸水中汆烫，捞出沥干水分；将油菜洗净，入沸水中汆烫至熟，捞出挤干水分，切末。

2. 锅内加入清水，下入南豆腐丁煮熟，加盐调味，用水淀粉勾芡，装入大碗中，将油菜末淋入形成太极形状即可。

营养小课堂

豆腐有南豆腐和北豆腐之分，南豆腐软嫩滑腻，北豆腐韧性较强。产后新妈妈因为消化系统弱，最好选用南豆腐。

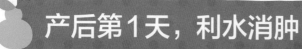

产后第1天，利水消肿

　　一般产后新妈妈在妊娠晚期都会有水肿的现象，而月子初期正是身体代谢、排毒的黄金时期，这段时期要让孕期体内潴留的水分尽量排出。事实上，此时是新陈代谢的关键期，如果调理不好，将会导致大量的代谢产物堆积在体内，代谢产物排出不畅，会成为损害健康的原因之一。

营养食谱推荐

薏米大米百合粥

■材料：大米 200 克，薏米、百合各 100 克，白糖适量。

■做法：

1. 将薏米、大米分别淘洗干净；百合洗净，剥成小瓣。

2. 锅置火上，加入适量清水，放入大米、薏米、百合，大火煮沸后改用小火煮至粥稠，最后加白糖调味即可。

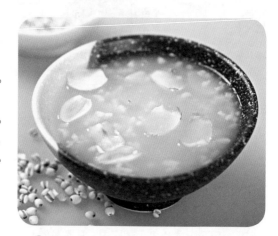

山药枸杞粥

■材料：糯米 100 克，山药 1 小段，枸杞子适量。

■做法：

1. 所有材料洗净，山药去皮切丁，和糯米分别用水浸泡。

2. 将浸泡好的糯米和山药丁连清水一同倒入锅中，用大火煮沸，再转小火熬煮40 ~ 50分钟至米粒开花、粥稠。

3. 加入枸杞子，再煮 5 分钟即可。

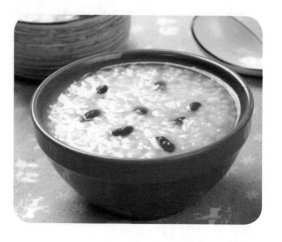

鸡蛋西红柿蔬菜汤

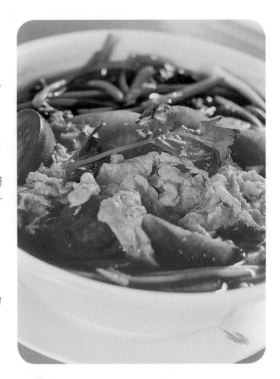

- **材料**：鸡蛋、西红柿各4个，菠菜30克，香菜、金针菇、葱花各少许，盐、水淀粉各适量。
- **做法**：

  1. 将鸡蛋磕入碗中，搅打均匀；菠菜洗净，折成两段；西红柿洗净切瓣；香菜、金针菇分别洗净。

  2. 锅置火上，倒油烧热，将葱花爆香，下西红柿瓣炒软，加水烧开，淋入鸡蛋液，放入菠菜段、金针菇稍煮片刻，加盐调味，用水淀粉勾芡即可。

营养小课堂

汤中还可以根据产妇的喜好再多加入一些蔬菜，比如香菇、白菜心等，但不要加入黄瓜等性寒凉的蔬菜。

丝瓜炒鸡蛋

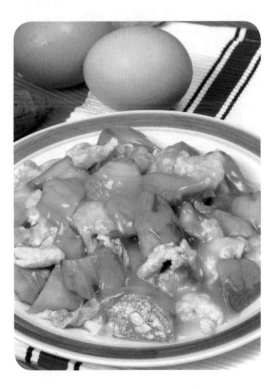

- **材料**：丝瓜2根，鸡蛋3个，姜3片，盐、香醋、水淀粉各适量。
- **做法**：

  1. 丝瓜去皮，切滚刀块；姜切丝。

  2. 鸡蛋打散，加入盐、香醋拌匀，先用3大匙油炒成蛋花，盛出。

  3. 另用2大匙油炒姜丝，再放入丝瓜块炒熟，随后加盐和水调味，再拌入炒好的蛋花同炒。

  4. 加入水淀粉勾芡，炒匀盛出即可食用。

营养小课堂

鸡蛋中含钙非常丰富，是孕妈妈从饮食上补充钙质的良好途径之一，缺钙的孕妈妈宜经常食用。

四色豆腐汤

■ **材料**：嫩豆腐 250 克，香菇丁 50 克，胡萝卜丁、黑木耳（泡发）、葱段、姜末各适量，高汤 750 毫升，香油、盐、水淀粉各适量。

■ **做法**：

1. 嫩豆腐切块；其余材料均备齐。

2. 锅烧热，爆香葱段、姜末后，倒入高汤，然后放入嫩豆腐块略煮，再放入香菇丁、胡萝卜丁、黑木耳，煮沸后撇去浮沫，接着放入盐，加水淀粉勾芡，最后淋入香油即可。

| 营养小课堂

豆腐富含蛋白质、钙、铁等营养素，且利于消化，非常适合产后新妈妈食用。

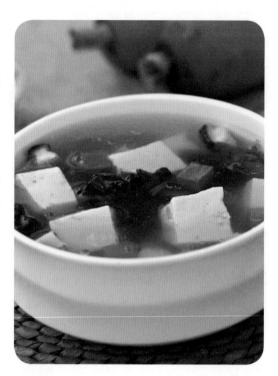

土豆西红柿鱼煲

■ **材料**：鲫鱼 1 条，西红柿、土豆各 1 个，猪软骨 5 块，姜 4 片，香菜少许，盐、白糖各 1 小匙，米酒 20 毫升。

■ **做法**：

1. 鲫鱼去除内脏，刮去鱼鳞，洗净，放入平底锅中略煎至表皮呈金黄色，捞出沥尽油；猪软骨块放入沸水中汆烫，而后捞出冲净；土豆去皮，西红柿去蒂，二者均洗净，切块。

2. 煲锅中倒入 2000 毫升水，放入猪软骨块、土豆块、姜片、西红柿块，大火煮沸后转小火煮约 20 分钟，再加入煎好的鲫鱼煮约 10 分钟，关火前加入剩余调料煮匀，撒上香菜出锅即可。

| 营养小课堂

此煲具有健脾养胃、利水消肿的作用。但此煲中的猪软骨较油腻，坐月子第一周不宜多吃。

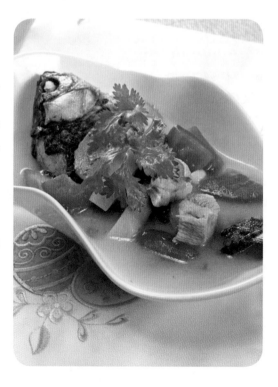

产后第2天，排出恶露

产后第2天，新妈妈体内的恶露（血液、黏液、胎盘蜕膜组织）排出量会增多，这是一种正常的生理现象。传统的"生化汤"有加速恶露排出、调节子宫收缩的功效，对于产后的新妈妈来说，从第二天开始，就可以服用"生化汤了"。

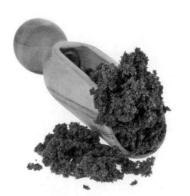

另外，新妈妈还要多吃一些能促进恶露排出的食物，将体内的恶露排干净，以免留下健康隐患。

营养食谱推荐

黑豆鸡汤

- **材料**：鸡腿1个，黑豆30克，姜2片，枸杞子少许，盐适量。
- **做法**：

   1. 将鸡腿剁成块，放入沸水中氽烫去除血水，捞出洗净，备用。

   2. 将黑豆洗净，沥干，放入干锅中，以小火炒至黑豆外表微裂，盛起备用。

   3. 将鸡腿块与黑豆、枸杞子、姜片一同放入炖盅内，加入适量水和盐，以大火煮约1个小时即可。

营养小课堂

这道汤不仅可帮助新妈妈排出恶露，还可通利乳汁，新妈妈在月子期食用，可提高身体的抗病能力。

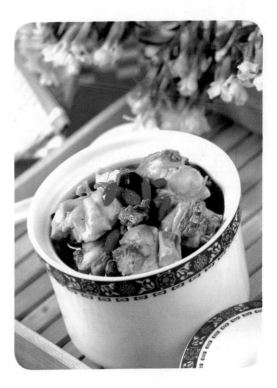

姜糖茶

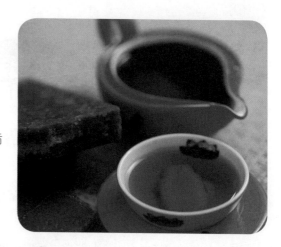

■材料 : 老姜 5 片，红糖适量。

■做法 :

1. 取一瓦煲，加入老姜片和红糖。

2. 向瓦煲中注入适量沸水，以小火煎煮约 5 分钟后即可饮用。

无花果核桃炖鸡汤

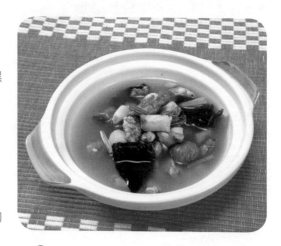

■材料 : 鸡肉 200 克，核桃仁 100 克，芹菜段适量，黑木耳 20 克，无花果干 20 颗，蒜瓣少许，白糖、盐、高汤各适量。

■做法 :

1. 将鸡肉洗净，切块，放入沸水中氽烫约 3 分钟，捞出，用冷水冲凉备用。

2. 黑木耳泡发，洗净；核桃仁泡水 30 分钟，捞出。

3. 锅中倒入高汤，放入全部材料和剩余调料，煮约 1 个小时即可。

银耳莲子糯米羹

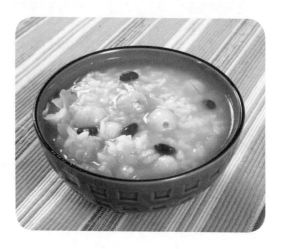

■材料 : 糯米 150 克，银耳、莲子各 30 克，枸杞子 10 克，冰糖适量。

■做法 :

1. 将银耳泡发，捞出洗净，然后去蒂；糯米、莲子均淘洗干净，分别倒入水中浸泡约半个小时，捞出。

2. 将糯米、莲子倒入锅中，加入适量水，以大火煮开，再改为小火熬成粥，然后将银耳放入莲子粥中，煮至银耳熟软，再加入枸杞子、冰糖略煮即可。

香葱焖海参

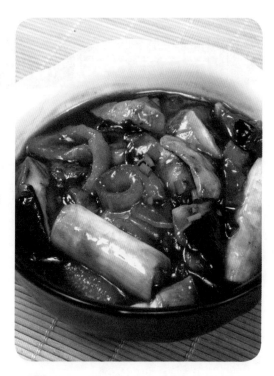

- **材料**：葱 50 克，水发海参 250 克，姜 15 克，水发香菇 20 克，葱花少许，料酒、盐各 2 小匙，蚝油、酱油、水淀粉、香油、鸡汤各适量。
- **做法**：
  1. 将葱切段；海参洗净，切片；香菇洗净后切片；姜去皮，切片。
  2. 锅内烧水，待水开后放入海参片、料酒，煮约 3 分钟后捞起，备用。
  3. 爆香姜片、葱段，加入海参片、香菇片，调入盐、蚝油、酱油，注入鸡汤，焖熟后以水淀粉勾芡，淋香油、撒葱花即可。

茼蒿腰花汤

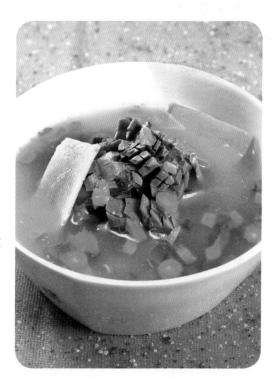

- **材料**：猪腰 400 克，茼蒿 100 克，姜 2 片，香油 1 大匙，盐 1 小匙，高汤 300 毫升。
- **做法**：
  1. 将茼蒿洗净，切碎；猪腰对半剖开，切成花状，然后切成片状。
  2. 煲锅内倒入高汤煮沸，加入香油、盐调味。
  3. 待汤煮沸后放入茼蒿末，再加入腰花片及姜片，至汤再次煮沸时关火。
  4. 盖上锅盖焖煮约 5 分钟，待腰花熟透后盛出装碗即可食用。

营养小课堂

　　猪腰有温肾益气、行气利水的功效，与茼蒿一起炖汤，有助于产后新妈妈的新陈代谢及促进收缩子宫，有利于恶露的排出。

产后第3天，活血化瘀

　　产后，新妈妈不仅会因为生产过程中大量失血而出现贫血现象，还会出现瘀血滞留在体内的现象。瘀血若不及时排出，会引发产后腹痛、宫腔粘连、月经不调等，严重影响日常生活。红糖水或红糖煮荷包蛋是家庭常用的产后活血化瘀汤食。

营养食谱推荐

蛋黄莲子羹

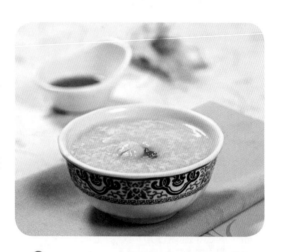

■材料：莲子50克，鸡蛋1个，枸杞子少许，冰糖适量。

■做法：

　　1.将莲子浸泡后洗净入锅，加适量水煮约30分钟，加入冰糖至融化；枸杞子洗净，备用。

　　2.将鸡蛋打入碗中，取蛋黄放入莲子中搅散，煮至熟透，撒入枸杞子即可食用。

莲藕牛肉汤

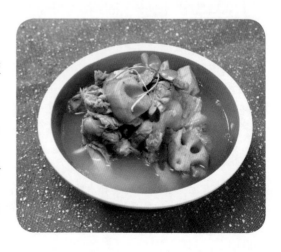

■材料：莲藕200克，牛肉、牛脊骨各250克，猪瘦肉200克，姜10克，盐1小匙。

■做法：

　　1.将牛肉、猪瘦肉洗净，切块；牛脊骨剁块，洗净；莲藕切块；姜去皮，切片。

　　2.锅中烧水，待水沸时，用中火汆烫牛肉块、牛脊骨块、猪瘦肉块，去除血水，捞出，冲凉待用。

　　3.砂锅中放入牛肉块、牛脊骨块、猪瘦肉块、莲藕块、姜片，加入清水，煲2个小时后放入盐调味即可。

清炖牛尾汤

■ **材料**：牛尾250克，枸杞子各20克，姜片适量，盐少许。

■ **做法**：

1. 将牛尾切段，洗净后入沸水中汆烫一下，捞出沥干水分，备用；枸杞子放入清水中泡软。

2. 将牛尾段、枸杞子、姜片同入锅，加水，用大火煮沸后撇去浮沫，然后改用小火焖煮2～3个小时。直至牛尾熟烂，放入盐调味即可。

营养小课堂

牛尾由牛肉和牛骨髓组成，和牛肉相比有一些不同的，牛尾中含有维生素B_1、B_2、B_{12}、叶酸以及烟酸等，新妈妈适当喝点牛尾汤有助于恢复精力。

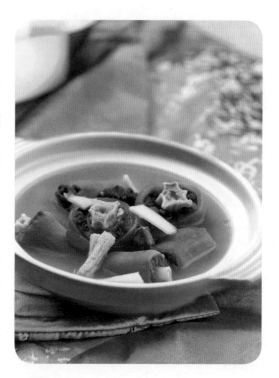

红糖老姜炖荷包蛋

■ **材料**：鸡蛋2个，老姜5克，红椒丝少许，红糖适量。

■ **做法**：

1. 将老姜洗净，切成姜丝放入锅中，加入适量清水用小火煮20分钟。

2. 将火关小，将鸡蛋磕入姜水中呈荷包蛋，煮至鸡蛋浮起。

3. 依个人口味，加入红糖搅拌，盛入碗中，撒红椒丝即可。

营养小课堂

红糖和姜都是女性月子期少不了的滋补食品，两者搭配食用，活血散寒、温经通络，补益功效更强大。再加上补虚强身的鸡蛋，具有很好的食疗作用，对瘀血腹痛、产后恶露不下都有调理作用。

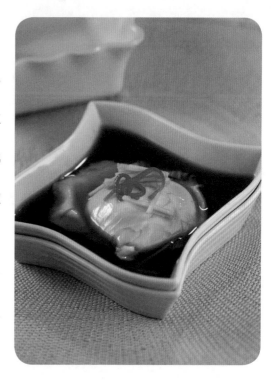

生姜羊肉汤

■ **材料**：羊肉 200 克，白萝卜 1 个，姜 1 块，盐适量，料酒 1 小匙。

■ **做法**：

　　1. 将羊肉切成小块；姜去皮，切片；白萝卜去皮，切块。

　　2. 羊肉汆烫去血水，捞出洗净。

　　3. 取炖盅一个，加入所有材料，加入清水适量，放料酒，加盖，中火隔水炖 2 ～ 3 个小时，调入盐即可。

> **营养小课堂**
>
> 　　如果担心羊肉的腥膻味太重，可以在汆烫之前切成小块放入水淀粉中腌渍片刻，然后用清水冲洗干净。

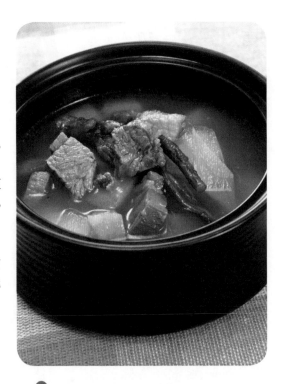

竹荪炖乌鸡

■ **材料**：乌鸡 500 克，竹荪 100 克，枸杞子、黑木耳、红枣、葱段、姜片、盐、料酒各适量。

■ **做法**：

　　1. 将枸杞子、红枣分别放入清水中泡透，洗净；竹荪、黑木耳分别用温水泡发，洗净；竹荪切段；黑木耳撕小块，备用。

　　2. 将乌鸡洗净，放入冷水锅内煮沸，撇净浮沫，捞出乌鸡，沥干血水。

　　3. 将黑木耳块、红枣、枸杞子、葱段、姜片塞入乌鸡腹中，放入瓦煲中，加入适量清水，大火煮沸后改小火炖 30 分钟，放入竹荪段，然后放入盐、料酒调味，再炖 15 分钟即可。

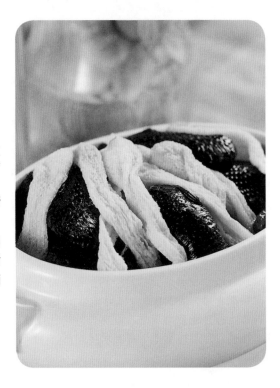

产后第4天，催乳通乳

产后第4天，新妈妈的乳腺管已经通畅了，身体也做好了分泌更多乳汁的准备。

因为乳汁中的营养直接决定着宝宝的营养供应，所以新妈妈要多吃营养丰富、催奶的食物，以增加乳汁的分泌，提高乳汁的质量，哺喂出健康苗壮的小宝宝。

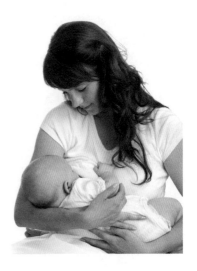

营养食谱推荐

黄花菜肉片汤

■材料：猪里脊肉250克，黄花菜200克，黑木耳丝100克，鸡蛋1个（取蛋清），高汤、鸡油、盐、料酒、干淀粉各适量。

■做法：

1. 将猪里脊肉洗净，切成丝，取鸡蛋清、料酒、盐、干淀粉拌匀，待用；将黄花菜去蒂，洗净，入沸水中汆烫，捞出。

2. 高汤入锅，用大火煮沸后，放入猪里脊肉丝，煮至肉丝发白。

3. 放入黄花菜、黑木耳丝，加盐调味，淋入鸡油即可出锅食用。

营养小课堂

民间常用黄花菜作为产后新妈妈的补益之品，与猪肉、猪蹄同炖，可改善产后缺乳、乳汁分泌不足等。

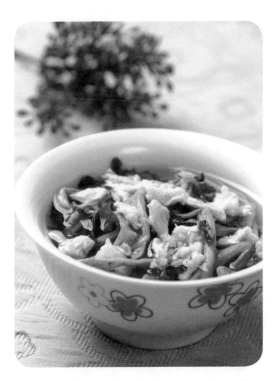

海带栗子排骨汤

■材料：海带结50克，栗子5颗，排骨100克，盐1小匙。

■做法：

1. 将栗子用沸水煮5分钟左右，捞起去皮后去除薄膜；海带结洗净；排骨切块，并放入沸水中氽烫去除血水。

2. 锅中加入适量水，烧开后放入海带结、栗子和排骨块，加入盐调匀。

3. 煮沸后转小火再熬煮30分钟即可食用。

营养小课堂

排骨汤有催乳通乳、滋补强壮的作用；栗子中含有丰富的不饱和脂肪酸和无机盐，是抗衰老、延年益寿的滋补佳品；海带可以增加乳汁中碘的含量，哺乳妈妈多吃海带对宝宝的生长发育很有利。

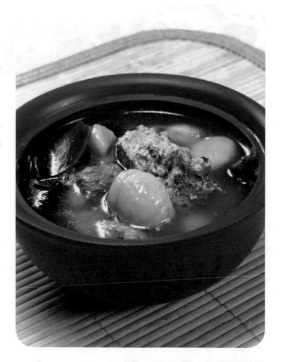

南瓜红枣煲鸡汤

■材料：土鸡半只，南瓜200克，姜4片，红枣4颗，柠檬片、枸杞子各适量，盐1小匙，白糖半小匙，高汤1500毫升。

■做法：

1. 将南瓜洗净，去皮后切块；土鸡洗净切块，氽烫后去除血水，捞出冲净；柠檬片、枸杞子分别洗净。

2. 煲锅中加入高汤、姜片煮沸，放入土鸡块、南瓜块、红枣，大火煮沸后加入柠檬片、枸杞子，改用中火煲30分钟，加入剩余调料即可。

营养小课堂

煮南瓜时，因外皮含有大量的营养，也可连皮一起煮，但需要煮得松软、软烂。

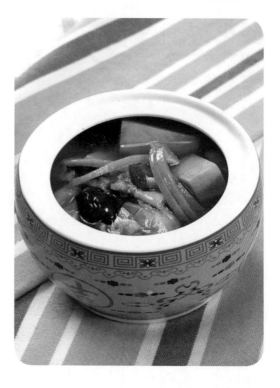

香菇鲫鱼豆腐汤

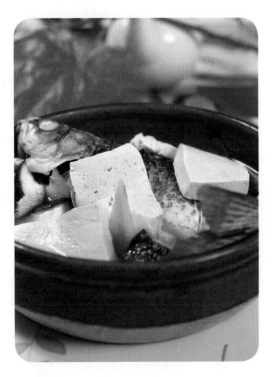

■ **材料**：鲫鱼 1 条，豆腐 200 克，香菇 100 克，姜片、盐、料酒各适量。

■ **做法**：

1. 将香菇泡好，去蒂，切成块；将豆腐切成 1 厘米厚的薄片，用盐水腌渍 5 分钟，捞出沥干，备用。

2. 鲫鱼去鳞及内脏，抹上料酒，用盐腌渍 10 分钟。

3. 锅中倒油加热，将鱼两面煎黄，加入姜片、香菇块和适量水，大火煮 10 分钟后转小火煲 30 分钟，加入豆腐片再煮 5 分钟，加盐调味即可。

▌营养小课堂

香菇鲫鱼豆腐汤含有丰富的蛋白质和钙，不仅有催乳、下乳的作用，而且对新妈妈身体恢复有很好的补益作用。

花生猪蹄汤

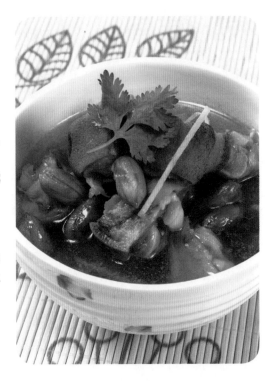

■ **材料**：猪蹄 450 克，花生米、姜各适量，香菜少许，盐 1 大匙，酱油 1 小匙，高汤 100 毫升。

■ **做法**：

1. 将猪蹄去毛，洗净，切块，用热水汆烫；花生米洗净，沥干；姜去皮，切细丝。

2. 锅内加高汤、猪蹄块、花生米和姜片，大火煮沸后改小火熬炖至熟，加入剩余调料，撒香菜即可。

▌营养小课堂

猪蹄分前蹄和后蹄，前蹄肉多，后蹄筋多，口感略微不同，前蹄比较适合煲汤，后蹄多用来卤制或红烧。因此，本菜品宜选用前蹄。

虾仁胡萝卜汤

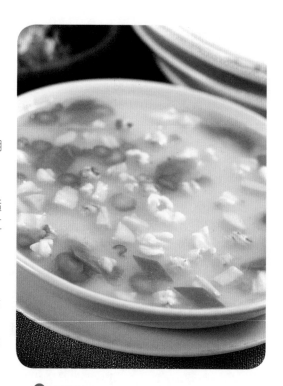

- **材料**：大虾 250 克，胡萝卜、芥蓝各 15 克，葱段、姜片各适量，料酒 1 小匙，盐少许。
- **做法**：

　1.将大虾去掉泥肠，剥出虾仁，洗净，备用；将胡萝卜、芥蓝洗净；胡萝卜切成菱形片；芥蓝切片，备用。

　2.锅内放入葱段、姜片、胡萝卜片、芥蓝片，加适量的水，倒入少许料酒、盐，大火烧开，加入虾仁后再煮 10 分钟即可。

营养小课堂

　　《本草纲目》指出，虾能"治鳖痕，托痘疮，下乳汁"，说明古人早就认识到虾有通乳催乳的作用。此外，虾中蛋白质和钙的含量很高，对产后新妈妈非常有利。

木瓜烧带鱼

- **材料**：新鲜带鱼 350 克，木瓜 400 克，葱段、姜片各少许，醋、盐、酱油、料酒各适量。
- **做法**：

　1.将带鱼去鳞、内脏，洗净，切成长段；木瓜洗净，去皮去核，切厚块。

　2.锅置火上，加入适量清水，放入带鱼段、木瓜块、葱段、姜片、醋、盐、酱油、料酒烧至熟即可。

营养小课堂

　　这道菜清香、味美，不仅能帮助产后新妈妈增加乳汁分泌，还有助消化和充分吸收营养的作用。

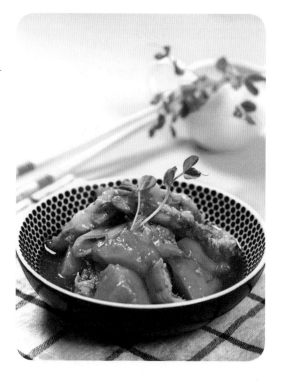

红豆牛肉汤

- **材料**：鲜牛肉250克，红豆150克，花生少许，蒜适量，盐1小匙，白糖适量。
- **做法**：

   1. 牛肉洗净，切块，入沸水中汆烫后捞出；红豆洗净，浸泡2个小时；花生洗净；蒜洗净，去皮，备用。

   2. 锅置火上，加入适量清水，放入牛肉块、红豆，大火煮沸后转小火煮35分钟左右，放入花生、蒜，煮至牛肉块熟烂，最后加白糖、盐调味即可。

营养小课堂

　　新妈妈生产后大多都身体虚弱，免疫力下降，吃红豆有助于新妈妈补充营养元素，提高免疫力。新妈妈吃红豆要注意控制分量，红豆吃多了容易引起消化问题。

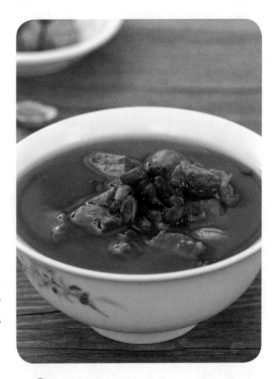

牛奶木瓜汤

- **材料**：牛奶250克，木瓜80克，白糖少许。
- **做法**：

   1. 将木瓜洗净，切成块。锅中烧热水，将切好的木瓜块入沸水中汆烫一下，捞出，沥干水分。

   2. 另起锅，向锅中加入适量的水，水烧沸后加入牛奶，再次烧沸后，加入木瓜块，略煮后再加入少许白糖，稍煮片刻即可。

营养小课堂

　　木瓜含有大量水分、碳水化合物、蛋白质、脂肪、多种维生素及多种人体必需氨基酸，可有效补充人体的养分，增强机体的抗病能力，促进新妈妈乳汁分泌。

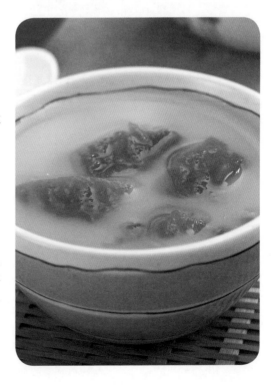

姜枣鲫鱼粥

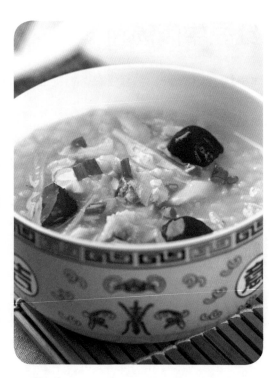

■ 材料：鲫鱼 1 条（约 300 克），大米 100 克，红枣 20 克，姜丝、葱花、盐、料酒各适量。

■ 做法：

1. 将大米淘洗干净，放入清水中浸泡半个小时。

2. 鲫鱼清理干净，切成块，放入锅中，同时加入姜丝、葱花、料酒和适量清水，煮熟，去骨，留下鱼肉。

3. 另取锅，加适量清水，放入大米用大火煮沸，然后改用小火慢慢熬煮，同时加入红枣。

4. 待米熟时放入鱼肉稍煮，最后用盐调味即可。

营养小课堂

鲫鱼汤通乳，但是不宜产后就立刻食用，否则很容易会造成乳腺管堵塞，造成积乳，要在乳腺管通畅后食用，效果会比较好。

南瓜蔬菜浓汤

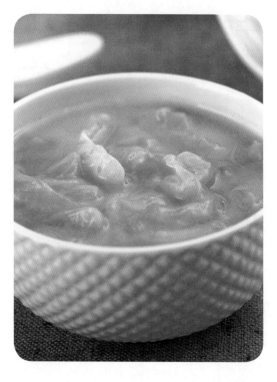

■ 材料：南瓜 300 克，牛奶 280 毫升，圆白菜叶适量，盐适量。

■ 做法：

1. 南瓜削皮，去籽，洗净切块，放入沸水中煮烂，捞出，再放入果汁机中，加牛奶打匀。

2. 圆白菜叶洗净，切小块。

3. 锅烧热，放入牛奶南瓜汁，再放入圆白菜叶调成中小火一边煮一边搅至熟，出锅前加盐调味即可。

营养小课堂

这道汤有助于预防和改善产后便秘，还可促进新妈妈乳汁分泌，预防脱发，长期食用，还可以通过哺乳让宝宝的头发、睫毛乌黑茂密且有光泽。

产后第 5 天，养心安神

产后5天，虽然新妈妈身体上的疼痛感较前几日有所减轻，但因为已经开始给宝宝喂奶，所以各种关于照顾宝宝的问题都摆在了面前，新妈妈易出现失眠、心烦等状况。这时候新妈妈可以食用一些具有养心安神功效的食物，如莲子、百合、银鱼、牛奶等，以调节神经功能。

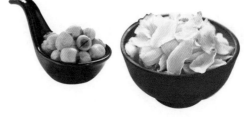

此外，新妈妈还要建立规律的作息，尽量把睡眠时间固定下来，同时，晚餐不能吃得过饱，否则，体内气血全部被调动到胃肠进行消化吸收，自然会出现睡眠不宁的情况。

营养食谱推荐

松仁小米羹

- **材料**：松仁 20 克，小米 60 克，红枣 3 颗，红糖适量。
- **做法**：

　1. 将松仁、红枣、小米分别洗净，小米放入水中浸泡 1 个小时备用。

　2. 将小米连同泡米的水倒入煲中，大火烧开，再放入松仁、红枣，转小火温煮。

　3. 待成粥后加红糖调味即可。

营养小课堂

松仁有养心安神的作用，煲制此羹时，预先一定要将松仁浸泡至透，否则松仁的作用就无法充分发挥。当然，也可以将松仁切碎或磨成末来煮，这样的话，也能使松仁的营养充分融入粥中。

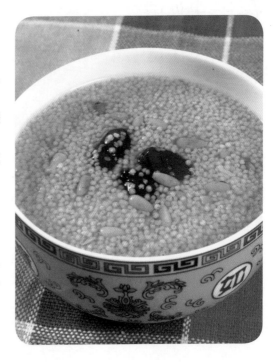

高汤炖西兰花

■材料：西兰花 100 克，高汤 800 毫升，盐适量。

■做法：

1.西兰花洗净后，掰成小朵。

2.汤锅置于火上，将高汤放入锅中煮沸，放入处理好的西兰花，煮至西兰花软烂后，放入少许盐调味即可。

营养小课堂

西兰花具有宁心安神、补气、清热明目的功效，有助新妈妈补益身体。

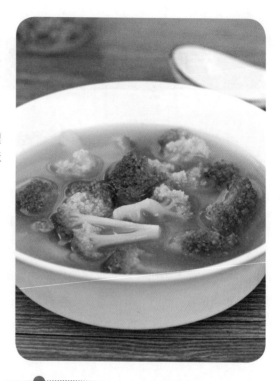

花生牛奶羹

■材料：大米 1 杯，薏米半杯，牛奶 2 杯，花生米 30 克，枸杞子少许，白糖适量。

■做法：

1.将大米、薏米均洗净，分别入水浸泡 30 分钟；花生米去壳，洗净，浸泡 2 个小时备用。

2.锅中倒入适量水，放入大米、薏米及花生米，大火煮开，改小火熬煮成粥，加入白糖调匀，盛起前加入牛奶、枸杞子，煮匀即可。

营养小课堂

花生米是补血能手，其补血止血的作用主要来自花生外面的那层红衣。因此，做此粥时，最好将花生米连带红衣一起放入。

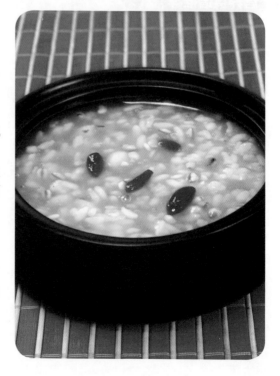

莲子百合鸡汤

- **材料**：鸡块 300 克，莲子 50 克，干百合 30 克，姜 3
  片，枸杞子少许，盐半小匙，料酒 1 小匙。
- **做法**：

  1. 将莲子、干百合泡水 2 个小时，备用；土鸡块洗净，
  放入沸水中汆烫，去除血水，捞起，沥干水分。

  2. 取一炖盅，加入适量水，放入莲子、百合、土鸡
  块、姜片，加入盐、料酒，大火煮开后再转小火炖
  约 2 个小时，撒上枸杞子即可。

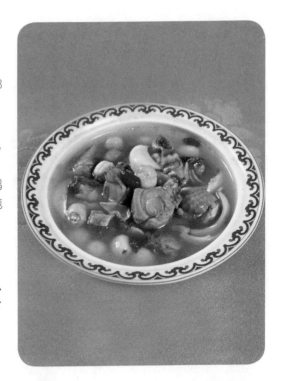

营养小课堂

　　莲子心是莲子中央的青绿色胚芽，味苦，有清热、
安神、强心的功效，所以此处莲子是不需要去莲子心
的。

白菜银鱼羹

- **材料**：银鱼 150 克，白菜叶 150 克，鸡蛋 1 个，蒜
  末 1 大匙，姜 3 片，干淀粉 2 大匙，水淀粉 1 杯，盐
  1 小匙。
- **做法**：

  1. 将银鱼洗净，放入加有姜片的沸水中略微汆烫一
  下，捞出沥干；鸡蛋煮熟，去壳后取出蛋清，备用；
  白菜叶洗净，放入搅拌机中打成菜泥，然后用滤网
  将菜泥过滤取汁。

  2. 将菜汁、蛋清、干淀粉捣烂成泥，成为菜糊。

  3. 锅中倒油烧热，待油面冒泡，向中间翻动时下入
  菜糊炸至定型并浮起，捞出泡入清水中，撇去浮油。

  4. 汤锅中倒入清水，煮沸后下入蒜末、银鱼、盐，
  淋入水淀粉勾厚芡，煮至沸腾，倒入做法 3 拌匀即可。

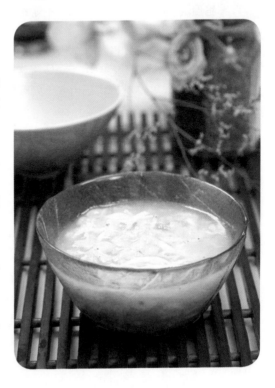

豆腐平菇汤

■材料：平菇、豆腐各 150 克，油菜心 100 克，香油、盐各适量。

■做法：

1. 平菇去蒂、洗净，切片；豆腐洗净，切丝；油菜心洗净，备用。

2. 锅置火上，加入适量清水，煮沸后放入平菇片、豆腐丝、油菜心，煮至材料熟透，最后用盐调味，淋入香油即可。

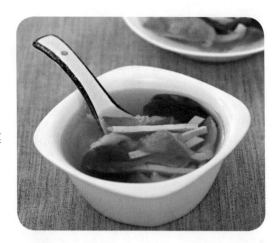

莲子瘦肉汤

■材料：猪瘦肉 500 克，红枣、莲子各 20 克，姜片 3 片、枸杞子 10 克，料酒 1 大匙，盐少许，干淀粉适量。

■做法：

1. 将猪瘦肉洗净后切成块，用盐、干淀粉上浆，入油锅炒至变色，盛出备用。

2. 将红枣洗净，去核；莲子用清水浸泡 2 个小时。

3. 锅内加适量水，放入猪瘦肉、红枣、莲子、姜片、枸杞子和料酒，以大火煮沸后再改小火煮熟，加盐调味即可。

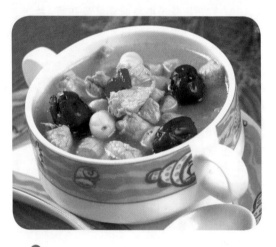

玉米排骨汤

■材料：排骨 300 克，玉米 200 克，百合 15 克，香菜、枸杞子各适量，盐 1 小匙，大骨高汤 800 毫升。

■做法：

1. 将排骨切块，入沸水汆烫捞出，用冷水洗净，备用。

2. 玉米切段；香菜洗净，撕段；百合剥开，泡水洗净。

3. 锅中倒入大骨高汤煮沸，放入玉米段、排骨块，大火煮沸后改小火煮约 40 分钟，加入百合、枸杞子和盐煮沸，熄火盛出，撒上香菜段即可。

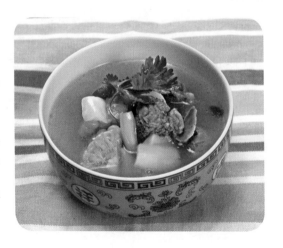

产后第6天，开胃健脾

产后第6天，新妈妈的伤口愈合情况和恶露排出情况都进行良好，此时虽然胃肠消化吸收功能还不是很强大，但胃口相较初期已经好了很多。新妈妈要抓住这个胃口好的时机，多吃一些开胃健脾的食物，使脾胃功能逐渐恢复，这样在接下来几周的进补过程中，脾胃才能逐渐适应滋补的食物。

营养食谱推荐

罗宋汤

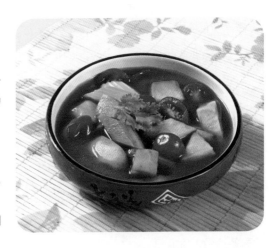

- ■ **材料**：土豆、小西红柿各100克，胡萝卜、芹菜各50克，甘薯1个，番茄酱、蚝油各1大匙，高汤1000毫升，盐1小匙。
- ■ **做法**：
  1. 土豆、胡萝卜、甘薯均去皮，洗净，切块，备用；小西红柿洗净，切块；芹菜择洗干净，切斜段，备用。
  2. 锅中放入高汤煮滚，加入所有材料以大火煮开。
  3. 改小火煮至材料热软，最后加入番茄酱、蚝油和盐煮至入味即可出锅装盘。

胡萝卜羊肉粥

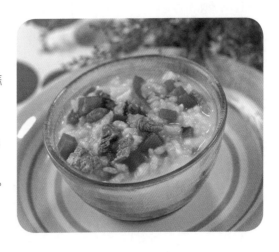

- ■ **材料**：胡萝卜丁、羊肉丁、大米各200克，葱花、蒜泥、盐、料酒、姜汁各适量。
- ■ **做法**：
  1. 羊肉丁放入碗中，加入料酒和姜汁，腌渍15分钟；大米洗净。
  2. 炒锅放油烧热，放入蒜泥煸炒，再入羊肉丁，翻炒。
  3. 另取锅，放入大米，加水熬煮，煮至米烂粥稠时，加入胡萝卜丁、羊肉丁，放入盐，撒上葱花即可。

百合山药鸡汤

- **材料**：鸡肉块400克，山药150克，干百合15克，银耳10克，葱适量，料酒20毫升，盐1大匙，白糖少许，鸡高汤1000毫升。
- **做法**：

  1. 将鸡肉块洗净，放入沸水中氽烫一下，去除血水，捞出并用凉水冲洗干净，沥干，备用。

  2. 山药去皮，洗净，切成块；银耳泡软，去蒂；干百合泡发，剥开洗净，沥干水分，备用；葱洗净，切花。

  3. 锅中倒入鸡高汤煮沸，放入鸡肉块、银耳、山药块、料酒煮20分钟左右，再加入百合瓣，加盐、白糖调味，撒入葱花即可。

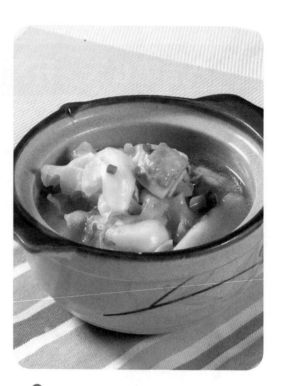

营养小课堂

　　山药有黏液，富含蛋白质和淀粉酶，能刺激肠胃分泌消化液，有助于消化。

五色素羹

- **材料**：糯米100克，西兰花、胡萝卜、水发香菇、牛蒡各适量，盐少许。
- **做法**：

  1. 将糯米洗净，倒入淡盐水中浸泡约30分钟；西兰花掰成小朵；胡萝卜、香菇、牛蒡切小方粒，备用。

  2. 锅内加半锅清水，煮开，倒入糯米，滴入少许色拉油，以大火煮约10分钟，再改用小火继续煮约20分钟，煮时需沿一个方向搅拌。

  3. 待米粒熟软，放入西兰花朵、胡萝卜粒、牛蒡粒、香菇粒，以大火煮3分钟，调入盐即可。

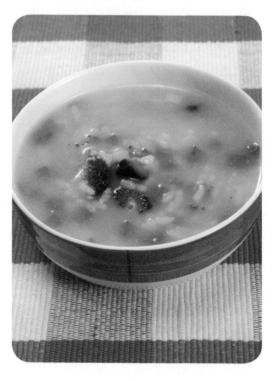

营养小课堂

　　糯米有健脾养胃的功效，对产后因脾胃虚寒引起的食欲不佳、腹胀腹泻有一定的改善作用。

麻油猪腰

■材料：猪腰1副，姜35克，胡麻油50毫升，醪糟水360毫升。

■做法：

1. 猪腰洗净后，切开成两半，把里面的白色尿膜剔出，在表面斜切数条裂纹，切成1毫米宽的薄片；姜洗净，切成薄片，备用。

2. 将胡麻油倒入锅内，用大火烧热，放入姜片，转小火爆香姜片至两面均"皱"起来呈褐色时，再转大火。

3. 放入猪腰片快炒至变色，最后加入醪糟水煮开至熟透入味即可。

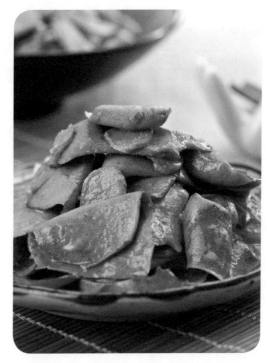

鹌鹑蛋猪肚汤

■材料：鹌鹑蛋3个，猪肚1个，猪骨250克，猪瘦肉300克，老姜5克，水淀粉、盐、白胡椒粒各适量。

■做法：

1. 先将猪骨、猪瘦肉剁块；猪肚用水淀粉洗净（多洗几次，确保干净），切块；鹌鹑蛋煮熟后剥壳；老姜切片。

2. 瓦煲内加水烧开，放入猪骨块、猪瘦肉块、猪肚块、鹌鹑蛋及老姜片同煮至熟，再调入盐和白胡椒粒即可。

营养小课堂

猪肚腥味很重，所以必须加几粒白胡椒用以去腥，如果不习惯白胡椒的辛辣气味，可以改用料酒，这样还可以使汤的味道更加鲜美。

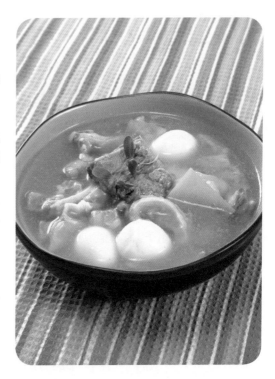

产后第7天，缓解疲劳

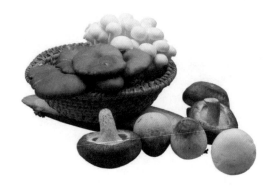

　　由于新妈妈月子里多卧床休息，运动量不够，身体的代谢速度变缓，所以时常会出现浑身没劲儿、倦懒乏力的情况。

　　这时候，新妈妈要多吃一些强健筋骨的食物，比如蹄筋，同时还要注意补钙，奶制品、豆制品、菌菇、动物肝肾、海产品及坚果都是上好的补钙佳品。

营养食谱推荐

紫菜豆腐小鱼汤

■材料：嫩豆腐1盒，紫菜10克，小鱼干30克，猪肉片80克，牛蹄筋50克，葱25克，豆苗少许，盐、白糖各1小匙，香油少许，蔬菜高汤1000毫升。

■做法：

　　1. 将猪肉片洗净，放入沸水中汆烫，去除血水，捞出；牛蹄筋洗净，切段；嫩豆腐洗净，切块；葱洗净，切成葱花备用；将紫菜泡发，洗净，撕碎，备用。

　　2. 锅置火上，倒入蔬菜高汤煮沸，放入紫菜、小鱼干煮至香气散出，再加入豆腐块、猪肉片、牛蹄筋段、豆苗煮熟。

　　3. 加入盐、白糖调匀，淋上香油，熄火盛出，最后撒上葱花即可。

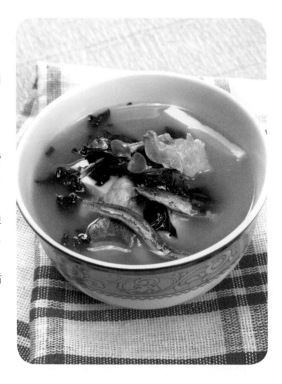

荔枝鹌鹑蛋汤

■ **材料**：鹌鹑蛋 10 个，红枣、枸杞子、荔枝肉、莲子、姜片、火腿片各适量，盐、冰糖、料酒、清汤各适量。

■ **做法**：

1. 将荔枝肉洗净；枸杞子、红枣、莲子均用开水泡透。

2. 锅内加水，加鹌鹑蛋、盐以小火煮熟，捞起，去壳备用。

3. 炖锅中加入所有材料，调入盐、冰糖、料酒，注入清汤，加盖，煮约 40 分钟即可。

| 营养小课堂 |

本汤中的冰糖最好不要换成红糖，因为荔枝肉是温热助火的食物，如用温补的红糖，很容易引发新妈妈上火。

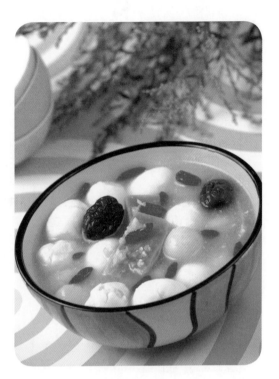

山药栗子鸡汤

■ **材料**：鸡脯肉 300 克，栗子肉 250 克，山药 200 克，姜片、葱段、盐、料酒、香油各适量。

■ **做法**：

1. 山药去皮，洗净，切成小块，备用。

2. 鸡脯肉洗净，在沸水中氽烫后捞出，切块，加盐、料酒腌渍 30 分钟。

3. 将所有材料一同入锅，加植物油、盐，注入足量清水，用大火煮沸后，放入炖锅中，隔水炖熟，最后淋入香油即可。

| 营养小课堂 |

新鲜山药和空气中的氧或金属接触易变成褐色，虽然不影响营养价值，但为了美观，切山药时最好用竹刀或陶瓷刀。

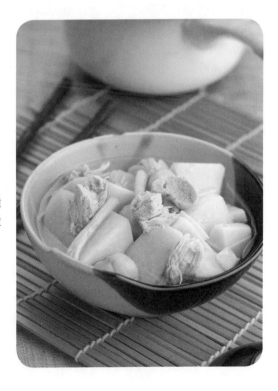

黄豆芽胡萝卜汤

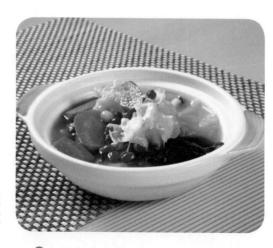

- **材料**：黄豆芽 250 克，胡萝卜 120 克，红豆 100 克，银耳 60 克，香菇 6 朵，姜 2 片，陈皮 5 克，盐少许。
- **做法**：

  1. 将银耳洗净，泡发；红豆洗净，浸泡 2 个小时；香菇洗净，浸泡至软；胡萝卜去皮，洗净，切大块；黄豆芽洗净。

  2. 取锅倒油烧热，下入姜片爆香，加适量清水，放入黄豆芽、胡萝卜、红豆、银耳、香菇、陈皮，煮 30 分钟，加盐调味即可。

山药小排汤

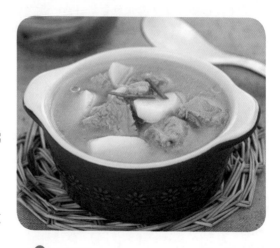

- **材料**：猪排骨 350 克，山药 50 克，葱段、姜片各少许，料酒 1 大匙，盐适量。
- **做法**：

  1. 山药去皮，洗净，切块；猪排骨斩成段，放入沸水中汆烫片刻，捞出洗净。

  2. 将猪排骨块放入大碗中，加料酒、葱段、姜片，上笼蒸熟。

  3. 锅置火上，放入排骨块、山药块、清汤煮沸，煮沸后撇去浮沫，加入盐调味即可。

香合炖银耳

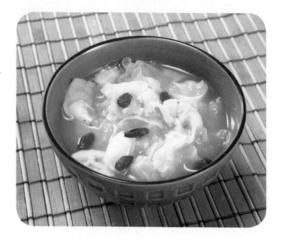

- **材料**：银耳 100 克，百合 50 克，香蕉 1 根，枸杞子 10 克，冰糖 50 克。
- **做法**：

  1. 将银耳用清水泡发 1 个小时，洗净，撕成小朵；百合洗净；香蕉去皮，切成块；枸杞子洗净。

  2. 取干净的炖盅一个，加入银耳及百合、香蕉块、枸杞子，然后注入适量的清水，加入冰糖，盖上盖子，置火上小火熬煮约 30 分钟即可食用。

产后第8~14天，调理气血

对于产后的新妈妈来说，补气养血是滋补的一大重点，因此从第2周开始，要经常适量吃一些补血食物，如红枣、花生、猪心、枸杞子、红肉等，以调理气血，促进子宫收缩。

另外，苹果、梨、香蕉等水果也能减轻便秘症状，且富含铁质，还可以补充维生素C，新妈妈每天可适量食用。

营养食谱推荐

乌鸡汤

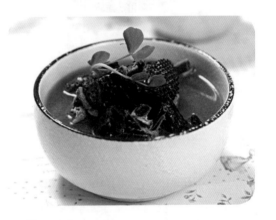

■ 材料：乌鸡1只，生姜、饴糖、盐各适量。

■ 做法：

　1. 将乌鸡宰杀后，去毛及肠杂，洗净，切成块；生姜洗净。

　2. 生姜切片，拌入饴糖；将所有材料放入汤煲内，随后加入盐，放入锅中隔水炖烂即可。

苋菜汤

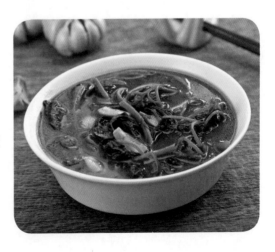

■ 材料：苋菜350克，面粉1大匙，蒜4瓣，盐适量。

■ 做法：

　1. 苋菜择洗干净，备用。

　2. 锅置火上，开小火，倒入适量油，将蒜瓣轻轻压一下，放入油锅煎至熟透，再下入面粉，炒香。

　3. 向锅中倒入开水，转为大火，锅开后下入苋菜，煮2分钟左右熟透，最后用盐调味即可。

营养食谱
推荐

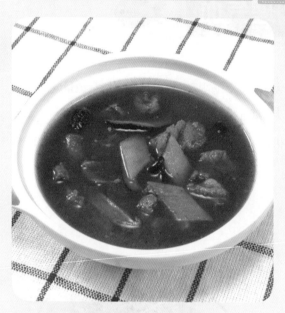

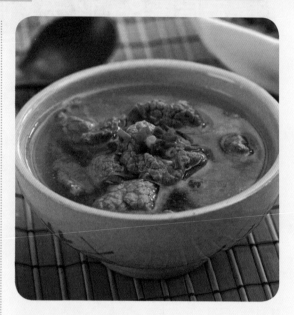

香菇炖牛腩

■ **材料**：牛腩 300 克，香菇 100 克，黑豆 30 克，姜 8 克，红枣 4 颗，桂皮 5 克，盐、白糖各 1 小匙，高汤 800 毫升。

■ **做法**：

1. 将牛腩洗净，切块，放入沸水中汆烫，去除血水，捞出；香菇洗净，切厚片；黑豆用热水浸泡至软；姜去皮，切片；剩余材料洗净，备用。

2. 炖盅内倒入高汤，再加入所有材料，放入蒸锅以大火煮沸再转小火炖煮 1 个小时，熄火前加盐、白糖调匀即可。

营养小课堂

　　新妈妈产后适时适量服用这道菜，可较快地补充气血，增进食欲，恢复体质，使新妈妈脸色红润，精神健旺。

姜汁牛肉汤

■ **材料**：牛肉 175 克，姜 1 块（约 30 克），葱末少许，白酒 1 小匙，盐、白糖、酱油各半小匙。

■ **做法**：

1. 将姜洗净去皮，现磨去渣，滤出 1 小匙姜汁，盛入碗中，备用。

2. 将牛肉洗净切片后放入碗中，加姜汁、白酒、盐、白糖和酱油，腌渍 10 分钟。

3. 锅置火上，加入适量的水，烧至七成热时，放入腌渍好的牛肉片，以小火炖煮 1 个小时，随后撒上葱末略煮即可。

营养小课堂

　　牛肉富含蛋白质与铁质，有补血功能。此汤能调理身体，有助于新妈妈体力的恢复。

山楂羊肉汤

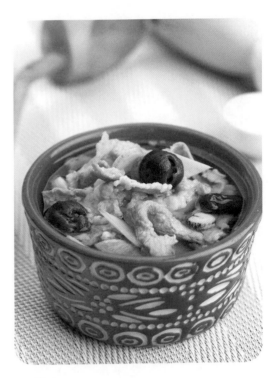

- **材料**：羊肉 200 克，山楂（去皮）、红枣、枸杞子各 10 克，姜片、蒜瓣各少许，盐、花椒粒各适量。
- **做法**：

　1. 将羊肉洗净，放入沸水锅内汆烫，切片；将羊肉放进加入花椒粒煮过的热水中浸泡 30 分钟，捞出沥干，待用。

　2. 将羊肉片放进汤锅内，倒入适量清水，下入山楂、红枣、枸杞子、蒜瓣、姜片，用大火煮沸后转为小火烧约 40 分钟，再调入盐即可。

营养小课堂

　　枸杞子也有补气的作用，加上红枣更有补血养阴的功效，可帮助产后新妈妈补充气血。

芹菜牛肉粥

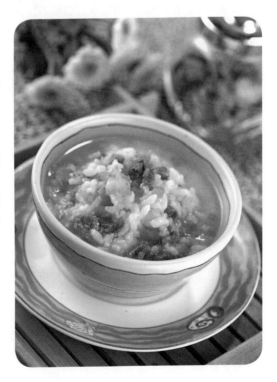

- **材料**：大米 200 克，芹菜 150 克，牛肉 100 克，盐适量。
- **做法**：

　1. 大米淘洗干净，放在清水中浸泡 1 个小时后捞出；芹菜择去坏叶后洗净，切成末。

　2. 牛肉洗净，放入锅中，隔水蒸熟后，捞出，切成牛肉末，备用。

　3. 把淘洗好的大米放入锅中，放入适量的清水，用大火煮沸后改为小火，放入切好的芹菜末熬煮。当煮至粥稠、芹菜末熟透后，放入切好的熟牛肉末，加入适量的盐调味，搅拌均匀即可。

菠菜玉米炒猪肉

■材料：菠菜300克，猪肉、玉米粒各50克，盐1/4小匙，香油1小匙。

■做法：

1. 将菠菜洗净，切段；猪肉洗净，切丁；其余材料均备齐。

2. 锅置火上，倒油烧热，油烧至八成热时，加猪肉丁爆香，略炒后再加入玉米粒、菠菜段，大火翻炒至熟，最后加盐、香油调味即可。

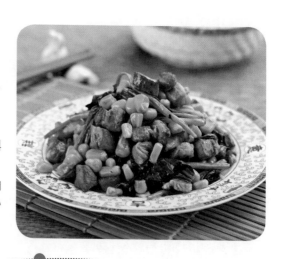

萝卜羊肉煲

■材料：羊肉500克，白萝卜100克，红枣、生菜、蒜、盐各适量。

■做法：

1. 羊肉、白萝卜洗净，切大块；生菜、红枣洗净。

2. 将羊肉块、白萝卜块、红枣同煮15分钟取出。

3. 将蒜剁碎，用油爆香，放入煮过的羊肉块、萝卜块、红枣，加入适量的清水、盐，煮沸后用小火焖至羊肉熟烂，加入生菜稍煮片刻即可。

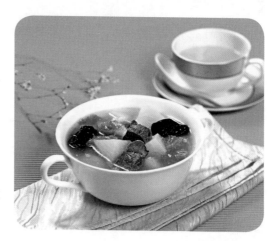

花生薏米汤

■材料：薏米80克，花生米50克，枸杞子10克，红枣4颗，白糖1大匙。

■做法：

1. 花生米浸泡3个小时，去掉红衣；枸杞子泡5分钟；薏米浸泡3个小时；红枣去核。

2. 锅中加适量清水煮沸，加入花生米及薏米，以大火煮沸后改中火续煮30分钟再加入红枣及枸杞子，改小火再煮30分钟，最后加入白糖调味即可。

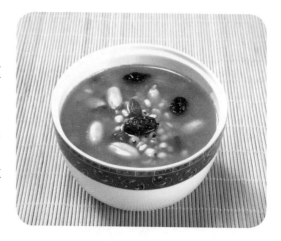

产后第15～21天，补虚养血

到了产后第3周，新妈妈的内脏功能已经逐渐恢复到孕前状态，而这时需要摄取更多的养分以增强体质，滋补元气。鉴于此，新妈妈一定要抓住这个关键的时期，吃好喝好，全面补充营养，从而使身体尽快恢复到以前的状态。

营养食谱推荐

鲜香肉片

■材料：猪里脊肉片 350 克，鸡蛋 1 个（取蛋清），葱丝、姜丝、青椒丝各适量，盐、白糖、酱油、料酒、水淀粉各适量。

■做法：

　　1. 盐、酱油、水淀粉和蛋清拌匀，调成糊状，给肉片上浆，放入热油锅中滑炒，捞出。

　　2. 锅留底油，炒香葱丝、姜丝，放入除水淀粉外的调料和清水，大火烧开，用水淀粉勾芡，放入肉片和青椒丝炒匀至入味即可。

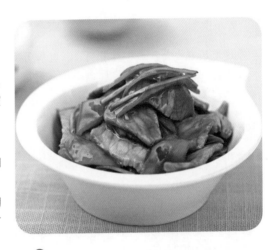

菠菜猪血汤

■材料：猪血 100 克，菠菜 250 克，葱 50 克，盐 1 大匙，香油适量。

■做法：

　　1. 将猪血洗净，切块；葱洗净，切段；菠菜洗净，切段。

　　2. 锅中倒 1 小匙油烧热，爆香葱段，倒入适量水煮沸，放入猪血块、菠菜段煮至熟烂，再加盐调味，熄火后淋入适量香油即可。

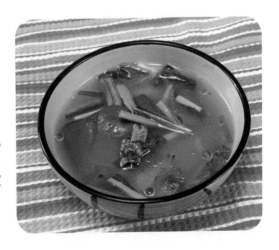

胡萝卜鸡肉丸

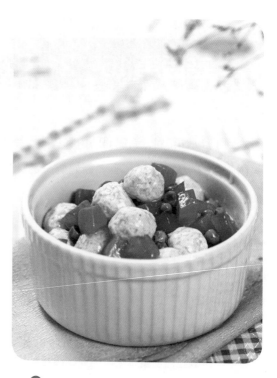

■ **材料**：鸡脯肉、胡萝卜丁各 100 克，鸡蛋清 20 毫升，嫩豌豆 25 克，番茄丁 50 克，肉汤、料酒、牛奶、鸡油、鸡精、淀粉、盐各适量。

■ **做法**：

   1. 鸡脯肉洗净，剁成泥；将淀粉用牛奶调和成汁；把鸡蛋清和鸡肉泥放在一起拌匀。

   2. 把肉汤倒入锅中煮沸，加入豌豆、胡萝卜丁、番茄丁，待肉汤滚沸后，将鸡肉泥挤成一个个小丸子放入锅内，用大火烧沸后，放入鸡精、盐、鸡油、料酒，最后把淀粉汁倒入锅中勾芡即可。

▌营养小课堂

   这道菜有大补气血、养肝明目、健脾开胃、促进产后康复的作用，对于平素肝血不足，视力较差的新妈妈更为适宜。

木瓜排骨汤

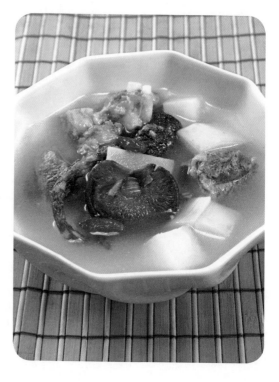

■ **材料**：排骨 300 克，木瓜 150 克，猴头菇 200 克，姜 2 片，枸杞子 5 克，盐、白糖各 1 小匙，香油少许，大骨高汤 1000 毫升。

■ **做法**：

   1. 将排骨洗净，切块，放入沸水中汆烫，去除血水，捞出，冲净。

   2. 将木瓜去皮及籽，洗净，切块；猴头菇去蒂，泡发并洗净；姜去皮，切片；枸杞子洗净，备用。

   3. 炖盅内倒入大骨高汤并放入排骨块、木瓜块、姜片、冬虫夏草、枸杞子、猴头菇，移入蒸锅炖 1 个小时，熄火前加盐、白糖、香油调匀即可。

花生红枣瘦肉汤

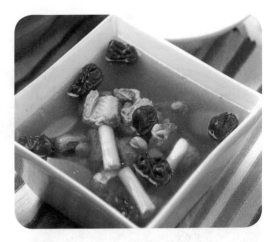

- **材料**：猪瘦肉块 300 克，姜片、葱段、红枣 10 颗、花生米 30 克，盐少许，料酒、酱油、高汤各适量。
- **做法**：

  1. 将猪瘦肉块加料酒、盐略腌后入沸水中氽烫；红枣、花生米均洗净。

  2. 将猪瘦肉块、红枣、花生米、姜片和葱段一同入锅，注入高汤，用大火煮沸后，撇去浮沫，改用小火慢煮 2 个小时，至猪肉烂熟后放入盐、酱油调味即可。

桂圆山药炖乌鸡

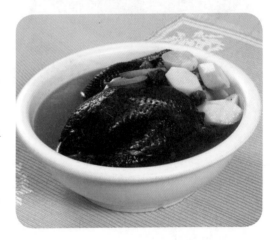

- **材料**：乌鸡 1 只，山药块 200 克，桂圆肉 20 克，枸杞子、姜各适量，盐少许。
- **做法**：

  1. 将乌鸡处理干净；山药块洗净；桂圆肉、枸杞子浸泡至透；姜切片，备用。

  2. 将乌鸡、姜片放入沸水中氽烫片刻，捞起，备用。

  3. 将乌鸡、桂圆肉、山药块、姜片、枸杞子放入炖盅内，加入适量清水炖煮 2 个小时，调入盐调匀即成。

黄豆海带汤

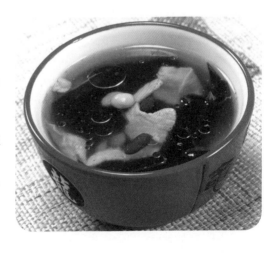

- **材料**：水发海带 100 克，黄豆 100 克，猪瘦肉 50 克，生姜、枸杞子各 10 克，盐、香油各少许。
- **做法**：

  1. 将海带泡发后洗净，切成小片；猪瘦肉切片；生姜去皮，切成片；枸杞子、黄豆泡透。

  2. 油锅烧热，下入姜片炒香，倒入适量水，加入黄豆、水发海带片，用中火煮约 5 分钟，再投入猪瘦肉片、枸杞子，调入盐，用大火煮透，滴入香油即可。

营养食谱
推荐

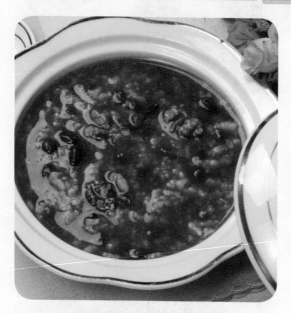

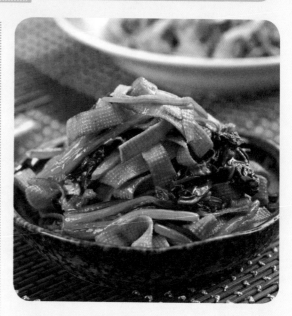

红豆核桃糙米羹

- **材料**：红豆 50 克，糙米 100 克，核桃 30 克，红糖 1 大匙。
- **做法**：

  1. 将糙米、红豆淘洗干净，沥干，分别放入清水中浸泡备用。

  2. 将红豆、糙米及泡糙米的水一同放入煲中，加适量水，以大火煮开。

  3. 转小火继续煮约 40 分钟。

  4. 煲内加入核桃以大火煮沸，转小火煮至核桃熟软，加红糖续煮 5 分钟即可。

  【营养小课堂】

　　喜欢口味微甜的新妈妈可在粥中加入几颗红枣或桂圆，不仅口味更加甘醇，还能加强补血养血的功效。

菠菜炒豆皮

- **材料**：菠菜 500 克，豆皮 50 克，姜 30 克，酱油 1 大匙，盐适量。
- **做法**：

  1. 将菠菜洗净，放入沸水中汆烫片刻，捞出，切段，备用；豆皮洗净，切条；姜洗净，切丝，备用。

  2. 锅置火上，倒油烧热，爆香姜丝，随后加入豆皮条略炒。

  3. 加入菠菜段，翻炒片刻后加入酱油，最后用盐调味即可。

  【营养小课堂】

　　菠菜富含膳食纤维及造血元素铁；豆皮含丰富蛋白质，多种维生素及矿物质，能够帮助新妈妈补充铁元素，预防产后贫血。

黑豆猪肝炒饭

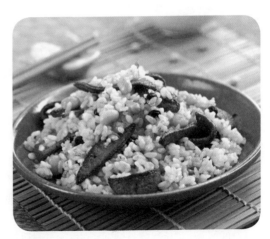

■ 材料：猪肝 150 克，熟米饭 1 碗，黑豆、黄豆各 50 克，姜 10 克，料酒、酱油、香油各 1 小匙，盐适量。

■ 做法：

1. 将猪肝洗净，切片；姜洗净，切丝；黑豆、黄豆泡水 3 个小时，再蒸熟备用。

2. 锅置火上，倒油烧热，加入姜丝爆香，随后放入猪肝片略炒，最后将黑豆、黄豆、熟米饭及所有调料放入炒锅，拌炒均匀，即可食用。

干烧冬笋

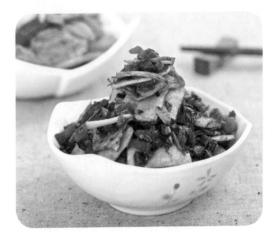

■ 材料：冬笋 500 克，雪菜末 40 克，葱段适量，料酒、酱油、盐、白糖各适量。

■ 做法：

1. 冬笋洗净，切片。

2. 烧热油锅，入冬笋片炸至金黄，捞出，沥油。

3. 另起油锅，入冬笋片、雪菜末、葱段，再加适量的水，放入盐、白糖、酱油、料酒，中火焖 3 分钟即可。

胡萝卜紫菜蛋羹

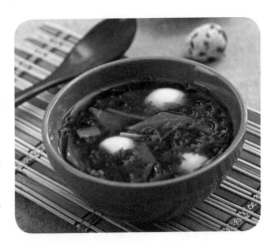

■ 材料：鹌鹑蛋 150 克，紫菜 20 克，胡萝卜 60 克，姜少许，香菜适量，醋、酱油、茶油、水淀粉各适量。

■ 做法：

1. 将胡萝卜切丝；姜切丝；其余材料均洗净备齐。

2. 将汤锅置火上，加入 2000 毫升的水，随后加入姜丝煮沸，再加入鹌鹑蛋、胡萝卜丝、酱油略煮。

3. 用水淀粉勾芡后，淋上醋、茶油拌匀，最后放入紫菜、香菜即可。

油豆泡烧羊肉

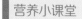

■ **材料**：羊肉200克，油豆泡100克，土豆块、红椒丁、
葱段、姜片、盐、料酒、高汤各适量。

■ **做法**：

1. 土豆炸熟，捞出，沥干。

2. 羊肉洗净，切块，放入沸水中汆烫一下，捞出洗
净血沫，沥干。

3. 锅置火上，倒油烧热，下入葱段、姜片炒香，加
入油豆泡、土豆块、羊肉块、红椒丁稍加翻炒，加
少许高汤，加盐、料酒调味，待烧开后转小火煨至
成熟，收取浓汁，装盘即可。

> **营养小课堂**

　　羊肉性质温热，有温经散寒的功效，产后体质虚
弱，尤其是阳气虚衰的孕妈妈可以选用羊肉进补。

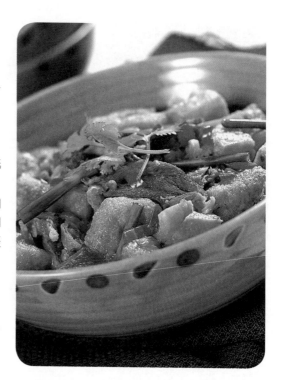

栗子红椒烧鸡肉

■ **材料**：鸡胸脯肉400克，栗子150克，红椒片、葱、
姜片、清汤、盐、老抽、白糖、料酒各适量。

■ **做法**：

1. 栗子去壳，洗净后沥干水分，备用；将鸡胸脯肉
去掉筋膜，切小块；葱洗净，切段。

2. 锅置火上，倒油烧热，煸香姜片，下入鸡胸肉块
翻炒，再放入栗子，加盐、老抽、白糖、料酒，加
入少许清汤，烧开后转小火将鸡肉、栗子烧熟，放
入葱段、红椒片，收取浓汁即成。

> **营养小课堂**

　　鸡胸肉块的大小与栗子保持一致，可以为菜品外
观加分。

　　栗子可生食、熟食，也可与肉类炖食。

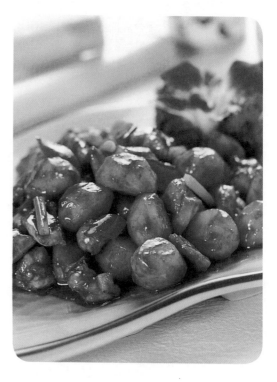

营养食谱推荐

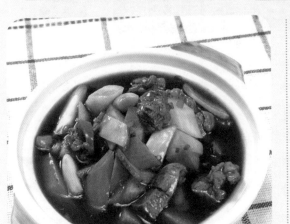

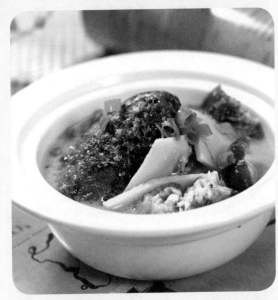

双萝烧牛肉

- **材料**：牛腱子肉 600 克，白萝卜、胡萝卜各 1 个，蒜瓣、葱、姜片、酱油、白糖、盐各适量。

- **做法**：

    1. 牛腱子肉切大块，汆烫后捞出，洗净；白萝卜、胡萝卜均去皮，洗净切块；葱白切段，剩余切花。

    2. 锅中倒油烧热，爆香葱段、姜片和蒜瓣，放入牛腱子肉块略炒，淋入酱油，大火煮开后改小火烧约 80 分钟。

    3. 加入白萝卜块、胡萝卜块、白糖、盐再烧 10 ~ 20 分钟盛出，撒少许葱花即可。

【营养小课堂】

　　牛肉非常适合新妈妈产后调养食用，具有安中益气、开胃健脾的作用。

奶汤锅子鱼

- **材料**：鲤鱼 1 条（约 700 克），冬笋 50 克，水发香菇 5 朵，火腿 30 克，葱 3 段，老姜 4 片，香菜末 1 小匙，料酒 15 毫升，盐 1 小匙。

- **做法**：

    1. 鲤鱼处理干净，鱼身斜刀切块；香菇、冬笋、火腿均切片。

    2. 油锅放入鱼头和鱼肉块煎至表皮金黄，加料酒、葱段、老姜片，翻炒均匀后加适量水，以大火煮沸。

    3. 加入香菇片、火腿片和冬笋片，调入盐，以大火炖煮 5 分钟后倒入火锅中继续炖煮，撒香菜末即可出锅。

【营养小课堂】

　　鲤鱼非常适合新妈妈产后食用，但应少放盐。这道菜不用放味精，因为鲤鱼等水产品本身就很鲜美。

产后第22~28天，改善虚弱体质

从营养学角度看，孕产的过程新妈妈体内会流失大量的微量元素，当人体内缺乏必要的微量元素时，身体的防护能力就会大大削弱，很容易引起疾病。

因此，到了产后第4周，新妈妈的饮食重点应着重于增强抗病能力。蛋白质、维生素E、维生素C、胡萝卜素、锌、硒、镁等营养素可以增加人体免疫细胞的数量，所以新妈妈在此期间要多吃含蛋白质、维生素和微量元素比较丰富的食物。

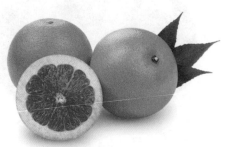

营养食谱推荐

红蘑炖小鸡

■ **材料**：净鸡1只，水发红蘑200克，油菜200克，姜片、葱段、盐、鸡精、花椒、肉汤、大料各适量。

■ **做法**：

1. 将鸡洗净，剁成块，放于沸水中氽烫，去除血味，捞出，沥干水分；红蘑洗净，大片的用手撕开，并放入沸水中烫透，捞出，沥干水分；油菜洗净，切成段。

2. 锅内加油烧热，用葱段、姜片炝锅，放入肉汤，加入鸡块、红蘑、花椒、大料、盐，烧沸后改成小火，待鸡肉炖烂时加入油菜段、鸡精，再炖3分钟之后，取出大料、葱段和姜片，盛入碗内即可。

营养小课堂

红蘑有止痛理气、强身健体、延缓衰老等作用，而鸡肉又可补益五脏，非常适合产后新妈妈食用。

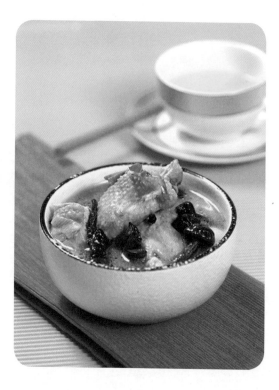

淮山鱼片汤

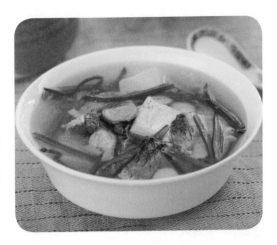

- **材料**：鱼肉200克，淮山、葱花、海带、豆腐、盐、胡椒粉各适量。
- **做法**：

  1. 将鱼肉洗净，切成片；淮山洗净，研成粉末；豆腐洗净，切块；海带洗净，切丝，备用。

  2. 锅中加水，再放入海带丝、豆腐块、淮山粉，调至大火煮沸，最后入鱼片，烧沸后入葱花，用胡椒粉、盐调味即可。

肉丁香干炒青豆

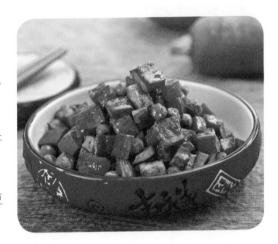

- **材料**：猪瘦肉、豆腐干、豌豆各70克，胡萝卜50克，姜片2克，酱油10克，甜面酱、白糖各5克。
- **做法**：

  1. 猪瘦肉洗净，切成小丁；豌豆、胡萝卜、豆腐干分别洗净，切小丁，备用。

  2. 锅置火上，放油烧热，下姜片稍煸，再下肉丁，炒至变色，加豌豆、胡萝卜丁，炒至快熟时，放豆腐干丁，加甜面酱、酱油、白糖大火快炒至熟即可。

豌豆烩里脊肉

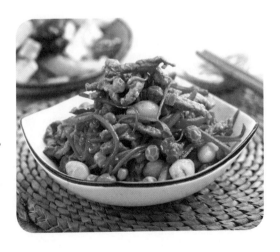

- **材料**：豌豆120克，里脊肉100克，胡萝卜50克，白果20克，姜、醪糟、盐、酱油、水淀粉各适量。
- **做法**：

  1. 豌豆洗净；里脊肉洗净，切丝；胡萝卜洗净，切丝。

  2. 将豌豆用酱油和醪糟浸腌10分钟左右。

  3. 锅置火上，倒油烧热，油烧至八成热时，爆香姜片，随后放入所有材料和盐略炒，加入适量的清水煮沸，最后用水淀粉勾芡即可。

牛蒡香菇汤

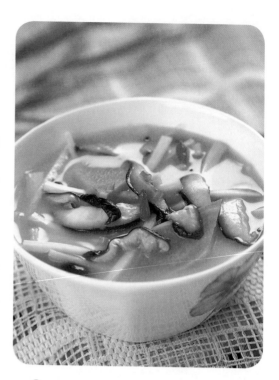

- **材料**：牛蒡半根，香菇5朵，胡萝卜1根，葱1根，高汤、盐各适量。
- **做法**：

  1. 将牛蒡去皮，切丝；香菇浸泡至软后切薄片；胡萝卜切菱形片；葱切成葱花。

  2. 将全部材料放入加高汤的锅中，加盐煮滚约8分钟，撒上葱花即可。

营养小课堂

　　牛蒡也被称为"大力子"，其中含有一种可以促进激素分泌的特殊物质，有强身健体、强筋壮骨的作用。香菇是补虚佳品，不仅味道鲜美，还能增强人体免疫力。二者搭配，可强健身体。

鳝鱼汤

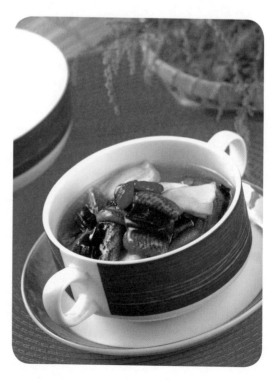

- **材料**：鳝鱼150克，山药100克，枸杞子10克，葱段、姜片各少许，盐适量，料酒1大匙，白糖少许。
- **做法**：

  1. 将鳝鱼宰杀后，去除内脏并洗净，剁成约4厘米长的段，放入沸水中汆烫一下，捞出沥干，备用；山药去皮后洗净，切片；枸杞子洗净。

  2. 锅置火上，倒油烧热，爆香葱段、姜片，放入鳝鱼段、山药片、枸杞子，加料酒烹至鳝肉软烂，加入适量水煮开，加盐、白糖调味即可。

营养小课堂

　　鳝鱼有温补强壮的作用，而且其中还含有丰富的DHA和卵磷脂，给脑细胞提供了不可缺少的营养，可促进脑细胞的发育，这对产后新妈妈的身体恢复和宝宝的大脑发育都很有好处。

虾皮紫菜蛋花汤

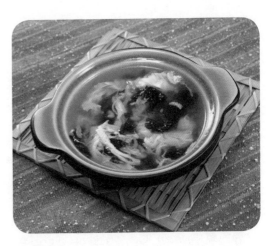

■**材料**：紫菜40克，虾皮50克，鸡蛋2个（取蛋清），
酱油、醋各1小匙，香油适量，料酒50毫升。

■**做法**：

1. 先将紫菜用水泡发，洗净并撕块；虾皮洗净，加
酱油、醋、料酒稍腌片刻。

2. 锅内倒油烧热，然后加入清水及虾皮，煮沸后放
入紫菜块，3分钟后倒入鸡蛋清，淋上香油即可。

红枣枸杞子煲鸡汤

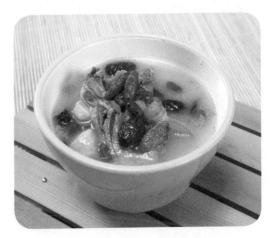

■**材料**：土鸡腿500克，枸杞子10克，红枣20克，
姜4片，鸡汤2500毫升，盐、白糖半小匙。

■**做法**：

1. 将土鸡腿洗净，放入沸水中汆烫，去除血水，捞
出冲净，切块；红枣、枸杞子均泡发洗净。

2. 锅中倒入鸡汤，加入红枣、姜片煮至水沸，再加
入土鸡腿块大火煮5分钟左右，再转小火煮约20分
钟，最后加入枸杞子、盐、白糖略煮即可。

枸杞蒸猪肝

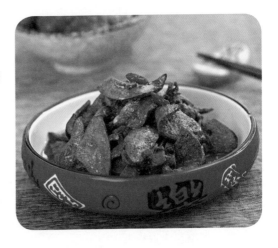

■**材料**：猪肝300克，葱末、姜末、枸杞子、料酒、酱
油、水淀粉、盐各适量。

■**做法**：

1. 枸杞子洗净；猪肝洗净，切片，备用。

2. 将已经切好的猪肝片放入碗中，放入油、料酒、
酱油、盐、葱、姜末抓匀，腌渍1个小时。

3. 将已经腌渍好的猪肝捞出，放入蒸碗内，加枸杞子，
调至大火蒸20分钟即可。

锅巴肉片

■ **材料**：锅巴片 150 克，猪肝、火腿、猪里脊肉各 30 克，鸡蛋（取蛋清）1 个，姜片、葱段、盐、料酒、白糖、干淀粉、水淀粉各适量。

■ **做法**：

1. 将猪肝、火腿、猪里脊肉分别切片；将猪肝片入沸水中，加盐、料酒汆烫；将里脊肉片加盐、蛋清、干淀粉抓匀，入沸水中汆烫。

2. 爆香姜片，下入猪肝片、火腿片、猪里脊肉片、葱段翻炒，添少许水，加盐、料酒、白糖调味，用水淀粉勾芡。

3. 锅巴片装盘，将烧开的肉片连汤淋于其上。

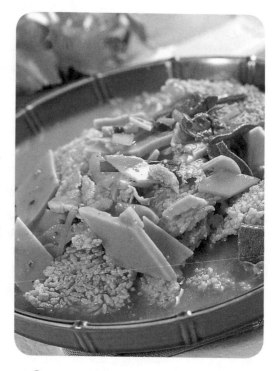

黄豆煲黑鱼

■ **材料**：黑鱼 1 条，黄豆 50 克，姜片、葱段各适量，枸杞子少许，清汤 1 碗，盐少许，玫瑰露酒适量，香油 1 小匙。

■ **做法**：

1. 将黑鱼处理干净，剁成块，和姜片一起放入锅中用中火煎透，盛出；黄豆、枸杞子分别用清水泡透。

2. 砂锅内放入煎好的黑鱼块、黄豆，倒入适量清汤、玫瑰露酒，用大火煲开后改用小火慢煲。

3. 待煲至汤汁稍浓时，加入枸杞子、葱段，加盐调匀，再煲 15 分钟，滴入香油即可出锅食用。

营养小课堂

　　黑鱼也可宰杀好剁块后，放入水中汆烫一下，然后直接放入砂锅中与黄豆等材料和调料一起煲汤。

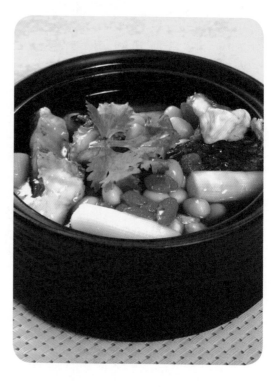

产后第29～42天，恢复曼妙身材

　　经过为期1个月的滋补和调养，新妈妈虚弱的身体已经恢复得差不多了。

　　因此，进入产后第二个月，新妈妈的饮食重点应以"提高新陈代谢，为恢复形体做准备"为主，以均衡饮食为原则，每餐最好搭配适量的五谷根茎类，足够且优质的蛋白质，较多的蔬菜和水果，再加以适量的运动，方能让自己的体形慢慢恢复以前的婀娜多姿。

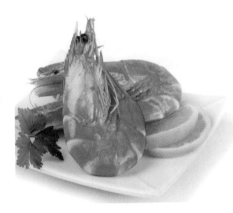

营养食谱推荐

虾仁海带

■**材料**：海带块50克，净虾仁30克，葱、姜、蒜各少许，酱油、醋、盐、白糖、香油各适量。

■**做法**：

　1. 蒜、姜洗净，均切成小块，用油爆香，下入海带块、虾仁翻炒至熟。

　2. 加入酱油、醋、盐、白糖等调料炒匀，起锅后加入香油，撒上葱花即可。

营养小课堂

　　海带具有软坚、散结、消炎、平喘、通行利水、祛脂降压等作用。此菜可促进新陈代谢，有利于产后新妈妈减肥瘦身。

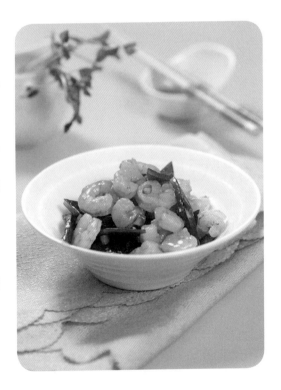

荷叶蒸豆腐

- **材料**：嫩豆腐 150 克，雪菜 50 克，虾仁 30 克，荷叶适量，葱末少许，料酒、香油各 10 毫升。
- **做法**：

　　1. 嫩豆腐切小块；雪菜漂洗去盐分，切末；虾仁处理干净，待用。

　　2. 将雪菜末、虾仁、香油和料酒混合均匀，与豆腐块一起放入荷叶中包裹好。

　　3. 将包好的荷叶豆腐放入蒸锅中，大火蒸 8 分钟，取出凉凉，撒上葱末即可。

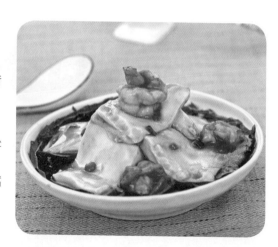

冬瓜香菇汤

- **材料**：冬瓜 250 克，水发香菇 200 克，姜、清汤、盐、水淀粉、香油各适量。
- **做法**：

　　1. 冬瓜去皮，去瓤，洗净后切成薄片；香菇去蒂，洗净；姜洗净切丝。

　　2. 锅中注入足量清汤，放入冬瓜片和香菇，用大火煮沸后，撇去浮沫，放入姜丝，加盐调味，改用小火温煮，直至冬瓜片、香菇熟软。

　　3. 用水淀粉勾芡，最后淋入香油即可。

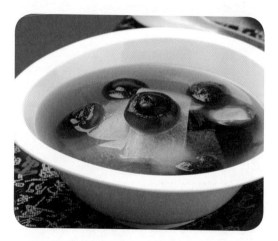

裙带豆腐鱼头汤

- **材料**：新鲜鱼头 2 个，嫩豆腐 1 盒，裙带菜少许，葱花、盐适量。
- **做法**：

　　1. 将鱼头去鳃，清洗干净；豆腐用清水冲洗干净，切厚片；裙带菜洗净，捞出沥干，备用。

　　2. 锅内加入适量清水烧开，放入鱼头，煮 15 分钟后放豆腐片，继续煮约 5 分钟，使豆腐入味。

　　3. 锅中加盐调味，放入裙带菜，煮开后撒上葱花即可。

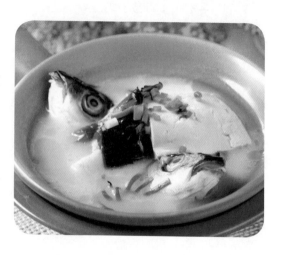

胡萝卜竹荪汤

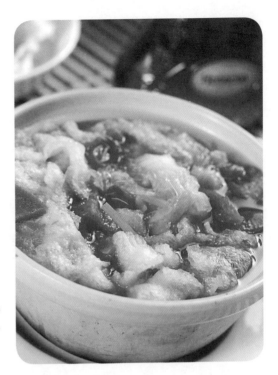

- **材料**：竹荪 50 克，胡萝卜 1 根，香芹 10 克，姜片、高汤、盐各适量。
- **做法**：

   1. 将竹荪用温热的淡盐水浸泡后，切成段状，备用；香芹择洗干净，切成段状；胡萝卜洗净，去皮，切成片，备用。

   2. 砂锅内注入高汤，下入胡萝卜片、竹荪段、姜片，加盖烧开。

   3. 离火前下入香芹段，调入盐，搅匀即可。

营养小课堂

   竹荪口感细嫩，营养丰富，有消脂作用，能够减少腹部脂肪的堆积，还能降低体内的胆固醇，有减肥、保健双重功效。

苹果鲜蔬汤

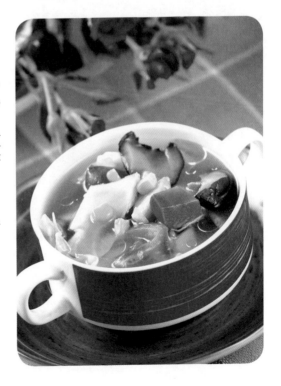

- **材料**：苹果、玉米粒、西红柿、圆白菜、胡萝卜各 50 克，水发香菇 3 朵，西芹少许，姜适量，橄榄油、盐各少许。
- **做法**：

   1. 将苹果去核，胡萝卜去皮，均切厚块；姜及西红柿洗净，均切小块；圆白菜剥开叶片，洗净；西芹去老皮，与香菇均洗净，切小片，备用。

   2. 锅置火上，烧热，倒入橄榄油，下入胡萝卜块、香菇片炒香，再倒入 2 碗水煮开，加入苹果块、玉米粒、西红柿块、圆白菜、西芹、香菇片煮至胡萝卜熟软，再加入盐煮至入味即可。

营养小课堂

   炖煮这道汤时，也可以放入其他蔬果，如木瓜、油菜、生菜、西兰花等，会使菜品的风味更佳。

瘦肉海带木耳汤

■ **材料**：水发海带、水发黑木耳各 100 克，猪瘦肉 60 克，
葱花、姜片各 10 克，盐、水淀粉、鸡油、干淀粉各
1 大匙，高汤 750 克。

■ **做法**：

　1. 将水发海带、水发黑木耳洗干净，切成细丝；猪
肉洗净，切片，用干淀粉抓匀。

　2. 锅置火上，加入鸡油烧热，下葱花、姜片炒香，
再放入肉片炒散，加入高汤，加入海带丝、黑木耳丝，
再用盐调味，以水淀粉勾薄芡，即可出锅装碗。

营养小课堂

　　黑木耳中富含膳食纤维，新妈妈食用黑木耳汤，
可以帮助吸收肠道中的有害物质，促进毒素排出，加
速体内新陈代谢，达到减肥瘦身的目的。

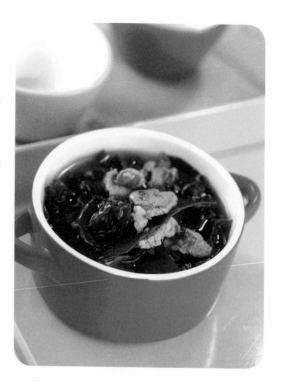

猪皮红枣枸杞汤

■ **材料**：猪脊骨 400 克，猪瘦肉 200 克，猪皮 80 克，
枸杞子、红枣、姜各适量，盐 1 小匙。

■ **做法**：

　1. 将猪皮去净猪毛，洗净，切块；猪瘦肉切厚片；
猪脊骨剁块；姜去皮，切片，备用。

　2. 锅内加水烧沸，放入猪皮块、猪脊骨块、瘦肉片
并煮去血水，冲净。

　3. 将猪皮块、猪脊骨块、瘦肉片、枸杞子、红枣、
姜片倒入砂锅内，加水煲 2 个小时，放入盐调味即可。

营养小课堂

　　为避免本汤过于油腻，如果猪皮上有肥肉，最好
在切块前刮去；炖煮过程中如果出油，也可以在汤沸
腾的时候撇去部分浮油。

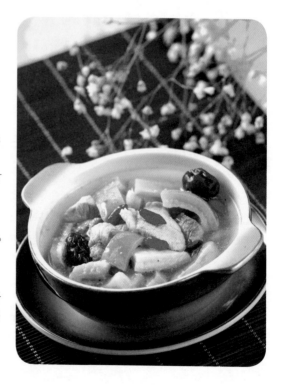

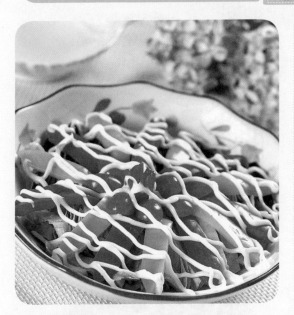

田园沙拉

- **材料**：生菜半棵，红甜椒、黄甜椒各1个，小西红柿、沙拉酱各适量。

- **做法**：

  1. 将生菜洗净，切丝，然后整齐地垫入盘底。

  2. 甜椒去蒂及籽，切成条。

  3. 小西红柿洗净，对半切开，与甜椒条装入盘中摆好。

  4. 最后挤入沙拉酱在蔬果盘上形成网状即可。

营养小课堂

　　生菜中含有丰富的膳食纤维和维生素C，具有消除多余脂肪的作用，新妈妈产后可以经常食用。

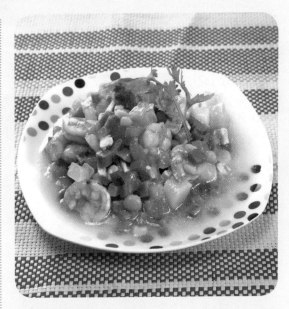

哈密瓜炒虾仁

- **材料**：哈密瓜150克，鲜虾仁80克，胡萝卜20克，青椒丁、玉米粒、姜片、盐、白糖、水淀粉各适量。

- **做法**：

  1. 将哈密瓜、胡萝卜去皮，切丁。

  2. 锅内热植物油，当油烧至五成热时，加入虾仁炒至九成熟时盛出，备用。

  3. 锅内留余油，加入姜片、青椒丁、玉米粒、胡萝卜丁、哈密瓜丁，用中火炒至八成熟时，倒入虾仁，调入盐、白糖炒熟，用水淀粉勾芡即可。

营养小课堂

　　哈密瓜饱腹感强，而且清凉消暑，具有除烦热、生津止渴的作用，新妈妈经常适量食用有减肥作用。

红烧香菇魔芋

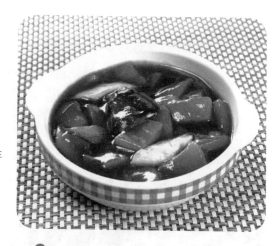

■材料 : 芋头半个，香菇块、魔芋块各 100 克，姜末、葱段、盐、酱油、白糖、香油各适量，高汤 1 碗。

■做法 :

　1. 芋头去皮，切块，略炸，捞出。

　2. 爆香姜末、葱段，再加入芋头块、香菇块、魔芋块略炒，倒入高汤煮沸。

　3. 调入剩余调味料即可。

莼菜炖滑子菇

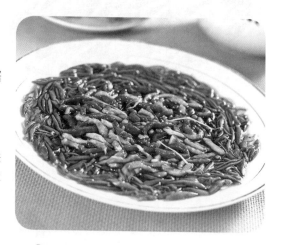

■材料 : 滑子菇、莼菜各 100 克，盐、清汤、白糖、酱油各适量。

■做法 :

　1. 将滑子菇、莼菜分别洗净，沥干，备用。

　2. 锅置火上，倒油烧热，放入滑子菇翻炒数下，添入清汤，烧沸后下入莼菜，加盐、白糖、酱油调味后即可出锅。

香菇炝竹笋

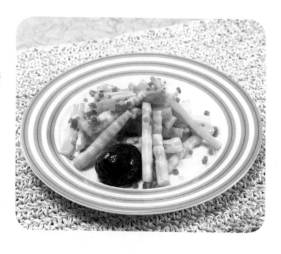

■材料 : 竹笋 300 克，水发香菇 3 朵，火腿末适量，姜末、盐、酱油、白糖各适量。

■做法 :

　1. 竹笋削皮，洗净切段，氽烫捞出。

　2. 香菇去蒂切片，氽烫后捞出，备用。

　3. 爆香姜末，加入香菇片、竹笋段炝炒后加入酱油、盐、白糖调味，炒熟后撒火腿末即可。

玉米虾仁汤

■ **材料**：玉米粒 150 克，油菜 200 克，虾仁 50 克，洋葱 1/2 个，盐 1 小匙，黄油 2 大匙，浓缩鸡汁 1/2 小匙，清汤适量。

■ **做法**：

1. 油菜洗净去根，从中间切开；洋葱去皮，洗净切末备用。

2. 锅置火上，加黄油烧化，放入洋葱末，炒香后倒入适量清汤，将玉米粒、虾仁下入锅中，加盐、鸡汁煮片刻，汤汁滚沸时下入油菜煮熟即可。

| 营养小课堂

　　玉米的粗纤维可以让人体有饱腹感，减少对其他食物的摄入，从而避免摄入过多的能量和脂肪，对新妈妈产后减肥瘦身很有帮助。

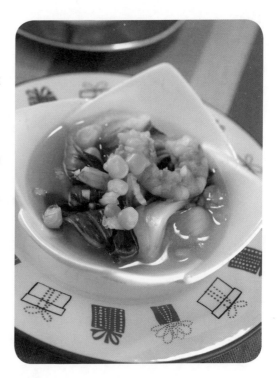

豆腐笋肉汤

■ **材料**：豆腐 50 克，鸡蛋 1 个，笋肉、水发香菇、虾仁、蟹棒、香菜叶、姜丝各适量，十三香、料酒、盐、水淀粉各少许。

■ **做法**：

1. 笋肉洗净；水发香菇洗净；豆腐切丝；鸡蛋取蛋清打匀。

2. 油锅烧热，放入蟹棒、笋肉、香菇、豆腐、虾仁、料酒，加水烧沸，再放入盐、十三香调味，推匀。

3. 淋入水淀粉勾芡，再将蛋清淋入，搅匀后撒上香菜叶即成。

| 营养小课堂

　　豆腐食用后易产生饱腹感，是新妈妈产后恢复身材的理想食物，且笋肉、香菇、虾仁、蟹棒等多种食材，可以为新妈妈提供所需的多种无机盐和维生素。

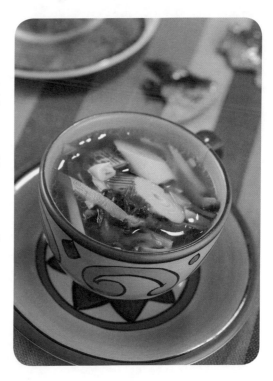

百合炒南瓜

- ■**材料**：南瓜半个，百合 4 个，盐适量。
- ■**做法**：

  1. 南瓜对半切开，削去外皮，挖出内瓤，切成薄厚适中的片；百合剥成瓣，去掉外边褐色部分，洗净，并下入沸水中氽烫片刻，捞出，沥干水分。

  2. 炒锅内放入油，烧至七成热时放入南瓜片，翻炒均匀，加入适量水（稍稍没过南瓜），大火煮开后以小火焖 7～8 分钟，至南瓜熟软。

  3. 待锅中还有少量汤汁时，放入百合焖 2 分钟，加入盐，大火翻炒 2 分钟收干汤汁即可。

营养小课堂

　　南瓜具有减肥、降糖的作用；百合具有滋补、安心养神、降糖的功用。此菜不仅具有良好的营养滋补之功，而且还有很好的减肥作用。

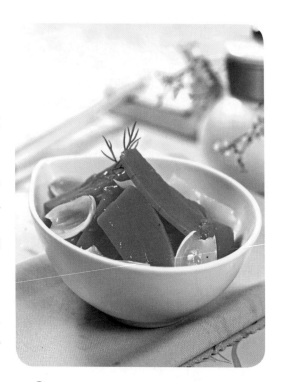

三色鲜干贝

- ■**材料**：鲜干贝 200 克，玉米笋 75 克，芥蓝 50 克，枸杞子、姜各 20 克，酱油 2 小匙，香油 1 小匙，料酒 1 大匙。
- ■**做法**：

  1. 将鲜干贝洗净；芥蓝洗净，切段；玉米笋、姜洗净，切片；其余材料均洗净，备齐。

  2. 锅置火上，向锅中加入适量的水、料酒、姜片略烧沸，再放入鲜干贝略煮，捞出，沥干水分，备用。

  3. 另起锅，倒入适量的油，油烧热时，加入适量芥蓝段、玉米笋片及适量的水略炒，再加入鲜干贝、枸杞子及其余的调料，翻炒均匀熟透即可。

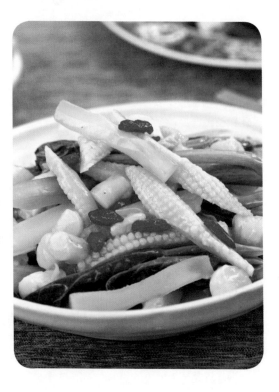

附录 1

孕前检查项目一览表

备育爸爸需要做的检查

检查时间	检查项目	检查目的
餐前检查	血常规 18 项	可了解病毒感染、白血病、急性感染、组织坏死、败血症、营养不良、贫血、ABO 溶血等
	血糖	可了解血液中葡萄糖含量，检查是否患有糖尿病等
	尿常规 11 项	可了解泌尿系统是否有感染、是否有糖尿
	内分泌激素：FSH、LH、PRL、E2、PROG、TESTO 共 6 项	了解体内的激素水平
	支原体、衣原体、淋球菌检查	了解是否有生殖道感染
	精液分析	了解精液的受孕能力
	优生 5 项	了解有无弓形虫、风疹病毒、巨细胞病毒、单纯疱疹病毒及其他抗原感染
	X 线胸部透视	了解心脏肥大与否、肺及呼吸道的疾病
	B 超和前列腺扫描	了解腹部、肝、胆、肾、脾脏等器官病变及肿瘤，脂肪肝、肝硬化、肝胆结石、不明原因腹痛等疾病
餐后检查	内科	心、肺、肝、脾、神经系统等检查
	口腔科	唇、齿、舌、口腔等检查
	耳鼻喉科	耳、鼻、咽喉的常规检查
	心电图	可了解心律不齐、心肌梗死、心绞痛等心脏早期疾病
	泌尿生殖系统检查	了解生殖器官、阴茎、附睾、睾丸、前列腺、精索及精索静脉等疾病

备孕妈妈需要做的检查

检查项目	检查方法	检查目的
肝功能	静脉抽血	检查肝的工作状态是否正常，如果在怀孕前患了肝炎，怀孕后会造成胎宝宝早产等后果，还可能会将病毒直接传染给胎宝宝
神经管畸形筛查	血清学筛查	我国是神经管畸形高发地，发病率为美国的 10 倍。孕前加大对该项目的检查力度，是降低胎宝宝神经管畸形发病率的重要方式之一
血常规	静脉抽血	及时发现与营养、消耗、遗传以及贫血等血液系统有关的疾病。如果女性血型为 O 型，丈夫为 A 型、B 型，或者有不明原因的流产史，就要做这项检查，以防止发生新生儿溶血症
"四毒"检查	静脉抽血	"四毒"是指风疹病毒、巨细胞病毒、弓形虫病毒、单纯疱疹病毒，由于这四种病毒会通过母体传给胎宝宝，造成流产或畸胎，所以孕前必须做好此项检查
超声波心脏检查	超声波	检查心脏功能，如在心脏不正常情况下怀孕，对母婴都是很危险的
乳腺检查	外观、触诊、乳透	了解有无乳腺增生、乳腺纤维瘤等乳腺疾患。做到及早治疗，为哺乳期做好准备，也可避免本身有乳房问题的女性因为怀孕而导致疾病的进一步恶化
口腔检查	检查口腔	检查是否有龋齿、阻生智齿及其他口腔疾病，因为怀孕期间原有的口腔隐患会恶化，严重的还会影响到胎宝宝，且孕期不适宜拔牙，所以孕前就该做好此项工作
染色体检测	静脉抽血	及早发现克氏征、特纳氏综合征等遗传疾病和不育症等
尿常规	查尿	有助于肾脏疾病的早期诊断。10 个月的孕期对于女性的肾脏系统是一个巨大的考验，身体的代谢增加会使肾脏的负担加重。所以，急性肾炎患者最好在临床症状消失 3 年后再行妊娠
梅毒血清血检查	分泌物检查、梅毒血清学检查	梅毒可以传染给配偶，造成胎宝宝流产、早产、死胎、新生儿先天性梅毒等
内科检查	胸部透视、摄片	检查内脏器官是否正常，有助于结核病等肺部疾病的诊断，如有必要还需做心电图或胸透
妇科检查	查白带，进行 B 超、宫颈刮片检查	检查是否有妇科病，如患有性传播疾病，最好先彻底治疗，然后再怀孕，以免给胎宝宝及母体造成严重的伤害

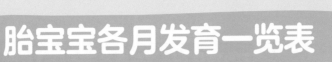

胎宝宝各月发育一览表

月份	胎宝宝发育状态
孕1月	受精卵在子宫内膜着床，被称为胚芽；心脏开始形成，肝脏也开始明显发育；胚芽表面被绒毛组织覆盖着，这个组织不久将形成胎盘；与母体相连的脐带从这时起已经开始发育
孕2月	胎宝宝仍然呈现为胚芽的状态，能够分辨头部、身体以及手和脚，嘴巴、耳朵也出现了，眼睛还长在两侧，但人脸的模样已经基本形成；心脏开始划分出心室；骨骼处于软体状态；大脑发育迅速；内外生殖器的雏形已经形成，但性别还无法分清
孕3月	胎宝宝的身长可达到10厘米左右，体重30～40克；胎盘已经逐渐成形；脸部轮廓日渐分明；内脏器官的发育已经基本完成，大部分肌肉组织正在逐渐具备完整的形态；外生殖器已经发育并分化完毕，可辨认出胎宝宝的性别
孕4月	胎宝宝增长迅速，肺脏已基本形成，呼吸运动变得发达起来；胃肠道充分发育；胎盘发育完成，脐带将胎宝宝与孕妈妈连为一体，形成维持胎宝宝发育的系统
孕5月	胎宝宝在孕妈妈的腹中渐渐长大，体型逐渐变得匀称；视网膜已经发育，对光线会有所反应；心脏发育不断完善，跳动非常明显
孕6月	胎宝宝身体各部位比例逐渐匀称；皮肤出现皱纹，皮下脂肪开始沉积，汗腺逐渐形成，四肢能自由运动了；五官已发育成熟，面目清晰；已有呼吸动作，能够咳嗽、打嗝、皱眉、眯眼，会吸吮自己的大拇指，能够吞咽身体周围的羊水
孕7月	胎宝宝头与躯干的比例已接近新生宝宝；皮下脂肪仍很少，皮肤呈粉红色，有皱纹；骨骼肌肉更加发达；内脏功能已逐渐完善；脑部发育较好，并可自行控制身体的动作
孕8月	这个月胎宝宝的生长发育速度极快，皮肤呈深红色，皮下脂肪增厚，身体显得胖乎乎的，脸部仍布有皱纹，肌肉较为发达；由于宫内的活动余地相对减少，胎宝宝的活动显得较为迟缓，但动作力量会变大；感觉器官已经发育成熟，能够自行调节体温和呼吸
孕9月	本月胎宝宝的皮下已有较多脂肪沉积，身体各部分都已比较丰满，看起来全身圆滚滚的很可爱；脸、胸、腹、手、足的胎毛逐渐消退；皮肤呈粉红色，面部皱纹消失；柔软的指（趾）甲已达到手指及脚趾的顶端；男宝宝的睾丸大多下降至阴囊，女宝宝大阴唇隆起，生殖器即将发育完成
孕10月	进入孕10月，胎宝宝外观看起来是一副足月婴儿的样子，皮肤红润，皮下脂肪发育良好，体形外观丰满；胎宝宝的头部开始或已进入孕妈妈的骨盆入口或骨盆中，所以在子宫内的剧烈运动变少了；头颅骨质硬，耳朵软骨发育完善、坚硬、富有弹性，保持直立位置

附录 3

孕期生活禁忌图典

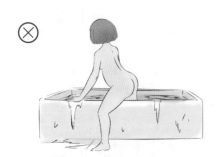
🔺 用高温热水洗澡或桑拿

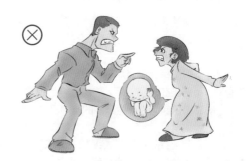
🔺 夫妻经常吵架

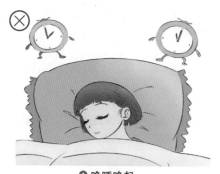
🔺 晚睡晚起

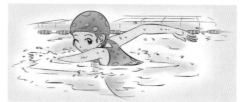
🔺 去非正规泳池游泳

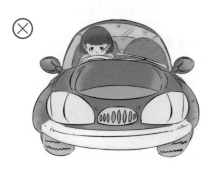
🔺 肚子较大了还经常开车

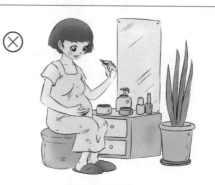
🔺 经常化浓妆

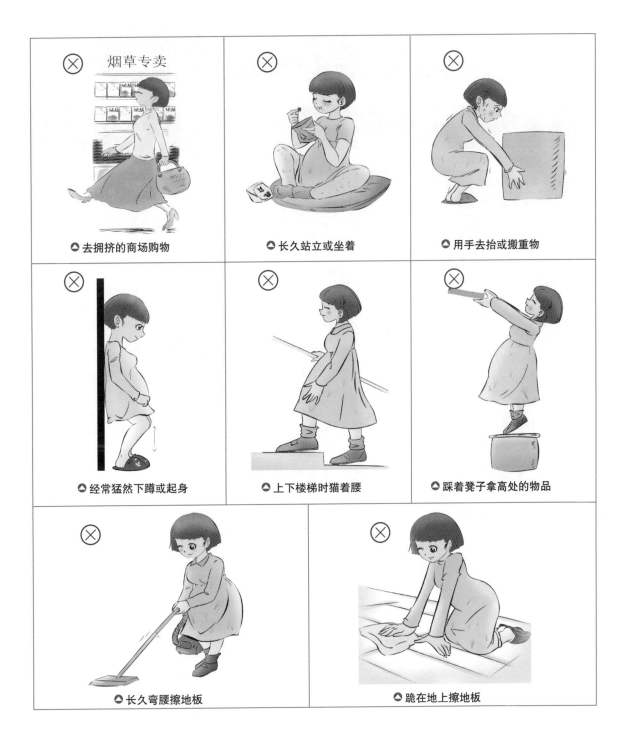

去拥挤的商场购物

长久站立或坐着

用手去抬或搬重物

经常猛然下蹲或起身

上下楼梯时猫着腰

踩着凳子拿高处的物品

长久弯腰擦地板

跪在地上擦地板

附录 4

高危孕产妇评分标准

异常情况		代号	评分	异常情况		代号	评分
一般情况	年龄＜18岁或≥35岁	1	10	本次妊娠异常情况	骶耻外径＜18厘米	28	10
	身高≤1.45米	2	10		坐骨结节间径≤8厘米	29	10
	体重＜40千克或≥80千克	3	5		畸形骨盆	30	15
	胸廓、脊柱畸形	4	15		臀围、横位（30周后）	31	15
异常产史	自然流产≥2次	5	5		先兆早产＜34周	32	15
	人工流产≥2次	6	5		先兆早产34～36周+6	33	10
	早产史≥2次	7	5		盆腔肿瘤	34	10
	新生儿死亡史1次	8	5		羊水过多或过少	35	10
	死胎、死产史≥2次	9	10		妊娠高血压、轻度子痫前期	36	5
	先天异常儿1次	10	5		重度子痫前期	37	15
	先天异常儿≥2次	11	10		子痫	38	20
	难产史	12	10		孕晚期阴道流血	39	10
	巨大儿分娩史	13	5		胎心持续≥160次/分	40	10
严重内科疾病	贫血，血红蛋白＜100克/升	14	5		胎心≤100次/分	41	15
	活动性肺结核	15	15		胎动＜10次/12小时	42	15
	心脏病，心功能1～2级	16	15		多胎	43	10
	心脏病，心功能3级	17	20		胎膜早破	44	10
	糖尿病	18	15		估计巨大儿或IUGR	45	10
	活动性病毒性肝炎	19	15		孕周数≥42周	46	10
	肺源性心脏病	20	15		母胎ABO血型不合	47	10
	甲状腺功能亢进或低下	21	15		母胎Rh血型不合	48	20
	高血压病	22	15	致畸因素	孕妈妈及一些亲属有遗传病史	49	5
	慢性肾炎	23	15		孕早期接触可致畸药物	50	5
妊娠合并性传播疾病	淋病	24	10		孕早期接触物理化学物质及病毒感染	51	5
	梅毒	25	10	社会因素	家庭贫困	52	5
	艾滋病	26	10		夫妻文盲或半文盲	53	5
	沙眼衣原体	27	10		居住地距医院较远	54	5

注：同时具备表中两项以上者其分数累加。分级，轻：5分；中：10～15分；重：≥20分。